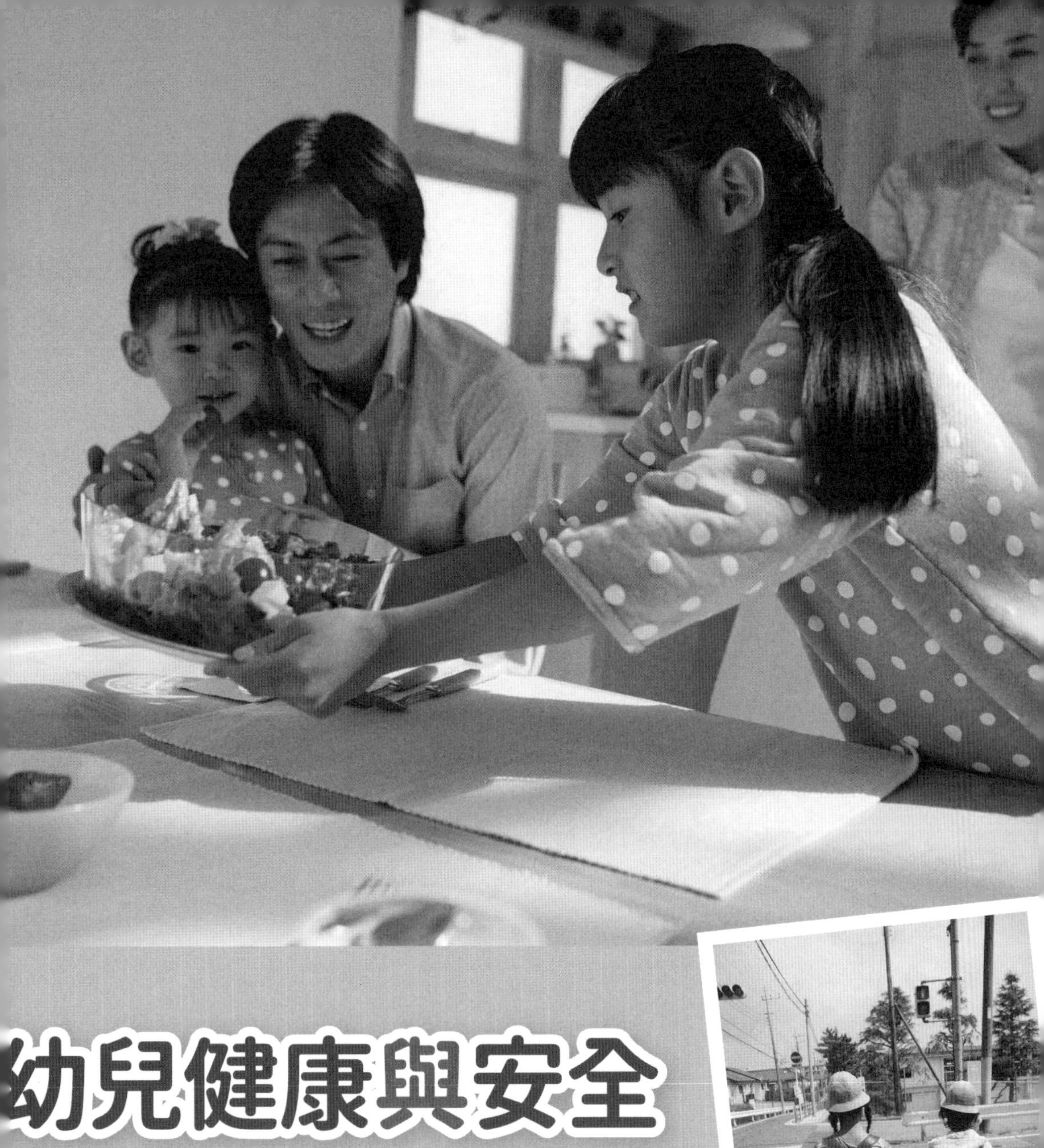

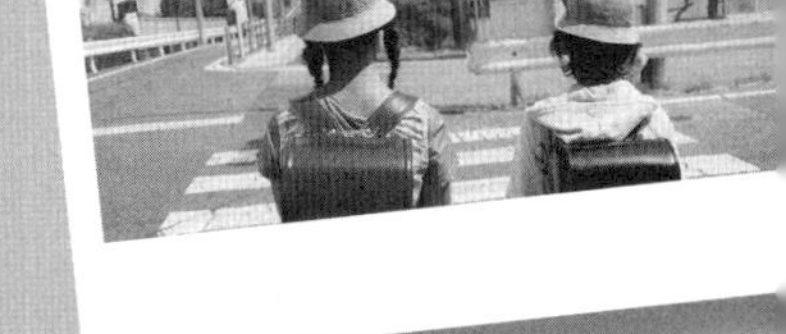

幼兒健康與安全

蔡春美 審閱

蔡春美、吳君黎、廖藪芬、莊蕙嘉 著

心理出版社

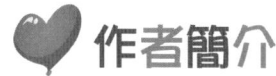 **作者簡介**

蔡春美（第二、八章）

- 學歷：國立臺灣師範大學教育研究所碩士
- 經歷：國立臺北教育大學幼兒教育學系教授兼系主任
  臺北市／臺北縣／基隆市幼稚園評鑑委員
  新北市／臺北市幼兒園評鑑委員
  新北市公立教保服務人員甄選評審委員
  國立臺北教育大學幼兒與家庭教育學系兼任教授
  新北市幼兒教育學會理事長
  《巧連智》兒童雜誌監修
- 現職：國立臺北教育大學幼兒與家庭教育學系退休教授
  中國幼稚教育學會理事
  教育部核定之幼兒園輔導人員

吳君黎（第一章）

- 學歷：國立臺灣大學衛生政策與管理研究所博士
- 經歷：教育部大專校院學校衛生輔導委員
  衛生福利部國民健康署健康促進學校國際認證中央認證委員
  新北市公立教保服務人員甄選評審委員
  國立臺北教育大學衛生保健組組長
- 現職：國立臺北教育大學幼兒與家庭教育學系副教授兼系主任

i

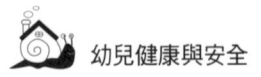

廖藪芬（第九、十章）

- **學歷**：國立臺東大學幼兒教育學系碩士
  銘傳大學都市規劃與防災學系碩士
  國立臺中師範學院幼兒教育學系學士
- **經歷**：教育部教學卓越銀質獎
  教育部防災教育推動有功人員（教學組）
  新北市幼兒園評鑑委員
  新北市教保輔導團輔導員
  新北市公立教保服務人員甄選評審委員
  國立臺北護理健康大學兼任講師
  康寧大學幼兒保育科業界教師
  私立幼兒園教師（蒙特梭利）
  新北市樹林區武林國小附設幼兒園教師／園主任
  新北市立鶯歌幼兒園園長
- **現職**：新北市立新店幼兒園園長
  新北市防災教育輔導團幼特教育組組長

莊蕙嘉（第三~七章）

- **學歷**：臺北醫學大學保健營養學系碩士
  臺北醫學大學保健營養學系學士
  長庚科技大學護理系
- **經歷**：新北市立鶯歌幼兒園護理師
  林口長庚醫院肝膽腸胃科護理師
  新北市公立幼兒園契約進用護理人員甄選委員
- **現職**：新北市立深坑國民中學護理師
  新北市立鶯歌高級工商職業學校兼任護理與健康教師

審閱序

　　有鑑於市面上的《幼兒健康與安全》專書並不多，加上幼托整合後已有許多法規陸續修訂，乃邀集其他三位作者，依個人專長分工撰寫符合健康與安全規範的專書。

　　健康是指身體、心理、社會的健全安適狀態，不僅僅是沒有疾病或羸弱而已，享有可及的最佳健康水準乃是人類基本權利。安全乃指免於傷害、危險、損失的狀態，而安全維護常用來說明預先防制事故傷害的概念。幼兒是我們社會未來的主人翁，保持健康與安全的好習慣必須從小培養，因此「幼兒健康與安全」是幼兒園師資培育的必修科目，所有的教保服務人員都應具備健康與安全的知能，並習得如何維護幼兒身心健康與安全的知識與技能，讓所有幼兒都能健康與安全的茁壯成長，成為國家與社會的優秀公民。

　　本書基於上述理念，從健康與安全的涵義開始，延伸說明幼兒的生理發展與保育，並以幼托整合後最新公布的法規，來說明幼兒健康與安全的相關規範。後續各章則對幼兒的身體症狀與基本照護、常見的傳染病及照護、用藥基本原則、營養照護等，皆有詳細說明；在安全方面，係以幼兒安全防護網及幼兒園環境維護、健康安全管理為主要內容。另外，亦有專章討論幼兒的心理健康與培養原則，這也是目前教保服務人員與家長最需要了解的知能。期望幼教系與幼保科系學生、幼教從業者，以及關心幼教的社會人士與家長，都能從中對幼兒健康與安全有所了解，並能加以實踐。

　　本人很榮幸擔任審閱者，關於本書的使用有下列兩點說明：

1. 內容提到的「老師」，乃指除了園長之外的所有人（含教師、教保員、助理教保員），因為在幼兒園中的幼兒會叫園長為「園

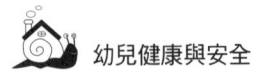

長」，對教師、教保員、助理教保員都叫「老師」；但如特別指稱具「幼教師」資格者，才會用「教師」一詞。

2. 有關年代的使用，全書內文的參考文獻如為國內發生之事件或政府發布之法規，仍用民國年來標示，而西文參考文獻則採用西元年標示，以示區隔。

本書的理論與實務並重，將作者群在實際處理幼兒健康與安全的實例呈現於相關章節中，相信能為幼教系與幼保科系的學生，或已擔任教保工作的教保服務人員與家長解惑。為配合每年舉辦的幼兒園基礎評鑑，各章乃隨著主題內容將有關基礎評鑑之要項列舉實例解析，相信可幫助幼兒園釐清觀念，了解實際作法，順利準備評鑑；而對參加教師或教保員資格考試的考生而言，這也是重點所在，非常值得參考。

幼兒園之園務相當繁瑣，本書因篇幅所限，乃將一些表格或可參考的資料列為「附錄」，置於心理出版社網站的下載區，供讀者參考使用。隨著少子化的浪潮，今後十年間，各級教育環境必將產生變化，幼兒教育也不例外，雖然我們四位作者擁有多年從事幼兒教保工作的經驗，但因學識修養有限，書中論點或有不妥之處，我們將隨著幼教政策的變動及時修訂內容，尚祈各位先進繼續支持，不吝指教。

本書能順利出版要感恩多位幼兒園實務工作者與幼教專家的指導與鼓勵，在此要特別感謝林一宣老師的鼓勵與催促，更勞心理出版社編輯人員費心，特致謝忱！

蔡春美　謹識
2025 年 9 月

目次

第一章　緒論（吳君黎） 1
- 第一節　幼兒健康與安全的涵義與關注範疇 2
- 第二節　健康與安全的理論模式 5

第二章　幼兒健康與安全的相關法規（蔡春美） 15
- 第一節　教育主管機關對幼兒健康與安全應負的法律責任 16
- 第二節　教保服務人員對幼兒健康與安全應遵守的法規 25
- 第三節　家長對幼兒健康與安全的權責 42

第三章　幼兒的生理發展及身體保健（莊蕙嘉） 51
- 第一節　幼兒的生長發育 51
- 第二節　幼兒的牙齒發育與照護 63
- 第三節　幼兒的眼睛發育與照護 73

第四章　幼兒常見的身體症狀與基本照護（莊蕙嘉） 93
- 第一節　生命徵象之量測 93
- 第二節　幼兒常見的症狀及照護 100

第五章　幼兒園常見的傳染病及照護（莊蕙嘉） 119
- 第一節　傳染病流行的三要素 119
- 第二節　幼兒園常見的傳染病 122
- 第三節　幼兒園的傳染病防治 133

第六章　幼兒用藥與基本原則（莊蕙嘉）……143

第一節　認識藥物……144
第二節　幼兒常用的給藥方式……147
第三節　委託給藥的處理原則……153

第七章　幼兒營養（莊蕙嘉）……161

第一節　幼兒的均衡營養……161
第二節　幼兒園餐點設計原則……179
第三節　預防食品中毒……184

第八章　幼兒的心理健康與培養原則（蔡春美）……191

第一節　幼兒的心理健康與社會適應能力……191
第二節　幼兒的心理發展與其影響因素……193
第三節　培養幼兒心理健康與社會適應能力的原則……197

第九章　幼兒安全防護網（廖藪芬）……203

第一節　幼兒人身安全之保護……203
第二節　幼兒遊戲／運動安全……228
第三節　如何實施幼兒安全教育……234
第四節　緊急事件處理……260

第十章　幼兒園環境維護與健康安全管理（廖藪芬）……281

第一節　幼兒園環境的維護與管理……281
第二節　幼兒園的健康與衛生管理……304
第三節　幼兒園的安全管理……320

第九章與第十章之附錄請於心理出版社網站「下載區」下載
網址：https://www.psy.com.tw，解壓縮密碼：9786267787911

第一章
緒論

吳君黎

「幼兒健康與安全的涵義為何？
臺灣有哪些重要的幼兒健康與安全議題？」
「有哪些常用的幼兒健康與安全理論？
其核心內涵和應用價值為何？」

　　早期健康對個體的生理、認知、情緒、社會發展，乃至終生身心福祉，影響深遠。健康的幼兒能展現積極旺盛的學習力、靈活且穩定地應對各種情境與挑戰，為日後的成長奠定穩固基礎。影響幼兒健康的因素多元，包括：個人先天遺傳、生理基礎、生活習慣、健康行為，同時也取決於家庭、學校、社區、政策制度所建構的環境。這些因素彼此交互作用，共同塑造幼兒健康發展的軌跡。

　　幼兒園作為幼兒日常生活與學習的重要場域，扮演著幼兒健康促進與安全維護的關鍵角色。此有賴幼兒園完善的制度規劃，以及教保服務人員持續精進的相關專業知能，透過教育與照顧的結合、營造支持性的健康環境，並與家庭及社區密切合作，才能落實共同守護幼兒健康成長的目標與責任。本書出版的定位，即在於提供理論與實務的整合參考，協助教保服務人員理解幼兒健康與安全的核心議題，並支持其在教育現場的專業實踐。

　　本章分為兩節：第一節說明幼兒健康與安全的涵義、重要性，以及相關議題；第二節論述健康與安全的理論模式，包含：健康信念模式、計畫行為理論、健康促進理念與推動模式、疾病三段五級預防模式。

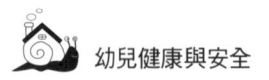

第一節　幼兒健康與安全的涵義與關注範疇

本節先介紹健康的一般性概念及內涵轉變，再闡述幼兒階段健康和安全的重要性，並藉由統計數據呈現臺灣幼兒健康的重要議題，讓讀者更具體掌握幼兒健康與安全的範疇。

壹、健康的定義與內涵

根據世界衛生組織（Word Health Organization [WHO]）於 1948 年發表的《世界衛生組織憲章》（Constitution of the World Health Organization），健康（health）是身體、心理與社會的健全安適狀態，不僅僅是沒有疾病或孱弱而已，並宣告能享有可及的最佳健康水準乃是人類的基本權利（WHO, 1948）。換句話說，健康並不限於身體徵狀或生理表現，還涉及個體情緒、對自我的態度、幸福感等心理層面，以及社會參與、人際關係的社會層面；同時，也隱含了追求健康目標必須跳脫疾病治療的思維，朝向全人、積極的促進和保護。然而，健康能否有一絕對最佳的狀態？是由個體主觀認知或是從他人角度評估？後續諸如此類有關健康定義的爭辯並未休止，但也促使其內涵和評估得以有更多面向的理解。其中，世界衛生組織（WHO）於 1986 年發表《渥太華健康促進憲章》（The Ottawa Charter for Health Promotion）基於人人享有健康的理念，主張應視健康為每日生活的資源，而非生活目標，包括社會和個人資源及身體功能（WHO, 1986）。2015 年，聯合國（United Nations [UN]）提出「2030 年永續發展目標」（sustainable developmental goals [SDGs]），更是將確保健康及促進各年齡層的福祉設為目標之一，顯見人類健康承載了環境變遷後果，卻也是推動全球環境永續的資源，兩者息息相關，且依年齡層而有不同或特別需要關注的健康議題（UN, 2015）。

安全是免於傷害、危險和損失的狀態，而安全維護則常採用事故傷害防制的概念，將可能導致個體身心傷害或其他損害之事件的發生風險降至最低，其傷害範圍極小化。以上之定義凸顯事故並非都出於意外或無法預期，蓄意造成的傷害（如肢體或口語暴力等）也含括在內，故安全維護強調造成傷害之事故的可預防性（Perttula & Aaltonen, 2022）。

貳、幼兒健康與安全的重要性

早於 1948 年的《世界衛生組織憲章》即已揭示，兒童的健康發展（healthy development）至關重要，而面對環境持續變化並能與之和諧共處的能力，則是發展的要件（WHO, 1948）。此表示在兒童時期，健康與發展尤其密不可分，例如：嬰幼兒營養攝取的情況，會直接影響其身體生長和腦部發育；安全穩定的親子關係，關乎其社會情緒發展。從另一方面來說，嬰幼兒的神經生理、認知等各方面發展仍未臻成熟，不僅免疫保護、修復組織傷害的防禦機制較弱，其辨識環境安全並展現自我保護的反應也有限，是面對環境衝擊時較脆弱的族群。

其次，兒童的健康狀況可預測日後成長階段之健康狀態，像是兒童過重或肥胖會導致成年時期肥胖、提高罹患心血管或糖尿病等慢性疾病的風險；而童年逆境或創傷經驗若未被察覺並適切處理，也較容易出現憂鬱、社交與情緒障礙，甚或是自體免疫疾病、癌症等生理健康問題。且依生命歷程理論觀點，早期健康的影響甚至早於出生前，包括胎兒生長、孕期營養和疾病等（江宛霖、江東亮，2019），其影響機制可能是直接改變神經生理結構與功能，或是長期習慣的生活方式和壓力因應模式。

最後，生存與健康是聯合國（UN）界定的兒童權利，兒童應享有最高可達的健康水準，有權獲得疾病治療與復健服務；同時，也要確保母親產前和產後能獲得適當的健康照護，給予兒童從生命初始即能獲得健康成長之必要保護和保障。近年來，國際組織和學術機構更呼籲要視兒童健康福祉為永續發展目標的核心，共同提出「將兒童納入所有政策」的目標（Dalglish et al., 2021）。

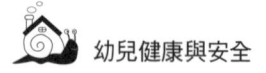

參、幼兒健康與安全的重要議題

確保兒童健康發展已成為全球性、亦是多國政府宣示應列為政策優先和採取行動的標的，但每個國家兒童健康水準的表現與問題，會因地理環境、政治經濟和社會文化等差異而有所不同。以下根據國內調查報告和國際評比資料，依生命週期綜整臺灣當前學前階段的重要健康議題。

臺灣的嬰兒死亡率（2022 年 4.3‰）和 5 歲以下兒童死亡率（2022 年 5.1‰）與其他先進國家相較，仍有降低空間，並呈現縣市別之間的差距；低出生體重率（2023 年 10.9%）則偏高，且有持續上升之趨勢（衛生福利部，無日期）。據此，政策目標為完備孕前、孕期至健康出生的母嬰照護服務與友善環境，特別是強化人工生殖方案管理、落實兒童預防保健服務，並增進照顧者育兒及健康識能，且須重視不同地區、社經條件、族群等群體的需求和服務可近性，縮小婦幼健康差距（衛生福利部，2016）。

在幼兒健康狀態與行為方面，臺灣 5 至 6 歲幼兒的近視盛行率由 2010 年的 7.1%上升至 2017 年的 9.0%（衛生福利部國民健康署，無日期）；而整體口腔健康雖持續改善，5 歲幼兒的齲齒盛行率於 2017 年仍高達 65.4%（何佩珊等人，2019），與世界衛生組織（WHO）於 2010 年訂定 5 歲無齲齒率低於 10%之目標，差距甚大。在健康體位方面，5 歲以下兒童的過重比率自 2017 年的 2.5%上升至 2020 年的 4.4%，尤其是男童從 1.8%大幅增至 5.9%（衛生福利部，無日期）。在飲食部分，6 歲以下（不含未滿 1 歲）兒童的乳品、蔬菜和水果三類食物之平均攝取份數未達建議量，營養素則以維生素 D、膳食纖維和鈣的攝取量明顯偏低（潘文涵，2020）。此外，就 5 歲以下兒童的死因分析，發現滿 1 歲以前主要為先天性畸形變形、染色體異常或周產期特定病況，但其實滿月後，源於事故傷害的外因就已列為第二大死因（衛生福利部，無日期）。因此，口腔和視力健康、飲食、健康體位，以及事故傷害防制是需要持續關注的議題。

處於全球連動、變化迅速的時代，日常活動型態、人際互動模式和需要面對的挑戰已不同於以往，加上氣候變遷、環境汙染等可能導致健康危

害的迫切問題，凸顯了其他有待積極預防和因應的幼兒健康議題，此包括環境危害誘發的認知行為發展和過敏疾病、心理健康、資訊科技產品使用，以及免於不當對待或侵害的兒少保護（熊昭、張美惠主編，2019）。

第二節　健康與安全的理論模式

本節介紹幾個常見的健康與安全相關理論，提供有系統和邏輯的框架，以協助理解健康行為、安全／傷害事件等發生或進展的原因與機制。在實務上，可作為課程規劃、方案設計或行為引導之參考。

壹、健康行為取向

健康行為取向著重正向健康行為的培養、維持，以及危害健康的行為調整與戒除，且廣義來說，不限於可觀察到的外顯行動，尚包括決定行動的認知、態度和感受等。而伴隨健康觀點的典範轉移和多元性，健康行為取向的理論沿革除了仍強調個人特性和條件資源外，更深化內在心理歷程的理解，並考量環境因素。以下介紹幾個常見的健康行為理論，輔以簡述如何運用於幼兒健康行為議題。

一、健康信念模式

健康信念模式（health belief model）於 1950 年代由社會心理學家所提出，早期主要應用於解釋及預測個體疾病預防、篩檢和控制行為，因其概念單純明確、架構簡潔，發展迄今仍廣為使用，例如：養成運動習慣、戒菸等健康行為改變的介入方案等。

如圖 1-1 所示，健康信念模式之標的為「行動」（action），即個體的行為改變，而行為改變的可能性會取決於健康信念和行動線索（cue to action）。健康信念係指針對特定疾病、健康狀況或行為所抱持的想法，包含以下三個主要概念：(1)自覺疾病威脅（perceived threat）：涵蓋自覺罹病性

（perceived susceptibility）和自覺嚴重性（perceived severity）兩種信念，前者是個人主觀認為會罹患某種疾病的可能性或風險高低，後者則指個體評估罹患某種疾病或未接受治療所導致的後果嚴重度，可以是醫療性後果，例如：失能、疼痛，或是影響社會關係、工作等社會性後果；(2)自覺行動的利益與阻礙（perceived benefits and barriers of taking action）：係指個體認為採取某種行動能降低疾病威脅的程度或帶來的好處，同時也評估採取某種行動有何壞處、需要付出什麼代價；(3)自我效能（self-efficacy）：係指個體對於採取某種行動及其預期結果有多大的信心和把握（Champion & Skinner, 2008）。

前述之健康信念雖可預測個體行為改變的可能性，但實際採取行動與否，會涉及是否存在促發行動的線索，例如：感知生理症狀或是接觸到媒體宣傳、他人分享經驗等外在環境因素。圖 1-1 左側呈現的人口特性和社會心理因素，則會透過影響健康信念，間接影響行動。

圖 1-1　健康信念模式

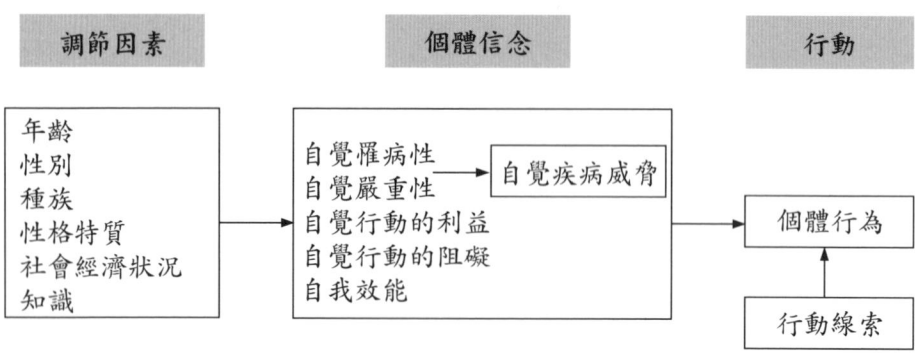

二、計畫行為理論

隨著健康資訊和指引日益明確、普及，為什麼民眾仍可能無法改善有害健康的行為、維持健康生活習慣？此是醫療和公共衛生領域長年關注的議題。即便已有許多研究，試圖從性格、情緒、教育程度等個人背景或外在的同儕壓力、大眾媒體等環境因素來解釋，但這些因素透過什麼樣的心

理機制影響健康行為,卻相對模糊。此即為計畫行為理論(theory of planned behavior)自 1970 年代萌發的背景。

　　計畫行為理論主張,個體行為由其意圖所驅動,而行為意圖又受到下列三大態度相關因素影響:(1)行為態度(attitude towards the behavior):對某種行為正面或負面的評價;(2)自覺行為控制(perceived behavioral control):自覺有能力去執行某種行為的程度;(3)主觀規範(subjective norms):執行某種行為與否所感受到的社會壓力(Ajzen & Manstead, 2007)。上述這些態度傾向則基於相對應的信念,例如:家人、老師等重要他人認為均衡飲食對幼兒成長發育很重要,尤其不能挑食、不吃蔬菜,並期待幼兒每天都要攝取足量蔬菜,這會決定幼兒感受到的壓力;又如:幼兒認為自己能不能吃進不喜歡的蔬菜,會取決於其主觀認為過程中可能碰到的困難或助力。

　　根據圖 1-2,一般來說,當個體對某種行為的態度愈正面、感受到的社會壓力愈大,且自覺有較高控制感時,理應會有較強烈的行為意圖。然而,有時可能因現實條件或突發狀況等而窒礙難行,若能提高自覺行為控制,將有助於提高行為執行的可能性。

圖 1-2　計畫行為理論

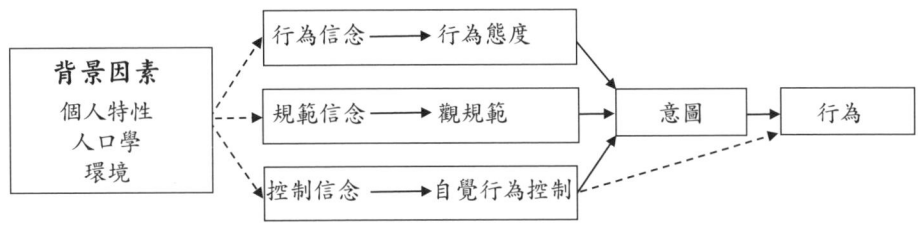

　　幼兒的生活經驗和知識相對有限,判斷推理、評價比較和自我控制等能力也還在發展中,加上生活作息和環境多仰賴照顧者安排,故健康行為取向的理論不限於幼兒為標的,也適用於了解照顧者針對幼兒健康所採取的行動,例如:定期帶幼兒做口腔檢查、幫助幼兒改善過重或過瘦體位等,提供親職教育或家長介入方案設計的參考。

貳、健康促進理念與推動模式

健康促進（health promotion）是增進人們對自身健康的掌控力並改善健康，即增能賦權（empower）的過程。其理念主要興起於1974年加拿大衛生福利部官方文件的警示，在國家醫療照護成本持續增加、民眾健康狀態並未隨之有所改善的情況下，決定人類健康的四大類因素（人類生物基礎、環境、生活型態、健康照護組織）中的生活型態之影響最大，但分配到的經費卻極少。因而指出，有必要改革偏重生物醫療、疾病治療模式的健康照護系統，呼籲預防健康問題，尤其是促進健康的重要性，並更加重視健康照護以外的環境、社區及相關服務協調制度，才能達到提升整體國民健康水準的目標（Lalonde, 1974）。

此一報告引領世界衛生組織（WHO）後續的倡議，1986年的《渥太華健康促進憲章》更是首次以「健康促進」為主題，揭示健康為資源的正向概念，以及超越健康照護的跨領域、跨層級行動，實踐公平正義精神的全民健康（health for all）目標。

該憲章具體提出下列五個行動綱領：(1)建立健康的公共政策（building healthy policy），非指健康或衛生政策，而是不同部門和層級的政策制定，皆須納入健康議題和後果的考量；(2)創造支持性環境（create supportive environment），提供人們生活、工作、休憩、學習等社會和物理環境彼此密不可分，且須相互維護，營造益於健康、安全和滿足需要的狀態；(3)強化社區行動（strengthen community actions），即增能賦權社區制訂決策、規劃和執行策略，運籌社區多元資源，以提升整體健康；(4)發展個人技能（develop personal skills），藉由落實終生學習，提高人們對自身健康和環境的掌控性，做有益健康的選擇，應對疾病和傷害；(5)調整健康服務方向（re-orient health services），除提供臨床和治療服務外，與其他部門共同努力朝向健康促進發展，並回應與尊重不同文化的需求（WHO, 1986）。如何將上述跨及不同專業、領域和社區文化的行動付諸實踐？世界衛生組織（WHO）提出以「健康場域」（healthy setting）模式推動健康促進，也就

是從人們日常活動所處具有物理界限、角色和組織結構的環境做健康介入，包括社區、學校、職場、家庭等（王英偉，2023）。因為在社會生態系統中，每個場域的特性和運作會直接影響人們健康，而場域之間又互有關聯，若日常生活所接觸的場域均能落實支持性環境，即可極大化疾病預防和促進健康的效果。

學校作為推動健康促進的場域，有別於以學生為標的、側重健康知識學習的傳統健康教育思維，而是基於全校性規模，將正向健康概念融入學校政策、教學、社會與物理環境營造，致力於提高學生、教職員、家長和學校所在社區成員的健康福祉及教育成果。世界衛生組織（WHO）和聯合國教科文組織（United Nations Educational, Scientific and Cultural Organization [UNESCO]）更於 2018 年倡議：要讓每所學校成為健康促進學校，並制定全球標準和指標，引領各國政府落實健康促進學校願景（WHO & UNESCO, 2021）。

就國內外積極推展健康促進學校的歷程經驗，學前機構多是較後期才納入範圍，因其須特別考量幼兒發展與學習特性，以及家庭於幼兒成長與培養健康行為過程中的關鍵角色。臺灣自 2017 年起推動「幼兒園健康促進試辦與推廣計畫」，立基於環環相扣的下列三大面向（葉郁菁等人，2023）：

1. 幼兒園的健康政策：透過設計方案、建置健康相關環境與制度，以及教職員進修增能等，促進幼兒及教職員的健康與福祉。
2. 幼兒健康技巧和行為：進行幼兒健康知識、技巧與能力的學習，強調能融入日常的生活技能，培養健康生活型態和態度。
3. 家長溝通和社區資源：以家庭為中心的方案設計，與家長溝通合作，並結合在地社區資源共同推動。

此外，也呼應臺灣現況和幼兒發展需求，訂定健康體能、營養、視力保健和事故傷害防制等四個健康促進議題，結合前述三個實施面向，指引幼兒園依議題優先性選定主軸，透過基礎資料蒐集和現況分析，據以設定目標和策略，再評估成效。

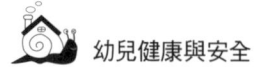

參、疾病三段五級預防模式

　　早期的預防醫學和公共衛生領域，依疾病自然進程提出不同階段的預防目標和策略，稱之為三段五級預防模式（陳建仁，2015）。如圖 1-3 所示，處於疾病還沒發生的易感受期，可藉由初段預防的兩級措施增強保護因子、降低危險因子的暴露與危害，以預防疾病或損傷的發生：第一級為健康促進策略，例如：加強健康教育、維持良好生活習慣等；第二級為特殊保護策略，係針對特定健康問題採取保護措施，例如：預防接種、乘坐兒童安全座椅、避免接觸過敏源等。當致病因子已開始於體內發展、造成病理變化，但尚無明顯的臨床病徵或可能仍無法覺察異常時，即採取次段預防，係透過早期診斷、適切治療的第三級預防，以防止疾病惡化、降低導致失能的機會，例如：實施新生兒先天代謝異常疾病篩檢、特殊檢查等。當身心結構或機能已有明顯變化時進入臨床期，屬末段預防，包括第四級的限制殘障，著重於後續適切治療、有效恢復健康，避免死亡或永久性失能；若臨床期未能痊癒康復而有暫時或永久性功能缺損，採第五級的

圖 1-3　疾病自然進程與三段五級預防模式

◆健康教育 ◆均衡飲食 ◆身體活動 ◆睡眠健康 ◆定期健檢	◆實施預防接種 ◆預防事故傷害 ◆攝取特殊營養 ◆避免過敏源 ◆環境特殊防護	◆早期篩檢 ◆特殊體檢 ◆健康觀察	◆適當治療以避免惡化、併發症 ◆治療設備資源	◆身心和職能復健 ◆輔具 ◆早期療育 ◆無障礙空間 ◆後續追蹤及長照
第一級 健康促進	第二級 特殊保護	第三級 早期診斷、 適切治療	第四級 限制殘障	第五級 復健
初段預防		次段預防	末段預防	
← 易感受期 →		← 症候前期 →	← 臨床期 →	← 殘障期 →

註：參考自陳建仁（2015）及謝亞倫（2011），作者重新繪製。

復健,提供如早期療育、職能復健或無障礙空間改造等措施,支持個體身心適應、自立的能力。

伴隨前述健康促進概念的興起,以及體認醫療照護體系之外,社會和環境脈絡對健康影響的重要性,傳統三段五級預防模式後來擴大為四個階段,增加了最前端的初始預防（primordial prevention; Kaplan, 2000）。初始預防係藉由法規或政策來避免環境、經濟、文化等潛在健康危害因子發生,免於民眾接觸危害的機會,例如:控制空氣汙染、建置安全且適於運動的公共空間、提高攝取健康飲食的可近性等。初始預防的對象雖為全人口,不過特別關注兒童族群,因成人時期的健康問題可能源於早期生活型態或風險暴露的狀態。

生命早期和學前階段的健康安全至為重要,因其不僅攸關個體的身心和社會發展歷程,也影響日後青少年和成人時期的健康福祉。本章對於理論的介紹,凸顯幼兒健康與安全必須置於社會生態脈絡的視野,從個人信念和行為、家庭照顧與教育、幼兒園政策與環境建置,乃至於社區、政府的支持系統,跨不同層面、完備各個預防階段的策略和資源,以回應幼兒面對的健康問題和潛在風險,期能達到讓每個孩子都享有安全、安心、最佳健康水準的目標。

動腦思考題

1. 請說明幼兒健康與安全應特別受到重視和保障的理由。
2. 就你所知,國內有哪些與幼兒健康與安全相關的政策、服務或措施?它們分別對應至三段五級預防模式的哪個預防階段?
3. 請選擇一個幼兒健康行為,運用健康行為取向的理論概念,思考如何幫助幼兒培養健康行為。

參考文獻

中文部分

王英偉（2023）。以場域為導向之健康促進。載於陳為堅、李玉春、陳保中（主編），健康社會行為學（頁 546-589）。財團法人陳拱北預防醫學基金會。

江宛霖、江東亮（2019）。生命早期經驗與非傳染性疾病防治：歷史備忘錄。臺灣公共衛生雜誌，38（2），118-123。

何佩珊、黃純德、黃曉靈、楊奕馨、劉秀月、謝宗明、黃詠愷、林子賢、胡林耀、戚維雪（2019）。107 年度「我國六歲以下兒童口腔健康調查工作計畫」期末報告書。衛生福利部。

陳建仁（2015）。流行病學原理與方法。載於王榮德（總編輯），公共衛生學（中冊）（修訂五版）（頁 17-55）。國立臺灣大學出版中心、財團法人陳拱北預防醫學基金會。

葉郁菁、林秀娟、吳麗媛、涂妙如、吳昭軍、林宜靜、歐良榮（2023）。臺灣幼兒園健康促進計畫推動與執行現況。臺灣教育研究期刊，4（4），15-34。

熊昭、張美惠（主編）（2019）。2030 兒童醫療與健康政策建言書。財團法人國家衛生研究院兒童醫學及健康研究中心。

潘文涵（2020）。106～109 年國民營養健康狀況變遷調查成果報告。衛生福利部國民健康署。

衛生福利部（2016）。2025 衛生福利政策白皮書暨原住民族專章。https://www.mohw.gov.tw/dl-47081-ffae335a-3d15-4ebc-bfb8-2c2c2f89b1e6.html

衛生福利部（無日期）。兒童醫療健康資訊整合平臺：健康數據。https://healthforkids.mohw.gov.tw/HealthData/

衛生福利部國民健康署（無日期）。視力保健。https://www.hpa.gov.tw/Pages/List.aspx?nodeid=45

謝亞倫（2011）。流行病學概論。載於尹祚芊等（編著），公共衛生護理學（五版）（頁 4-1～4-54）。永大書局。

英文部分

Ajzen, I., & Manstead, A. S. R. (2007). Changing health-related behaviours: An approach based on the theory of planned behaviour. In M. Hewstone, H. A. W. Schut, J. B. F. De Wit, K. Van Den Bos, & M. S. Stroebe (Eds.), *The scope of social psychology: Theory and applications* (pp. 43-63). Psychology Press.

Champion, V. L., & Skinner, C. S. (2008). The health belief model. In K. Glanz, B. K. Rimer, & K. Viswanath (Eds.), *Health behavior and health education: Theory, research, and practice* (4th ed., pp. 45-65). Jossey-Bass/Wiley.

Dalglish, S. L., Costello, A., Clark, H., & Coll-Seck, A. (2021). Children in all policies 2030: A new initiative to implement the recommendations of the WHO-UNICEF-Lancet Commission. *Lancet, 397*, 1605-7. https://doi.org/10.1016/S0140-6736(21)00718-2

Kaplan, R. M. (2000). Two pathways to prevention. *American Psychologist, 55*(4), 382-396. https://doi.org/10.1037/0003-066X.55.4.382

Lalonde, M. (1974). *A new perspective on the health of Canadians*. Minister of Supply and Services Canada.

Perttula, P., & Aaltonen, M. (2022/03/06). *Occupational safety and health encyclopedia: Safety*. https://oshwiki.osha.europa.eu/en/themes/safety

United Nations. [UN] (2015). *Transforming our world: The 2023 agenda for sustainable development*. https://docs.un.org/en/A/RES/70/1

World Health Organization. [WHO] (1948). *Constitution of the World Health Organization*. https://apps.who.int/gb/bd/PDF/bd47/EN/constitution-en.pdf?ua=1

World Health Organization. [WHO] (1986). *The Ottawa Charter for Health Promotion*. https://www.who.int/teams/health-promotion/enhanced-wellbeing/first-global-conference

World Health Organization. [WHO] & the United Nations Educational, Scientific and Cultural Organization. [UNESCO] (2021). *Making every school a health-promoting school: Global standards and indicators*. https://iris.who.int/bitstream/handle/10665/341907/9789240025059-eng.pdf?sequence=1

幼兒健康與安全

第二章
幼兒健康與安全的相關法規

蔡春美

「政府對幼兒健康與安全訂有哪些法規？」
「教育主管機關對幼兒健康與安全應負哪些法律責任？」
「教保服務人員對幼兒健康與安全應遵守哪些法規？」
「家長對幼兒健康與安全有哪些權責？」

　　幼兒園對幼兒的健康與安全理當負起責任，這是最基本也是責無旁貸的事項。學前教育是一切教育的根基，不論是政府或民間團體，都殫精竭慮地尋求照顧、保護、教育幼兒的方法，其中最重要且關鍵的途徑即是立法保障。基於幼兒無自保權益的特性，因此對於兒童身分特別立法保護，乃成為文明進步國家的重要指標（楊金寶、尹亭雲，2015，頁128）。本章分三節說明相關法規：第一節說明教育主管機關對幼兒健康與安全應負的法律責任；第二節說明教保服務人員對幼兒健康與安全應遵守的法規；第三節則說明家長對幼兒健康與安全的權責。

　　幼兒健康與安全基本上是家庭應負起的責任，但並非每個父母皆有足夠的知能與時間來照顧幼兒，且由於幼兒是國家未來的主人翁，政府理應與家庭、幼兒園共同攜手合作照顧其健康與安全，因此乃訂有幼兒健康與安全的法規，明訂教育主管機關、幼兒園的教保服務人員，以及家長對幼兒健康與安全的權責，希望所有的幼兒皆能獲得妥善照顧，保有身心健康

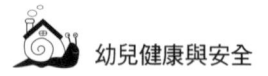

與安全的生活。

　　本章依據教育部國民及學前教育署所出版的《幼兒園教保活動課程：健康安全實用手冊（上）》（楊金寶、尹亭雲，2015）之資源篇所列的七種法規：《兒童及少年福利與權益保障法》、《幼兒教育及照顧法》、《學校衛生法》、《幼兒園及其分班基本設施設備標準》、《幼兒園教保服務實施準則》（現已更名為《幼兒教保及照顧服務實施準則》）、《幼兒園評鑑辦法》、《幼兒園幼童專用車輛與其駕駛人及隨車人員督導管理辦法》，再加上「幼兒園教保活動課程大綱」共八種為主，並於第一、二、三節詳細說明相關機構與人員對幼兒健康與安全的法律責任規範。這些法規的全文，讀者皆可至全國法規資料庫（https://law.moj.gov.tw/）下載參考。

　　上述八項法規的制定與修訂，反映了政府對幼兒健康與安全的重視，以法律保障為幼兒提供更完善的教育與照顧環境。在此要特別說明的是，目前並沒有關於幼兒健康與安全的專法，而是散見於上述八項法規之中，當然還有其他相關法規亦有提及幼兒健康與安全者，因篇幅所限，本章只以此八項法規有關者加以說明。

第一節　教育主管機關對幼兒健康與安全應負的法律責任

　　教育主管機關在中央為教育部；在直轄市為直轄市政府教育局（處）；在縣（市）為縣（市）政府教育局（處）。這些機關對於教育事務各有其職掌，幼兒健康與安全屬於學前教育的一環，在此將各級教育主管機關對幼兒健康與安全應負的法律責任之相關法規列舉如下。

壹、《幼兒教育及照顧法》

　　本法於民國 100 年（2011 年）6 月 29 日制定公布，最新修正日期為民

國 111 年（2022 年）6 月 29 日，總共有八章，66 個條文。有關各級主管機關需掌管幼兒健康與安全業務的條文如下：

第 4 條：「各級主管機關為整合規劃、協調、諮詢及宣導教保服務，應召開諮詢會。

前項諮詢會，其成員應包括主管機關代表、衛生主管機關代表、勞動主管機關代表、身心障礙團體代表、教保與兒童福利學者專家、教保與兒童福利團體代表、教保服務人員團體代表、家長團體代表及婦女團體代表；其組織及會議等相關事項之辦法及自治法規，由各主管機關定之。」

第 13 條：「直轄市、縣（市）主管機關應依相關法律規定，對接受教保服務之身心障礙幼兒，主動提供專業團隊，加強早期療育及學前特殊教育相關服務，並依相關規定補助其費用。

中央政府為均衡地方身心障礙幼兒教保服務之發展，應補助地方政府遴聘學前特殊教育專業人員之鐘點、業務及設備經費，以辦理身心障礙幼兒教保服務；其補助辦法，由中央主管機關定之。」

貳、《學校衛生法》

本法於民國 91 年（2002 年）2 月 6 日制定公布，最新修正日期為民國 110 年（2021 年）1 月 13 日，總共有 29 個條文。有關各級主管機關需掌管幼兒健康與安全業務的條文如下：

第 3 條：「各級主管機關及全國各級學校（以下簡稱學校）應依本法辦理學校衛生工作。」

第 4 條：「各級主管機關應指定專責單位，並置專業人員，辦理學校衛生業務。」

第 5 條：「各級主管機關應遴聘學者、專家、團體及相關機關代表組成學校衛生委員會，其任務如下：

一、提供學校衛生政策及法規興革之諮詢指導意見。

二、提供學校衛生之計畫、方案、措施及評鑑事項之諮詢指導意見。

三、提供學校衛生教育與活動之規劃及研發事項之諮詢指導意見。

四、提供學校健康保健服務之規劃及研發事項之諮詢指導意見。

五、提供學校環境衛生管理之規劃及研發事項之諮詢指導意見。

六、協調相關機關、團體推展學校衛生事項。

七、其他推展學校衛生之諮詢事項。」

第 17 條：「……主管機關或學校得視實際需要，薦送教師參加衛生課程進修。」

第 22 條：「……各級主管機關或學校應辦理前項設施相關人員之衛生訓練、進修及研習。……

各級主管機關應督導學校建立餐飲衛生自主管理機制，落實自行檢查管理。學校每週應至少檢查餐飲場所一次，並予記錄；其紀錄應保存三年。

各級教育主管機關應會同農業及衛生主管機關定期抽查學校餐飲衛生，每學年至少一次，並由農業或衛生主管機關抽驗學校食品之衛生安全及品質。……」

第 23-2 條：「直轄市、縣（市）政府應組成學校午餐輔導會，負責規範、輔導、考核及獎懲學校辦理午餐相關業務。

高級中等以下學校辦理午餐應成立學校午餐供應會或相當性質之組織，其組成、評選、供應及迴避原則，由各該主管機關定之，其成員組成，現任家長應占四分之一以上。

主管機關應補助國民中小學設置廚房，並因應山地、偏遠及離島地區之需要，補助高級中等以下學校辦理午餐，並會同農業主管機關協助在地食材供應事宜。其補助辦法，由各該主管機關定之。另中央主管機關應定期會同直轄市、縣（市）政府稽查學

第二章　幼兒健康與安全的相關法規

校午餐辦理情形並派員訪視；其稽查項目、校數等執行方式由主管機關會商直轄市、縣（市）政府訂定之。」

第 23-3 條：「學校辦理膳食之採購，應參考中央餐廚或外訂餐盒採購契約書範本與供應業者簽訂書面契約，報請主管機關備查。

前項中央餐廚或外訂餐盒採購契約書範本，由中央主管機關定之。……」

第 26 條：「各級主管機關和學校應按年度編列學校衛生保健經費，並應專款專用。」

第 27 條：「各級主管機關應對所屬學校辦理學校衛生工作評鑑，成績優異者，應予獎勵；辦理不善者，應令其限期改善，屆期不改善或情節重大者，由主管機關議處。」

參、《幼兒園及其分班基本設施設備標準》

本標準於民國 101 年（2012 年）4 月 3 日訂定發布，最新修正日期為民國 108 年（2019 年）7 月 10 日，總共有四章，30 個條文，規範幼兒園的設立、改建、遷移、擴充、招收人數、更名與變更負責人、停辦、復辦、撤銷或廢止許可、督導管理、財團法人登記、董事會運作，以及其他相關事項之辦法，雖無直接提及幼兒健康與安全，但仍間接和幼兒健康與安全有關。有關各級主管機關需掌管幼兒健康與安全業務的條文如下：

第 2 條：「本標準用詞，定義如下：
一、設施：指提供幼兒學習、生活、活動之建築、附屬空間及空地等。
二、設備：指設施中必要之遊戲器材、教具、媒體器材、教具櫃、儲藏櫃、桌椅等用品及器材。
三、直轄市高人口密度行政區：指內政部公布直轄市最新人口密度高於每平方公里一萬四千人，或可供都市發展用

019

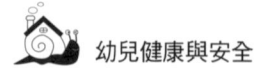

地之最新人口密度高於每平方公里一萬四千人之行政區。……」

第6條:「……建築物地板面在基地地面以下之樓層,其天花板高度有三分之二以上在基地地面上,且設有直接開向戶外之窗戶及直接通達戶外之出入口,經直轄市、縣(市)主管機關核准者,視為地面層一樓。

幼兒園及其分班有下列情形之一者,一樓至三樓使用順序,不受第一項之規定限制:

一、設置於直轄市高人口密度行政區。

二、位於山坡地,且該樓層有出入口直接通達道路,並經直轄市、縣(市)主管機關核准。」

第9條:「……幼兒園及其分班有下列情形之一者,其室內活動室設置於一樓至三樓,不受第一項第一款使用順序及第二款之規定限制:

一、設置於直轄市高人口密度行政區。

二、位於山坡地,且該樓層有出入口直接通達道路,並經直轄市、縣(市)主管機關核准。」

肆、《幼兒教保及照顧服務實施準則》

本準則於民國101年(2012年)8月1日訂定發布,當時名稱為《幼兒園教保服務實施準則》,民國108年(2019年)6月14日改為目前名稱,最新修正日期為民國112年(2023年)11月22日,總共有20個條文。有關各級主管機關需掌管幼兒健康與安全業務的條文如下:

第2條:「幼兒園教保及照顧服務,以幼兒為主體,遵行幼兒本位精神,秉持性別、族群、文化平等、教保並重、尊重父母、監護人或實際照顧幼兒之人之原則辦理,並遵守下列原則:

一、營造關愛、健康及安全之學習環境。

二、支持幼兒適齡適性及均衡發展。

第二章　幼兒健康與安全的相關法規

三、支持家庭育兒之需求。……」

第4條：「……幼兒園教保活動課程之實施時間為上午八時至下午四時；偏遠地區有另為規定之必要者，應報直轄市、縣（市）主管機關核准後為之。」

第5條：「幼兒園得視園內設施設備與人力資源及幼兒父母、監護人或實際照顧幼兒之人之需求，經各直轄市、縣（市）主管機關核准後，提供幼兒過夜服務；其過夜服務之相關資料應予留存，以供查考。……」

伍、《幼兒園評鑑辦法》

本辦法於民國101年（2012年）5月4日訂定發布，最新修正日期為民國112年（2023年）2月27日，總共有15個條文，將幼兒園評鑑分為「基礎評鑑：針對設立與營運、總務與財務管理、教保活動課程、人事管理、餐飲與衛生管理、安全管理等類別進行評鑑」（第4條），其中的「餐飲與衛生管理」和「安全管理」就和幼兒健康與安全密切相關。

本法並無明文涉及各級主管機關需掌管幼兒健康與安全業務的條文，但從第3條可知，凡和餐飲與衛生管理、安全管理兩類別評鑑有關的事項之規劃、執行、督導、獎勵、處罰等皆由各級主管機關掌管，條文如下：

第3條：「為建立完善幼兒園評鑑制度，中央主管機關應規劃下列幼兒園評鑑事項：

一、研究及規劃幼兒園評鑑制度。

二、建立幼兒園評鑑指標。

三、蒐集分析國內外幼兒園評鑑相關資訊。

四、其他與評鑑制度相關之事項。」

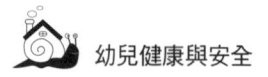 幼兒健康與安全

陸、《幼兒園幼童專用車輛與其駕駛人及隨車人員督導管理辦法》

本辦法於民國 101 年（2012 年）6 月 13 日訂定發布，最新修正日期為民國 112 年（2023 年）2 月 27 日，總共有 18 個條文。有關各級主管機關需掌管幼兒健康與安全業務的條文如下：

第 3 條：「幼兒園購置幼童專用車，應經直轄市、縣（市）主管機關核准後，向公路監理機關申請幼童專用車牌照，並於領牌後十五日內，報直轄市、縣（市）主管機關備查。

幼童專用車有過戶、車種變更、停駛、復駛、報廢、繳銷或註銷牌照等異動情形，應依交通相關法規規定辦理，並於十五日內，報直轄市、縣（市）主管機關備查。」

第 4 條：「幼兒園幼童專用車之車齡不得逾出廠十年。出廠年限逾十年者，應予汰換，並應向公路監理機關辦理異動登記及報直轄市、縣（市）主管機關備查。

幼兒園幼童專用車之車齡逾出廠十年，未依前項規定汰換並向公路監理機關辦理異動登記者，除依本法第五十六條第三款規定處罰外，直轄市、縣（市）主管機關應廢止其原核准，並通知公路監理機關註銷幼童專用車牌照。」

第 8 條：「幼兒園應妥善規劃幼童專用車之行車路線，擇定安全地點供幼兒上下車，並將行車路線報直轄市、縣（市）主管機關備查。

幼童專用車載運幼兒時，不得行駛高速公路，並應避免行駛快速道路；其有行駛快速道路必要者，應於前項行車路線中載明。」

第 9 條：「幼童專用車除應依交通管理相關法規規定定期檢驗及實施保養外，至少每半年應至領有經主管機關核准登記公司行

第二章　幼兒健康與安全的相關法規

號之汽車保養廠、或領有工廠登記證之合法汽車修理業實施保養，並於行車執照及保養紀錄卡載明，其檢查保養紀錄應留存二年，以備直轄市、縣（市）主管機關檢查。」

第 11 條：「幼童專用車之駕駛人，其健康檢查應依下列規定辦理；檢查報告應留存幼兒園以備查考，並於十五日內報直轄市、縣（市）主管機關備查：

一、到職時，應附一年內至公立醫院或勞保指定醫院之健康檢查報告。

二、到職後，每年應至公立醫院或勞保指定醫院健康檢查。但當年已實施到職健康檢查者得免實施。

前項所定健康檢查之合格基準，不區分年齡，均應包括道路交通安全規則第六十四條第一項及第六十四條之一第一項規定之合格基準。但各直轄市、縣（市）主管機關有更嚴格之規定者，從其規定。

駕駛人健康檢查不合格，或罹患足以影響行車及幼兒安全之疾病，幼兒園應令其暫停駕駛工作，並於符合下列規定時，始得繼續駕駛：

一、健康檢查不合格者，再實施健康檢查且合格。

二、罹患足以影響行車及幼兒安全之疾病者，病癒取得醫療機構診斷書。」

第 12 條：「幼童專用車內適當明顯處應設置合於規定之滅火器、行車影像紀錄器、緊急求救設施，及其他符合規定之安全設備。

前項行車影像紀錄器應具有對車輛內外之監視功能，其紀錄應保存二個月。

幼童專用車之駕駛人，於每次行車前，均應確實檢查車況、滅火器、安全門及相關安全設備，並應於確認各項設施設備齊備及可用後，始得行駛。

前項檢查紀錄及檢修紀錄，至少留存一年，以備直轄市、縣（市）主管機關檢查。」

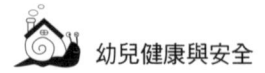

　　第 14 條：「幼童專用車發生行車事故時，駕駛人及隨車人員應立即疏散幼兒，並報直轄市、縣（市）主管機關備查。」

　　第 16 條：「直轄市、縣（市）主管機關應定期至幼兒園進行幼童專用車使用情形檢查。

　　直轄市、縣（市）主管機關應會同公路監理機關及警察機關實施幼童專用車路邊臨檢，並督導及追蹤改善情形；路邊臨檢以每月至少辦理二次為原則。

　　直轄市、縣（市）主管機關得視實際狀況，督導幼兒園幼童專用車至公路監理機關進行臨時檢驗，檢驗未通過期間，不得載運幼兒。」

柒、「幼兒園教保活動課程大綱」

　　「幼兒園教保活動課程大綱」乃為提供幼兒園合宜的教保服務內容，達成教育與照顧的目標，爰於民國 101 年（2012 年）10 月 5 日發布「幼兒園教保活動課程暫行大綱」，並在歷經四年研修後，於 105 年（2016年）12 月 1 日修正發布為「幼兒園教保活動課程大綱」（以下簡稱課程大綱），並自 106 年（2017 年）8 月 1 日起生效。「幼兒園教保活動課程大綱」並非一般的法規，其執行須仰賴教保服務人員的專業知能，也要靠扎實的師資培育及在職教育，所以各級主管機關對於課程大綱並無明文規範其權責，但實際上教育部在規劃工作上就花費至少六年的時間（幸曼玲等人，2018），邀請多位專家成立研編小組策劃研討，並在各縣市抽樣幼兒園進行教學實驗，再經多位現場的教保服務人員與師資培育教授們多番討論才完成此課程大綱。目前仍在推廣實施中，同時也舉辦多場研習，出版參考手冊，加強教保服務人員的在職教育。課程大綱暫無強制性，但各幼兒園都以此規劃課程與教學，各級主管機關實際負責規劃、執行、輔導、檢核、改進等任務。

第二節　教保服務人員對幼兒健康與安全應遵守的法規

　　教保服務人員乃指提供教保服務之園長、教師、教保員及助理教保員，他們是幼兒園裡接觸幼兒最多的人，每天觀察幼兒的一舉一動，哪位幼兒流鼻水，哪位幼兒精神不佳，他們都很清楚。雖然大家都認為教保服務人員一定會盡心盡力照顧幼兒，但還是會看到他們疏忽幼兒甚至體罰幼兒的社會新聞。本節要說明的是教保服務人員對幼兒健康與安全應遵守的法規，如違反這些法規是會受到法律制裁，因此每位教保服務人員都應熟悉並遵守這些法規，說明如下。

壹、《兒童及少年福利與權益保障法》

　　本法於民國92年（2003年）5月28日制定公布，當時名稱為《兒童及少年福利法》，民國100年（2011年）11月30日改為目前名稱，最新修正日期為民國110年（2021年）1月20日，總共有七章，118個條文。有關教保服務人員對幼兒健康與安全應遵守的條文如下：

　　第4條：「政府及公私立機構、團體應協助兒童及少年之父母、監護人或其他實際照顧兒童及少年之人，維護兒童及少年健康，促進其身心健全發展，對於需要保護、救助、輔導、治療、早期療育、身心障礙重建及其他特殊協助之兒童及少年，應提供所需服務及措施。」

　　第43條：「兒童及少年不得為下列行為：
一、吸菸、飲酒、嚼檳榔。
二、施用毒品、非法施用管制藥品或其他有害身心健康之物質。
三、觀看、閱覽、收聽或使用有害其身心健康之暴力、血

腥、色情、猥褻、賭博之出版品、圖畫、錄影節目帶、影片、光碟、磁片、電子訊號、遊戲軟體、網際網路內容或其他物品。

四、在道路上競駛、競技或以蛇行等危險方式駕車或參與其行為。

五、超過合理時間持續使用電子類產品，致有害身心健康。

父母、監護人或其他實際照顧兒童及少年之人，應禁止兒童及少年為前項各款行為。……」

第 51 條：「父母、監護人或其他實際照顧兒童及少年之人，不得使六歲以下兒童或需要特別看護之兒童及少年獨處或由不適當之人代為照顧。」

第 52 條：「兒童及少年有下列情事之一者，直轄市、縣（市）主管機關得依其父母、監護人或其他實際照顧兒童及少年之人之申請或經其同意，協調適當之機構協助、輔導或安置之：

一、違反第四十三條第一項、第四十七條第一項規定或從事第四十八條第一項禁止從事之工作，經其父母、監護人或其他實際照顧兒童及少年之人盡力禁止而無效果。

二、有偏差行為，情形嚴重，經其父母、監護人或其他實際照顧兒童及少年之人盡力矯正而無效果。……」

第 54 條：「醫事人員、社會工作人員、教育人員、保育人員、教保服務人員、警察、司法人員、移民業務人員、戶政人員、村（里）幹事、村（里）長、公寓大廈管理服務人員及其他執行兒童及少年福利業務人員，於執行業務時知悉六歲以下兒童未依規定辦理出生登記、預防接種或兒童及少年家庭遭遇經濟、教養、婚姻、醫療或其他不利處境，致兒童及少年有未獲適當照顧之虞，應通報直轄市、縣（市）主管機關。……」

第 54-1 條：「兒童之父母、監護人或其他實際照顧兒童之人，有違反毒品危害防制條例者，於受通緝、羈押、觀察、勒戒、強制戒治或入獄服刑時，司法警察官、司法警察、檢察官或法院應查訪兒童之生活與照顧狀況。……」

第 55 條：「兒童及少年罹患性病或有酒癮、藥物濫用情形者，其父母、監護人或其他實際照顧兒童及少年之人應協助就醫，或由直轄市、縣（市）主管機關會同衛生主管機關配合協助就醫；必要時，得請求警政主管機關協助。……」

第 91 條：「父母、監護人或其他實際照顧兒童及少年之人，違反第四十三條第二項規定，情節嚴重者，處新臺幣一萬元以上五萬元以下罰鍰。……」

第 96 條：「父母、監護人或其他實際照顧兒童及少年之人，違反第四十八條第一項規定者，處新臺幣二萬元以上十萬元以下罰鍰，並公布其姓名。……」

第 99 條：「父母、監護人或其他實際照顧兒童及少年之人違反第五十一條規定者，處新臺幣三千元以上一萬五千元以下罰鍰。」

第 100 條：「醫事人員、社會工作人員、教育人員、保育人員、教保服務人員、警察、司法人員、移民業務人員、戶政人員、村（里）幹事或其他執行兒童及少年福利業務人員，違反第五十三條第一項通報規定而無正當理由者，處新臺幣六千元以上六萬元以下罰鍰。」

第 102 條：「父母、監護人或實際照顧兒童及少年之人有下列情形者，主管機關應命其接受四小時以上五十小時以下之親職教育輔導：

一、未禁止兒童及少年為第四十三條第一項第二款行為者。

二、違反第四十七條第二項規定者。

三、違反第四十八條第一項規定者。

四、違反第四十九條各款規定之一者。

五、違反第五十一條規定者。

六、使兒童及少年有第五十六條第一項各款情形之一者。」

第 104 條：「兒童及少年之父母、監護人、其他實際照顧兒童及少年之人、師長、雇主、醫事人員或其他有關之人違反第七十條第二項規定而無正當理由者，處新臺幣六千元以上三萬元以下

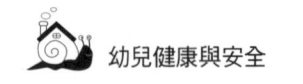

罰鍰，並得按次處罰至其配合或提供相關資料為止。」

由於本法第 2 條定義「所稱兒童，指未滿十二歲之人」，所以幼兒在本法中屬「兒童」，教保服務人員所服務照顧的幼兒仍屬本法之範圍，這是特別要注意的地方。

貳、《幼兒教育及照顧法》

有關教保服務人員對幼兒健康與安全應遵守的條文如下：

第 12 條：「教保服務內容如下：
一、提供生理、心理及社會需求滿足之相關服務。
二、提供健康飲食、衛生保健安全之相關服務及教育。
三、提供適宜發展之環境及學習活動。
四、提供增進身體動作、語文、認知、美感、情緒發展與人際互動等發展能力與培養基本生活能力、良好生活習慣及積極學習態度之學習活動。
五、記錄生活與成長及發展與學習活動過程。
六、舉辦促進親子關係之活動。
七、其他有利於幼兒發展之相關服務。……」

第 30 條：「教保服務機構之負責人及其他服務人員，不得對幼兒有身心虐待、體罰、霸凌、性騷擾、不當管教，或其他對幼兒之身心暴力或不當對待之行為。……

教保服務機構應就下列事項訂定管理規定、確實執行，並定期檢討改進：
一、環境、食品安全與衛生及疾病預防。
二、安全管理。
三、定期檢修各項設施安全。
四、各項安全演練措施。
五、緊急事件處理機制。」

第 31 條：「幼兒進入及離開教保服務機構時，該機構應實施保護措施，確保其安全。……」

第 32 條：「教保服務機構應建立幼兒健康管理制度。直轄市、縣（市）衛生主管機關辦理幼兒健康檢查時，教保服務機構應予協助，並依檢查結果，施予健康指導或轉介治療。

教保服務機構應將幼兒健康檢查、疾病檢查結果、轉介治療及預防接種等資料，載入幼兒健康資料檔案，並妥善管理及保存。

前項預防接種資料，父母或監護人應於幼兒入園或學年開始後一個月內提供教保服務機構。

父母或監護人未提供前項資料者，教保服務機構應通知父母或監護人提供；父母或監護人未於接獲通知一個月內提供者，教保服務機構應通知衛生主管機關。

教保服務機構、負責人及其他服務人員，對幼兒資料應予保密。但經父母或監護人同意或依其他法律規定應予提供者，不在此限。」

第 33 條：「教保服務機構為適當處理幼兒緊急傷病，應訂定施救步驟、護送就醫地點、呼叫緊急救護專線支援之注意事項及父母或監護人未到達前之處理措施等規定。

幼兒園應依第八條第六項之基本設施設備標準設置保健設施，作為健康管理、緊急傷病處理、衛生保健、營養諮詢及協助健康教學之資源。

幼兒園之護理人員，每二年應接受教學醫院或主管機關認可之機構、學校或團體辦理之救護技術訓練八小時。」

另外，在本法第七章「罰則」中，有關於教保服務人員如違反其職責的處罰條文，茲列舉如下：

第 50 條：「教保服務機構之負責人或其他服務人員，違反第三十條第一項規定，對幼兒有下列情形之一者，處行為人新臺幣六萬元以上六十萬元以下罰鍰，並公布行為人之姓名及機構名

稱：

　　一、身心虐待。

　　二、情節重大之體罰、霸凌、性騷擾、不當管教、其他身心
　　　　暴力或不當對待之行為。」

　　第 54 條：「……教保服務機構之負責人或其他服務人員，違反第二十六條規定者，處新臺幣三萬元以上十五萬元以下罰鍰。」

　　第 55 條：「教保服務機構、負責人或其他服務人員，違反第三十二條第五項規定者，處負責人或其他服務人員新臺幣三萬元以上十五萬元以下罰鍰，並得按次處罰。」

　　第 58 條：「……教保服務機構之負責人或其他服務人員違反第三十條第一項規定，對幼兒有非屬情節重大之體罰、霸凌、性騷擾、不當管教、其他身心暴力或不當對待之行為，處行為人新臺幣六千元以上六萬元以下罰鍰，並公布行為人之姓名及機構名稱。

　　行為人及教保服務機構其他相關之人，違反第三十條第五項不配合調查，而無正當理由者，處新臺幣六千元以上六萬元以下罰鍰，並得按次處罰至其配合為止。」

參、《學校衛生法》

　　本法所用「學校」一詞，乃指高中以下之各級學校，幼兒園在教育制度上屬於「比照學校」（全國教保資訊網，2012），雖未明文指定教保服務人員的任務，但法規中指定學校該做的事，當然是他們的責任，從幼兒園立場來說，就是教保服務人員的工作。有關教保服務人員對幼兒健康與安全應遵守的條文如下：

　　第 8 條：「學校應建立學生健康管理制度，定期辦理學生健康
　　　　檢查；必要時，得辦理學生及教職員工臨時健康檢查或特定疾病

檢查。

前項學生健康檢查之對象、項目、方法及其他相關事項之實施辦法,由中央主管機關會同中央衛生主管機關定之。」

第9條:「學校應將學生健康檢查及疾病檢查結果載入學生資料,併隨學籍轉移。

前項學生資料,應予保密,不得無故洩漏。但應教學、輔導、醫療之需要,經學生家長同意或依其他法律規定應予提供者,不在此限。」

第10條:「學校應依學生健康檢查結果,施予健康指導,並辦理體格缺點矯治或轉介治療。」

第11條:「學校對罹患視力不良、齲齒、寄生蟲病、肝炎、脊椎彎曲、運動傷害、肥胖及營養不良等學生常見體格缺點或疾病,應加強預防及矯治工作。」

第12條:「學校對患有心臟病、氣喘、癲癇、糖尿病、血友病、癌症、精神疾病、罕見疾病及其他重大傷病或身心障礙之學生,應加強輔導與照顧;必要時,得調整其課業及活動。」

第13條:「學校發現學生或教職員工罹患傳染病或有造成校內傳染之虞時,應會同衛生、環境保護機關做好防疫及監控措施;必要時,得禁止到校。

為遏止學校傳染病蔓延,各級主管機關得命其停課。並應協助學校備置適當之防疫物資。」

第14條:「學校應配合衛生主管機關,辦理學生入學後之預防接種工作。

國民小學一年級新生,應完成入學前之預防接種;入學前未完成預防接種者,學校應通知衛生機關補行接種。」

第15條:「學校為適當處理學生及教職員工緊急傷病,應依第二項準則之規定,訂定緊急傷病處理規定,並增進其急救知能。

前項緊急傷病項目、處理程序及其他相關事項之準則,由各級主管機關定之。

學校發現有疑似食品中毒之情形，應採緊急救護措施，同時應通報直轄市、縣（市）衛生主管機關處理。」

第 16 條：「高級中等以下學校應開設健康相關課程，專科以上學校得視需要開設健康相關之課程。

健康相關課程、教材及教法，應適合學生生長發育特性及需要，兼顧認知、情意與技能。

第一項健康相關課程應包括健康飲食教育，以建立正確之飲食習慣、養成對生命及自然之尊重，並增進環境保護意識、加深對食材來源之了解、理解國家及地區之飲食文化為目的。

學校應鼓勵學生參與學校餐飲準備過程。」

第 19 條：「學校應加強辦理健康促進及建立健康生活行為等活動。」

第 20 條：「高級中等以下學校應結合家庭與社區之人力及資源，共同辦理社區健康飲食教育及環境保護活動。專科以上學校亦得辦理之。」

第 22 條：「學校應加強餐廳、廚房、員生消費合作社之衛生管理。

各級主管機關或學校應辦理前項設施相關人員之衛生訓練、進修及研習。

學校餐飲衛生管理，應符合食品安全衛生管理法第八條第一項所定食品之良好衛生規範準則。

各級主管機關應督導學校建立餐飲衛生自主管理機制，落實自行檢查管理。學校每週應至少檢查餐飲場所一次，並予記錄；其紀錄應保存三年。

各級教育主管機關應會同農業及衛生主管機關定期抽查學校餐飲衛生，每學年至少一次，並由農業或衛生主管機關抽驗學校食品之衛生安全及品質。

第一項及第四項之管理及督導項目、方法、稽查及其他應遵行事項之辦法，由中央主管機關會同中央衛生主管機關定之。」

第 23 條：「學校供應膳食者，應依據中央主管機關所定學校

午餐食物內容及營養基準,以及中央衛生主管機關所定國人膳食營養素參考攝取量提供衛生、安全及營養均衡之餐食,實施健康飲食教育,並由營養師督導及執行。

學校供應膳食,應提供蔬食餐之選擇。

第一項學校供應膳食其食材應優先採用中央農業主管機關認證之在地優良農業產品,並禁止使用含基因改造生鮮食材及其初級加工品。」

第 23-3 條:「學校辦理膳食之採購,應參考中央餐廚或外訂餐盒採購契約書範本與供應業者簽訂書面契約,報請主管機關備查。

前項中央餐廚或外訂餐盒採購契約書範本,由中央主管機關定之。

高級中等以下學校辦理午餐應成立專戶,其收支帳務處理,依會計法及相關規定辦理,收支明細應至少於每學期結束後二個月內公告之。」

第 25 條:「學校應訂定計畫,每學期定期實施建築設備安全及環境衛生檢查;並應隨時維護教學與運動遊戲器材設備,開學前應澈底檢修。」

肆、《幼兒園及其分班基本設施設備標準》

本標準乃規範幼兒園及其分班之各種設施與設備,較少直接提及教保服務人員的職責,但有關這些設施與設備的規定,對教保服務人員來說也是非常重要,需要熟悉遵辦。有關教保服務人員對幼兒健康與安全應遵守的條文如下:

第 28 條:「幼兒園提供過夜服務時,應提供專用寢室,並符合下列規定:

一、設置於一樓,幼兒每人之寢室面積不得小於二點二五平

方公尺,教保服務人員或護理人員每人不得小於三平方公尺。
二、幼兒及教保服務人員或護理人員均應有專用床具。幼兒專用床具應符合人因工程,床面距離地面三十公分以上,排列以每行列不超過二床為原則,並有足夠通道空間供幼兒夜間行動,及教保服務人員巡視照顧及管理。……」

伍、《幼兒教保及照顧服務實施準則》

有關教保服務人員對幼兒健康與安全應遵守的條文如下:

第3條:「教保服務人員實施教保及照顧服務,應遵守下列規定:
一、尊重、接納及公平對待所有幼兒,不得為差別待遇。
二、以溫暖、正向之態度,與幼兒建立信賴之關係。
三、以符合幼兒理解能力之方式,與幼兒溝通。
四、確保幼兒安全,關注幼兒個別生理及心理需求,適時提供協助。」

第7條:「幼兒園應依據各年齡層幼兒之需求,安排規律之作息。

幼兒園應視幼兒身體發展需求提供其點心,對於上、下午均參與教保活動課程之幼兒,應提供其午餐,並安排午睡時間。

幼兒園點心與正餐時間,至少間隔二小時;午睡與餐點時間,至少間隔半小時。

第二項所定午睡時間,二歲以上未滿三歲幼兒,以不超過二小時為原則,三歲以上至入國民小學前幼兒,以不超過一小時三十分鐘為原則;並應安排教保服務人員在場照護。」

第8條:「幼兒園每日應提供幼兒三十分鐘以上之出汗性大肌肉活動時間,活動前、後應安排暖身及緩和活動。」

第 9 條：「幼兒園每學期應至少為每位幼兒測量一次身高及體重，並依本法第三十二條第二項規定，載入幼兒健康資料檔案，妥善管理及保存。

幼兒園應定期對全園幼兒實施發展篩檢，對於未達發展目標、疑似身心障礙或發展遲緩之幼兒，應依特殊教育法及兒童及少年福利與權益保障法之相關規定辦理。」

第 10 條：「幼兒園應保持全園之整潔及衛生。

幼兒個人用品及寢具應區隔放置，並定期清潔及消毒。」

第 11 條：「幼兒園應準備充足且具安全效期之醫療急救用品。

幼兒園應訂立託藥措施，並告知幼兒之父母、監護人或實際照顧幼兒之人。

教保服務人員受幼兒之父母、監護人或實際照顧幼兒之人委託協助幼兒用藥，應以醫療機構所開立之藥品為限，其用藥途徑不得以侵入方式為之。

教保服務人員協助幼兒用藥時，應確實核對藥品、藥袋之記載，並依所載方式用藥。」

第 12 條：「幼兒園應提供符合幼兒年齡及發展需求之餐點，以自行烹煮方式為原則，其供應原則如下：

一、營養均衡、衛生安全及易於消化。

二、少鹽、少油、少糖。

三、避免供應刺激性及油炸類食物。

四、每日均衡提供六大類食物。」

第 15 條：「幼兒園為配合教保活動課程需要，得安排校外教學。

幼兒園規劃校外教學，應考量幼兒體能、氣候、交通狀況、環境衛生、安全及教學資源等，並應依下列規定為之：

一、訂定實施計畫。

二、事前勘察地點，規劃休憩場所及參觀路線。

三、出發前及每次集合時應清點人數，並隨時留意幼兒健康

及安全狀況。

四、照顧者與三歲以上至入國民小學前之幼兒人數比例不得逾一比八；與二歲以上未滿三歲之幼兒人數比例不得逾一比三；對有特殊需求之幼兒，得安排幼兒之父母、監護人或實際照顧幼兒之人或志工一對一隨行照顧。

五、需乘車者，應備有幼兒之父母、監護人或實際照顧幼兒之人同意書；有租用車輛之必要時，應依相關規定辦理。

幼兒園應考量特殊教育幼兒充分參與校外教學之機會，不得以身心障礙為由，拒絕幼兒參與。」

陸、《幼兒園評鑑辦法》

本辦法內容以規範教育主管機關對幼兒園評鑑有關事項的規劃、執行、督導、獎勵、處罰等事宜為主，並無規範教保服務人員的條文，但在第4條提到的基礎評鑑六大類別：設立與營運、總務與財務管理、教保活動課程、人事管理、餐飲與衛生管理、安全管理，其中的「餐飲與衛生管理」和「安全管理」即屬於幼兒健康與安全範疇，就與教保服務人員密切相關。茲將「一百十二學年至一百十六學年幼兒園基礎評鑑指標」（教育部，2023）中有關「餐飲與衛生管理」和「安全管理」的項目和細項，列舉如表2-1所示。

柒、《幼兒園幼童專用車輛與其駕駛人及隨車人員督導管理辦法》

本辦法內容以規範教育主管機關對幼童專用車有關事項的規劃、執行、督導、獎勵、處罰等事宜為主，並無規範教保服務人員的條文。茲將與幼兒健康與安全較有關聯之條文列舉如下：

表 2-1 「餐飲與衛生管理」和「安全管理」的項目和細項

類別	項目	細項
5 餐飲與衛生管理	5.1 餐飲管理	5.1.1 應公布每個月餐點表，並告知家長，且每日餐點均含全穀雜糧類、豆魚蛋肉類、蔬菜類及水果類等四大類食物。
		5.1.2 點心與正餐之供應時間，規劃至少間隔二小時。
		5.1.3 幼兒使用之餐具不得為塑膠或美耐皿材質。
		5.1.4 廚房之出入口應設置病媒防治設施，且無損壞。
		5.1.5 飲用水連續供水固定設備每個月至少維護一次，並留有紀錄。
		5.1.6 經飲用水連續供水固定設備處理後之水質，每三個月至少檢測一次大腸桿菌群，水質符合標準並留有紀錄。
	5.2 衛生保健	5.2.1 盥洗室（包括廁所）應保持通風良好，且未有積水之情形。
		5.2.2 廁所應有隔間設計；若無隔間設計者，男、女廁應分別設置。
		5.2.3 應建立幼兒託藥措施，並告知家長。
6 安全管理	6.1 交通安全	6.1.1 幼童專用車應依交通管理相關法規所定期限接受定期檢驗，檢驗合格並留有紀錄。
		6.1.2 幼童專用車至少每半年應實施保養，並留有紀錄。
		6.1.3 幼童專用車之駕駛均應具備職業駕照且年齡為六十五歲以下，並應配有具教保服務人員資格或成年之隨車人員。
		6.1.4 幼童專用車均應配置對內外行車影像紀錄器及合於規定之滅火器。
		6.1.5 幼童專用車之駕駛應於每次發車前均確實檢查車況及安全門，並留有紀錄。
		6.1.6 幼兒上下車時，均應依乘坐幼兒名冊逐一清點，並留有紀錄。
		6.1.7 每半年應至少辦理一次幼童專用車逃生演練，並留有紀錄。
	6.2 場地安全	6.2.1 設置於二樓或三樓露臺（直上方無頂蓋之平臺）之室外活動空間及園內樓梯扶手，其欄杆間距不得大於十公分、不得設置橫條，且幼兒不易穿越或攀爬；露臺欄杆高度不得低於一百一十公分。

表 2-1　「餐飲與衛生管理」和「安全管理」的項目和細項（續）

類別 項目	細項
	6.2.2 固定式遊戲設施應經兒童遊戲場主管機關備查。經備查後，每三年並應委託專業檢驗機構進行檢驗工作。
6.3 緊急事件處理	6.3.1 訂有緊急事件處理機制並留有處理通報紀錄。

註：引自教育部（2023）。

第 11 條：「幼童專用車之駕駛人，其健康檢查應依下列規定辦理；檢查報告應留存幼兒園以備查考，並於十五日內報直轄市、縣（市）主管機關備查：

一、到職時，應附一年內至公立醫院或勞保指定醫院之健康檢查報告。

二、到職後，每年應至公立醫院或勞保指定醫院健康檢查。但當年已實施到職健康檢查者得免實施。

前項所定健康檢查之合格基準，不區分年齡，均應包括道路交通安全規則第六十四條第一項及第六十四條之一第一項規定之合格基準。但各直轄市、縣（市）主管機關有更嚴格之規定者，從其規定。

駕駛人健康檢查不合格，或罹患足以影響行車及幼兒安全之疾病，幼兒園應令其暫停駕駛工作，並於符合下列規定時，始得繼續駕駛：

一、健康檢查不合格者，再實施健康檢查且合格。

二、罹患足以影響行車及幼兒安全之疾病者，病癒取得醫療機構診斷書。」

第 12 條：「幼童專用車內適當明顯處應設置合於規定之滅火器、行車影像紀錄器、緊急求救設施，及其他符合規定之安全設備。

前項行車影像紀錄器應具有對車輛內外之監視功能，其紀錄應保存二個月。

幼童專用車之駕駛人，於每次行車前，均應確實檢查車況、滅火器、安全門及相關安全設備，並應於確認各項設施設備齊備及可用後，始得行駛。

前項檢查紀錄及檢修紀錄，至少留存一年，以備直轄市、縣（市）主管機關檢查。」

第 13 條：「幼童專用車載運幼兒每二十人至少配置隨車人員一人，隨車照護幼兒，並協助幼兒上下車。

前項隨車人員之資格應符合本法之規定，且不得有本法第二十三條及第二十四條各款所定情事。

幼兒園應造具乘坐幼童專用車幼兒之名冊，隨車人員於每次幼兒上下車時，應確實依乘坐幼兒名冊逐一清點，並留存紀錄以備查考。」

第 14 條：「幼童專用車發生行車事故時，駕駛人及隨車人員應立即疏散幼兒，並報直轄市、縣（市）主管機關備查。」

第 15 條：「幼兒園每半年應辦理幼童專用車安全演練，並應將演練紀錄留存幼兒園，以備查考。」

捌、「幼兒園教保活動課程大綱」

本課程大綱乃為提供幼兒園合宜的教保服務內容，達成教育與照顧的目標，故所有教保服務人員皆要遵行。目前雖無強制規定，但所有教保服務人員或準備進入此行業的人都須研討熟悉此課程大綱。

課程大綱分成六大領域：身體動作與健康、認知、語文、社會、情緒、美感。茲將和幼兒健康與安全較有關聯（身體動作與健康、社會、情緒）之領域目標與內涵架構列舉如下。

一、身體動作與健康

（一）領域目標

1. 靈活展現基本動作技能並能維護自身安全。
2. 擁有健康的身體及良好的生活習慣。
3. 喜歡運動與樂於展現動作創意。

（二）領域內涵：學習面向與領域能力

身體動作與健康領域的內涵如下：

學習面向 領域能力	身體動作	用具操作	健康行動
覺察與模仿	身-1-1 模仿身體操控活動	身-1-2 模仿各種用具的操作	身-1-3 覺察與模仿健康行為及安全的動作
協調與控制	身-2-1 安全應用身體操控動作，滿足自由活動及與他人合作的需求	身-2-2 熟練各種用具的操作	身-2-3 熟練並養成健康生活習慣
組合與創造	身-3-1 應用組合及變化各種動作，享受肢體遊戲的樂趣	身-3-2 樂於善用各種素材及器材進行創造性活動	

二、社會

（一）領域目標

1. 肯定自己並照顧自己。
2. 關愛親人。
3. 樂於與他人相處並展現友愛情懷。
4. 樂於體驗文化的多元現象。
5. 親近自然並尊重生命。

（二）領域內涵：學習面向與領域能力

社會領域的內涵如下：

領域能力＼學習面向	自己	人與人	人與環境
探索與覺察	社-1-1 認識自己	社-1-2 覺察自己和他人內在想法的不同 社-1-3 覺察生活規範與活動規則	社-1-4 覺察家的重要 社-1-5 探索自己與生活環境中人事物的關係 社-1-6 認識生活環境中文化的多元現象
協商與調整	社-2-1 發展自我概念	社-2-2 同理他人，並與他人互動 社-2-3 調整自己的行動，遵守生活規範與活動規則	
愛護與尊重	社-3-1 喜歡自己，肯定自己 社-3-2 保護自己	社-3-3 關懷與尊重生活環境中的他人 社-3-4 尊重他人的身體自主權	社-3-5 尊重生活環境中文化的多元現象 社-3-6 關懷生活環境，尊重生命

三、情緒

（一）領域目標

1. 接納自己的情緒。
2. 以正向態度面對困境。
3. 擁有安定情緒並自在地表達感受。
4. 關懷及理解他人的情緒。

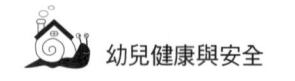

（二）領域內涵：學習面向與領域能力

情緒領域的內涵如下：

領域能力＼學習面向	自己	他人與環境
覺察與辨識	情-1-1 覺察與辨識自己的情緒	情-1-2 覺察與辨識生活環境中他人和擬人化物件的情緒
表達	情-2-1 合宜地表達自己的情緒	情-2-2 適當地表達生活環境中他人和擬人化物件的情緒
理解	情-3-1 理解自己情緒出現的原	情-3-2 理解生活環境中他人和擬人化物件情緒產生的原因
調節	情-4-1 運用策略調節自己的情緒	

以上是課程大綱中有關幼兒健康與安全之領域目標和領域內涵，如何在幼兒園教學裡實踐並融入日常教學中，請讀者在幼兒園課程設計與教學相關課程中好好研討學習。

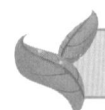

第三節　家長對幼兒健康與安全的權責

一個嬰兒的出生帶給家庭許多快樂與希望，但要把嬰兒健康與安全地培養長大是一件多麼不容易的任務，而父母就是肩負此任務的主要人物。幼兒的父母或監護人稱之為「家長」，家長將子女健康與安全地培養長大，不只是權利，也是一種義務。政府對家長養育子女也有法律的規範，子女並不是家長私人的財產，各個都是國家未來的主人翁。我們期望國家富強就要重視孩子的教養，尤其是要讓他們都能健康與安全地長大，成為國家的棟樑。在本章前面所提出的八項法規中，提及家長對幼兒健康與安全的權責者有下列兩項，列舉如下。

壹、《兒童及少年福利與權益保障法》

本法第2條「所稱兒童及少年，指未滿十八歲之人；所稱兒童，指未滿十二歲之人；所稱少年，指十二歲以上未滿十八歲之人」。可見在孩子未成年的這段期間，家長、幼兒園及中小學對孩子的身心健康與安全應負很大的責任，如有疏忽而危害其身心健康與安全是有相關罰則的。本法有關家長對幼兒健康與安全的權責之條文如下：

第3條：「父母或監護人對兒童及少年應負保護、教養之責任。對於主管機關、目的事業主管機關或兒童及少年福利機構、團體依本法所為之各項措施，應配合及協助之。」

第43條：「兒童及少年不得為下列行為：

一、吸菸、飲酒、嚼檳榔。

二、施用毒品、非法施用管制藥品或其他有害身心健康之物質。

三、觀看、閱覽、收聽或使用有害其身心健康之暴力、血腥、色情、猥褻、賭博之出版品、圖畫、錄影節目帶、影片、光碟、磁片、電子訊號、遊戲軟體、網際網路內容或其他物品。

四、在道路上競駛、競技或以蛇行等危險方式駕車或參與其行為。

五、超過合理時間持續使用電子類產品，致有害身心健康。

父母、監護人或其他實際照顧兒童及少年之人，應禁止兒童及少年為前項各款行為。……」

第47條：「兒童及少年不得出入酒家、特種咖啡茶室、成人用品零售店、限制級電子遊戲場及其他涉及賭博、色情、暴力等經主管機關認定足以危害其身心健康之場所。

父母、監護人或其他實際照顧兒童及少年之人，應禁止兒童及少年出入前項場所。……」

第 48 條：「父母、監護人或其他實際照顧兒童及少年之人，應禁止兒童及少年充當前條第一項場所之侍應或從事危險、不正當或其他足以危害或影響其身心發展之工作。」

第 50 條：「孕婦不得吸菸、酗酒、嚼檳榔、施用毒品、非法施用管制藥品或為其他有害胎兒發育之行為。」

第 51 條：「父母、監護人或其他實際照顧兒童及少年之人，不得使六歲以下兒童或需要特別看護之兒童及少年獨處或由不適當之人代為照顧。」

第 71 條：「父母或監護人對兒童及少年疏於保護、照顧情節嚴重，或有第四十九條、第五十六條第一項各款行為，或未禁止兒童及少年施用毒品、非法施用管制藥品者，兒童及少年或其最近尊親屬、直轄市、縣（市）主管機關、兒童及少年福利機構或其他利害關係人，得請求法院宣告停止其親權或監護權之全部或一部，或得另行聲請選定或改定監護人；對於養父母，並得請求法院宣告終止其收養關係。……」

第 91 條：「父母、監護人或其他實際照顧兒童及少年之人，違反第四十三條第二項規定，情節嚴重者，處新臺幣一萬元以上五萬元以下罰鍰。……」

第 95 條：「父母、監護人或其他實際照顧兒童及少年之人，違反第四十七條第二項規定者，處新臺幣一萬元以上五萬元以下罰鍰。……」

第 96 條：「父母、監護人或其他實際照顧兒童及少年之人，違反第四十八條第一項規定者，處新臺幣二萬元以上十萬元以下罰鍰，並公布其姓名。……」

第 99 條：「父母、監護人或其他實際照顧兒童及少年之人違反第五十一條規定者，處新臺幣三千元以上一萬五千元以下罰鍰。」

第 102 條：「父母、監護人或實際照顧兒童及少年之人有下列情形者，主管機關應命其接受四小時以上五十小時以下之親職教育輔導：

一、未禁止兒童及少年為第四十三條第一項第二款行為者。

二、違反第四十七條第二項規定者。

三、違反第四十八條第一項規定者。

四、違反第四十九條各款規定之一者。

五、違反第五十一條規定者。

六、使兒童及少年有第五十六條第一項各款情形之一者。

依前項規定接受親職教育輔導，如有正當理由無法如期參加，得申請延期。

不接受親職教育輔導或拒不完成其時數者，處新臺幣三千元以上三萬元以下罰鍰；經再通知仍不接受者，得按次處罰至其參加為止。

依限完成親職教育輔導者，免依第九十一條第一項、第九十五條第一項、第九十六條第一項、第九十七條及第九十九條處以罰鍰。」

貳、《幼兒教育及照顧法》

本法第五章「家長之權利及義務」規範幼兒家長的權利及義務，其條文如下：

第 35 條：「幼兒園得成立家長會；其屬國民中、小學附設者，併入該校家長會辦理。

前項家長會得加入地區性家長團體。

幼兒園家長會之任務、組織、運作及其他相關事項之自治法規，由直轄市、縣（市）主管機關定之。」

第 36 條：「父母或監護人及家長團體，得請求直轄市、縣（市）主管機關提供下列資訊，該主管機關不得拒絕：

一、教保服務政策。

二、教保服務品質監督之機制及作法。

三、許可設立之教保服務機構名冊。

四、教保服務機構收退費之相關規定及收費數額。

五、幼兒園評鑑報告及結果。」

第 37 條：「教保服務機構應公開下列資訊：

一、教保目標及內容。

二、教保服務人員及其他服務人員之學（經）歷、證照。

三、衛生、安全及緊急事件處理措施。

四、依第十六條及第十七條規定設置行政組織及員額編制情形。

五、依第三十四條第一項規定辦理幼兒團體保險之情形。

六、第四十三條第四項所定收退費基準、收費項目及數額、減免收費之規定。

七、核定之招收人數及實際招收人數。」

第 38 條：「父母或監護人對教保服務機構提供之教保服務方式及內容有異議時，得請求教保服務機構提出說明，教保服務機構無正當理由不得拒絕，並視需要修正或調整之。」

第 39 條：「直轄市、縣（市）層級家長團體及教保服務人員組織，得參與直轄市、縣（市）主管機關對幼兒園評鑑之規劃。」

第 40 條：「教保服務機構之教保服務有損及幼兒權益者，其父母或監護人，得向教保服務機構提出異議，不服教保服務機構之處理時，得於知悉處理結果之日起三十日內，向教保服務機構所在地之直轄市、縣（市）主管機關提出申訴，不服主管機關之評議決定者，得依法提起訴願或訴訟。

直轄市或縣（市）主管機關為評議前項申訴事件，應召開申訴評議會；其成員應包括主管機關代表、教保與兒童福利團體代表、教保服務人員團體代表、家長團體代表、教保服務機構行政人員代表及法律、教育、兒童福利、心理或輔導學者專家，其中非機關代表人員不得少於成員總數二分之一，任一性別成員應占成員總數三分之一以上；其組織及評議等相關事項之自治法規，

由直轄市、縣（市）主管機關定之。」

第 41 條：「父母或監護人應履行下列義務：
一、依教保服務契約規定繳費。
二、參加教保服務機構因其幼兒特殊需要所舉辦之個案研討會或相關活動。
三、參加教保服務機構所舉辦之親職活動。
四、告知幼兒特殊身心健康狀況，必要時並提供相關健康狀況資料，並與教保服務機構協力改善幼兒之身心健康。

各級主管機關對有前項第四款幼兒之父母或監護人，應主動提供資源協助之。」

總之，在正常的情況下，家長在子女生長過程中應該會盡心盡力地教養，把孩子的健康與安全擺在第一位，但還是常常會看到孩子的健康與安全遭到不幸遭遇之新聞，所以政府才要立法規範家長的權利及義務，期望每位家長都能盡全力照顧保護國家民族的幼苗，讓他們茁壯成長。

實例一：幼兒園不當體罰事件

新北幼兒園爆不當管教！罰遲到幼童「趴地撐體」

新北市某幼兒園有位教保服務人員，因幼兒超過上午 8:10 分到園就認定遲到，並處罰幼兒在活動室走廊窗邊趴地倒立撐體姿勢 10 分鐘。被處罰的幼兒共 5 位，家長認為這種處罰方式超過幼兒體力負荷。這件不當處罰案件被家長告到教育局，如調查屬實，會依照《幼兒教育及照顧法》第 50 條處分行為人，也就是該教保服務人員。
註：引自鏡新聞（2025）。

幼兒健康與安全

實例二：幼兒園食物中毒事件

高市幼兒園疑集體食物中毒 14 童送醫

　　高雄市鳳山區某幼兒園在 2024 年 1 月 30 日午餐時，由廚房煮綠豆湯，另向速食店採購雞塊與果汁。當晚幼兒回家後，有 14 位幼兒發生嘔吐與腹瀉，家長帶孩子個別就醫，有 2 位住院、其餘 12 位回家休養。1 月 31 日陸續有孩童就醫，疑似食物中毒案件，幼兒園啟動校安通報。高雄市衛生局食品衛生科派人調查，廚房有未註明食材的日期缺失；也派人到速食店調查，感染病源正檢測中。有病童的三個班級先停課一週，全園進行清潔與消毒作業，等病源檢測出來再依各單位權責處理。

註：引自公視新聞網（2024）。

說明：幼兒園都訂有「食物中毒事件處理流程」，通常因食物中毒事件送醫 2 人以上，或雖未送醫診治卻出現食物中毒跡象已達 3 人以上時，須立即通報教育局與衛生局，立即暫停廚房供餐及訂購廠商食材，並啟動園內食物中毒事件危機處理機制。有關食物中毒事件處理的相關法規有《食品安全衛生管理法》、《幼兒教育及照顧法》、《學校衛生法》。

動腦思考題

1. 試說明政府為何要為幼兒健康與安全立法？
2. 幼兒園的教育主管機關有哪些？
3. 「幼兒園教保活動課程大綱」包括哪些領域？和幼兒健康與安全最有關聯的是哪些領域？
4. 依據《幼兒教育及照顧法》第 41 條，父母或監護人應履行哪些義務？

參考文獻

中文部分

公視新聞網（2024）。高市幼兒園疑集體食物中毒 14 童送醫。https://news.pts.org.tw/article/679359

全國教保資訊網（2012）。幼兒園定位屬性及相關法令疑義會議紀錄。https://www.ece.moe.edu.tw/ch/law/TSEceLaw-000022/

幸曼玲、楊金寶、柯華葳、丘嘉慧、蔡敏玲、金瑞芝、簡淑真、郭李宗文、林玟君、倪鳴香、廖鳳瑞（2018）。幼兒園教保活動課程手冊（上冊）（第二版）。教育部國民及學前教育署。

教育部（2016）。幼兒園教保活動課程大綱。

教育部（2023）。一百十二學年至一百十六學年幼兒園基礎評鑑指標。

楊金寶、尹亭雲（2015）。幼兒園教保活動課程：健康安全實用手冊（上）。教育部國民及學前教育署。

鏡新聞（2025）。新北幼兒園爆不當管教！罰遲到幼童「趴地撐體」。https://www.youtube.com/watch?v=cw2Bz9tNRHc

法規部分

幼兒教育及照顧法（中華民國 111 年 6 月 29 日修正公布）。

幼兒教保及照顧服務實施準則（中華民國 112 年 11 月 22 日修正發布）。

幼兒園及其分班基本設施設備標準（中華民國 108 年 7 月 10 日修正發布）。

幼兒園幼童專用車輛與其駕駛人及隨車人員督導管理辦法（中華民國 112 年 2 月 27 日修正發布）。

幼兒園評鑑辦法（中華民國 112 年 2 月 27 日修正發布）。

兒童及少年福利與權益保障法（中華民國 110 年 1 月 20 日修正公布）。

學校衛生法（中華民國 110 年 1 月 13 日修正公布）。

第三章
幼兒的生理發展及身體保健

莊蕙嘉

「幼兒的生理發展及身體保健如何評估？」
「幼兒的三大健康議題（生長發育、口腔保健、視力保健）之內涵為何？」
「幼兒園如何保育及照護幼兒的生長發育、口腔保健、視力保健？」

本章旨在探討幼兒的生理發展及身體保健，並以幼兒的三大健康議題：生長發育、口腔保健、視力保健為主要內容。首先說明幼兒的生長發育與營養之關係，接著說明口腔與視力的保育及照護，讓讀者對幼兒的保育及照護能有基本認識，才能提供高品質的照顧及教育。

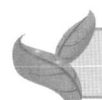

第一節　幼兒的生長發育

生長發育是指，身體發展在符合其年齡、性別的健康範圍內，表現出適當的體重與身高比例，即代表其身體狀況良好，並且具有適當的營養和成長狀況。成長是幼兒正常健康與發展的重要指標之一，身高、體重和身體質量指數（body mass index [BMI]）是三項重要的成長及營養指標。

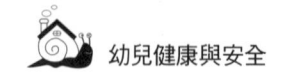

壹、評估幼兒健康體位的方法

　　目前，國內最常使用「兒童生長曲線百分位圖」及「身體質量指數」（BMI）的方法，來評估幼兒的健康體位。

一、「兒童生長曲線百分位圖」

　　「兒童生長曲線百分位圖」包括三種生長指標：身長／身高、頭圍、體重，並分為男孩版與女孩版（如圖 3-1 所示），以便更準確地評估不同性別幼兒的生長狀況。一般而言，若生長指標在第 3 至 97 百分位之間，是屬於正常範圍；任何超過第 97 百分位或低於第 3 百分位的情形，則可能顯示幼兒的體重過高或過低，需要進一步評估和管理。當老師發現幼兒的體重大幅增加或減少時，像是變化超過兩個百分位，即應儘早通知家長，以便及早採取措施，預防可能發生的健康問題。

二、身高與體重

　　嬰兒出生之後的前五年，是人類一生中快速成長的重要階段，其中又以嬰兒期的身高與體重增加最為快速，之後的學齡前期幼兒與學齡期幼兒則趨以緩慢，以穩定的速率持續增加。身高是幼兒目前的健康情形與營養狀況最可靠之指標，幼兒時期的體重變化不是長期健康狀態的主要參考，常會因生病、感染性疾病、情緒壓力、吃得過量或不足等，而有明顯起伏。

　　幼兒的身高與體重應每隔 4～6 個月測量一次，並長期記錄在幼兒的健康檔案上。單一一次的身高與體重測量，並無法辨別幼兒是否面臨成長問題，例如：有無任何身體疾病、有無家庭教養問題以及相關飲食問題。因此，長期且持續記錄幼兒的成長資料，並將數據對照「兒童生長曲線百分位圖」或身體質量指數（BMI），以做為參考，老師和家長能更有效掌握幼兒的成長情況，並在需要時提供及時介入，並結合幼兒的飲食和生活習

圖 3-1　兒童生長曲線百分位圖（男孩版與女孩版）

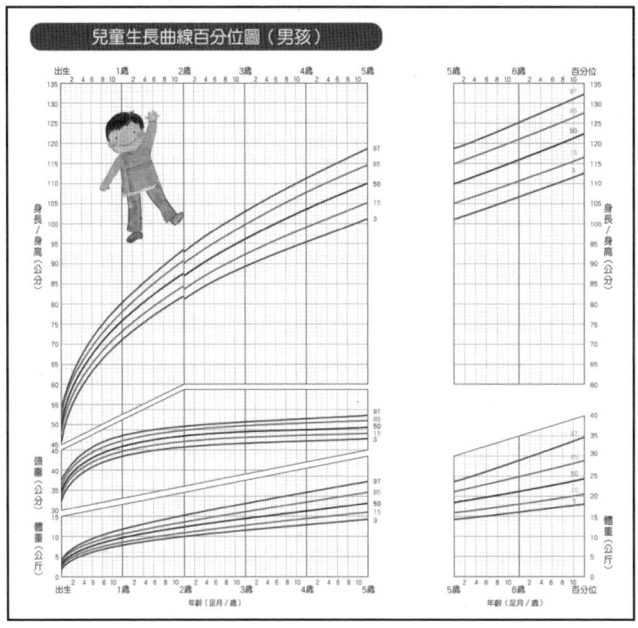

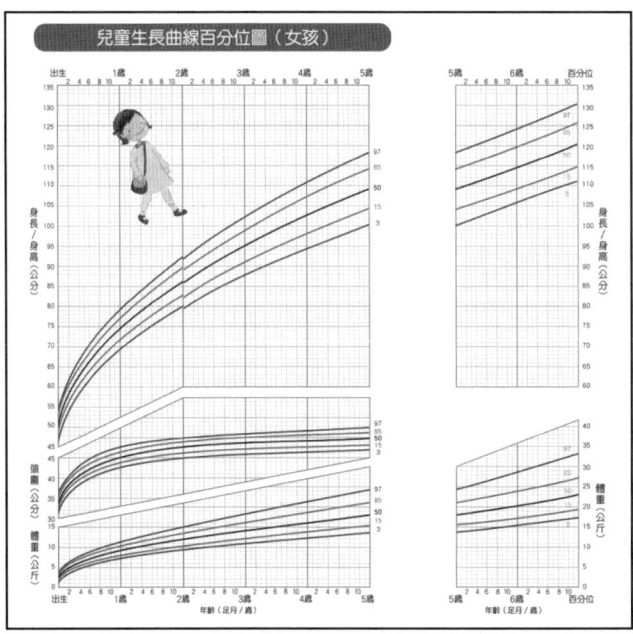

註：引自衛生福利部國民健康署（無日期 a）。

慣，能進一步分析可能影響健康的因素。除了身高與體重外，亦可參考幼兒的頭圍及其他生長指標，綜合判斷其整體發育狀況，這樣的系統性追蹤能使幼兒的健康管理更加完整。

三、身體質量指數（BMI）

世界衛生組織（WHO）建議以身體質量指數（BMI）來衡量肥胖程度。兒童隨著年齡增加而持續生長發育，身高與體重也會變動，只要提供上述兩項數據即可算出其 BMI 值；BMI 的計算方式為「體重（公斤）÷身高^2（公尺^2）」，此方法適合用來確認 2 歲以上幼兒屬於過輕（underweight）、正常、過重（overweight）、肥胖（obese）的風險。在國內，BMI 值可依照幼兒年齡及性別對照衛生福利部國民健康署公布的「兒童及青少年生長身體質量指數（BMI）建議值」（如圖 3-2 所示），做為兒童及青少年過重或是肥胖的檢定方法。老師可定期與家長分享觀察結果，有助於雙方共同制定適當的營養計畫，以促進幼兒的健康發展，維持健康體位。

舉個例子如下：3 歲女孩，身高 102 公分、體重 17 公斤，BMI 值為 17（公斤）÷1.02^2（公尺^2）=16.34。對照圖 3-2 的性別及年紀，係在正常範圍內（13.5～16.9）。

貳、幼兒健康體位

除了定期監測身高與體重外，老師也應該關注幼兒的飲食習慣和營養攝取。均衡的飲食對於幼兒的生長發育至關重要，缺少重要的營養素可能會導致生長遲滯或其他健康問題。相反地，若幼兒攝取過多的高熱量、低營養價值之食物，則可能導致過重和肥胖，這不僅會影響他們的體型，也會在心理健康上帶來壓力。幼兒還需要成人的照顧，健康會受到許多因素的影響，以下說明營養不良及其表徵。

圖 3-2　兒童及青少年生長身體質量指數（BMI）建議值（2~6 歲）

年紀	男性 過輕 BMI<	男性 正常範圍 BMI 介於	男性 過重 BMI≧	男性 肥胖 BMI≧	女性 過輕 BMI<	女性 正常範圍 BMI 介於	女性 過重 BMI≧	女性 肥胖 BMI≧
2.0	14.2	14.2-17.4	17.4	18.3	13.7	13.7-17.2	17.2	18.1
2.5	13.9	13.9-17.2	17.2	18.0	13.6	13.6-17.0	17.0	17.9
3.0	13.7	13.7-17.0	17.0	17.8	13.5	13.5-16.9	16.9	17.8
3.5	13.6	13.6-16.8	16.8	17.7	13.3	13.3-16.8	16.8	17.8
4.0	13.4	13.4-16.7	16.7	17.6	13.2	13.2-16.8	16.8	17.9
4.5	13.3	13.3-16.7	16.7	17.6	13.1	13.1-16.9	16.9	18.0
5.0	13.3	13.3-16.7	16.7	17.7	13.1	13.1-17.0	17.0	18.1
5.5	13.4	13.4-16.7	16.7	18.0	13.1	13.1-17.0	17.0	18.3
6.0	13.5	13.5-16.9	16.9	18.5	13.1	13.1-17.2	17.2	18.8
6.5	13.6	13.6-17.3	17.3	19.2	13.2	13.2-17.5	17.5	19.2

註：1. 本建議值係依據陳偉德醫師及張美惠醫師 2010 年發表之研究成果制定。
　　2. 0～5 歲之體位，係採用世界衛生組織（WHO）公布之「國際嬰幼兒生長標準」。
　　3. 5～7 歲銜接點部分，係參考 WHO BMI rebound 趨勢，銜接前揭兩部分數據。
　　4. 本圖摘自衛生福利部國民健康署（2021），完整版請見該網址。

一、營養不良

　　營養指的是食品科學、營養素及其與健康疾病的關係，包含所有從食物中獲取營養素的歷程，也就是從消化、吸收、運送、利用到排泄的過程。營養素是生命所需，且會對幼兒的營養狀況、行為、健康和發展有直接的影響。營養在身體機能中扮演重要的角色，包括：提供熱量、促進成長和發展、增強抵抗力、預防疾病和感染、建立和修復身體組織等。

　　營養不良是指，不健康飲食所造成人體中的營養素缺乏、過多或不均衡，而導致體重過輕或過重、肥胖、慢性病或其他健康問題的狀態。營養不良的現象有以下兩種：營養不足及營養過剩。

（一）營養不足

　　營養不足是指，幼兒沒有攝取足夠的熱量、蛋白質或其他營養素，而導致生長問題，因此通常會比同年紀的幼兒看起來瘦小許多。當身高與體重低於標準值太多時，則會被認定為生長遲滯。幼兒通常會先表現在體重

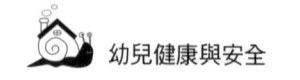

的大幅減少，再來即是身高停止增長。

另一種營養不足的情況，是幼兒沒有從食物中攝取足夠的營養素，可能是幼兒所吃的食物過少，因此對於蛋白質、醣類、脂肪等的需求是不足的。若要符合他們對於鈣、鐵、維生素A和維生素C的膳食需求，顯然是較大的挑戰，然而提供這些營養素的食物往往不是幼兒愛吃的，所以常是造成礦物質和維生素常缺乏的原因，例如：鐵質攝取不足，造成身體無法產生足夠的健康紅血球來傳送氧氣，此稱為缺鐵性貧血。當幼兒的身體缺鐵時，會導致免疫力下降、容易生病，這是幼兒中較常見的營養不足情況。

在幼兒飲食中，經常缺乏上述這幾種營養素的原因有很多，最主要是幼兒對於食物接受性和喜好性，會受到學齡前期至學齡期發展階段的強烈影響。舉例來說，較小的幼兒往往不喜歡紅肉，因為要一直咬、一直咀嚼，幼小的牙齒和較弱的下巴肌肉會使得咀嚼較為困難且沒有效率。另外，早期幼兒的味覺是很敏感的，特別是有酸或是有強烈風味的蔬菜或水果（如花椰菜、甘藍菜、洋蔥、茄子）是最容易被拒絕的。另外，幼兒對於不熟悉或沒有見過、沒有吃過的食物，經常也會拒絕，於是造成了幼兒的飲食中經常缺少牛奶（鈣）、肉（鐵），以及新鮮的蔬菜和水果（維生素A和維生素C）。

（二）營養過剩

營養過剩是指，幼兒對於某種營養素攝取超過正常的成長、發展或代謝需求。攝取太多高熱量食物，會影響幼兒的飲食品質與健康。營養過剩也是營養失調的一種，指長期攝取超出成長及活動所需的熱量，通常會造成過重及肥胖的問題。在幼兒時期就有過重、肥胖的狀況，是一個令人擔憂的現象，因為這可能會造成立即或長久的不良健康後果。研究顯示，長期處於肥胖的兒童，對於未來的健康甚至壽命會有相當大的負面影響（Olshansky et al., 2005）。過重或肥胖可能有的健康危險，如表3-1所示。

表 3-1　兒童肥胖症相關的健康問題

心臟相關問題	癌症相關問題	骨骼相關問題
・高膽固醇 ・高血壓 ・成年後心臟病及中風危險增加 **內分泌相關問題** ・胰島素阻抗症 ・第二型糖尿病	・乳癌 ・大腸癌 ・食道癌 ・腎癌 **消化道相關問題** ・非酒精性脂肪肝病 ・膽囊疾病 **肺相關問題** ・氣喘 ・睡眠呼吸中止症	・弓形腿 ・股骨頭滑脫症 ・風濕症 **心理相關疾病** ・憂鬱症 ・自卑 ・遭受汙名化及歧視

註：引自 Marotz（2014/2015, pp. 2-14）。

二、營養不良的表徵

當幼兒攝取太多高熱量但低營養價值的食物時，可能會同時有營養不足及營養不良的現象發生，而呈現體重超過標準卻有營養不足的徵象。幼兒若又不喜歡吃蔬菜和水果，可能會因缺乏某些礦物質與維生素而出現躁動、好動等現象，使得注意力不集中，影響學習能力。若幼兒排斥吃肉或吃魚，會造成熱量、脂肪、蛋白質缺乏之情形，長期下來會影響幼兒的身高與體重的成長。因此，營養不良影響幼兒生長與發育的問題，也值得老師與家長關注。

營養不良的幼兒較有沉悶及安靜的表現，或在教室裡顯得過動或有較多的問題行為，他們也可能因為警覺性低、反應較慢，而容易受傷。過重的幼兒也常面臨許多社會、情緒和身體上之挑戰，例如：在活動中因身體肥胖表現困難、容易被嘲諷，而有較多的情緒壓力和同儕排斥等。

老師透過觀察幼兒的身體狀況，常能得知飲食習慣不良的營養狀況。一般而言，飲食習慣不良的常見症狀有：臉色蒼白、皮膚乾燥、牙齦出血、昏睡、經常生病。相反地，一位健康、營養狀況良好的幼兒，有下列幾項參考指標：

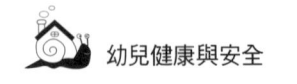

1. 符合目前年齡的身高。
2. 符合目前年齡的體重。
3. 有著明亮清晰的雙眼：沒有浮腫、結痂、內眼瞼蒼白。
4. 有著帶有光澤的皮膚：沒有出現蒼白或鱗屑脫皮的現象。
5. 牙齒：符合目前年齡的顆數，而且沒有蛀牙或斑點。
6. 牙齦：呈現粉紅色且堅固；沒有浮腫、暗紅色或流血。
7. 嘴唇：柔軟、富含水分；嘴角沒有龜裂。
8. 舌頭：呈現粉紅色；沒有裂痕、白斑或呈現過度紅色。

正常（normal）或一般（average）之詞，常被用來描述兒童的生長發育和發展，然而每個孩子都是獨特的個體，有不同的經驗、環境、互動和遺傳基因。一般而言，會影響幼兒的生長發育品質和速度的因素如下：(1)遺傳；(2)情緒的刺激和依附關係；(3)文化影響；(4)社經地位；(5)適當的營養；(6)家長的回應；(7)健康狀況（如疾病等）。

綜上所述，幼兒的生長發育受多重因素所影響，包括：遺傳、營養、情緒支持、文化背景等。老師應適時觀察幼兒的體重變化、營養素不足的身體徵狀，對於營養失調的幼兒提供幫助，留意其生長過程中是否有自卑、心理因素，並提供資源以及學習上的協助，以達到幼兒健康的狀態。

參、如何維持幼兒健康體位

兒童肥胖對其成長中的骨骼、肌肉、呼吸、內分泌等都有影響，且容易罹患慢性疾病，例如：心血管疾病、糖尿病，以及某些癌症的風險。教育部國民及學前教育署（2019）為了提升學童健康體位，推動「85210」健康體位策略。藉由此健康成長密碼，幫助幼兒維持體位，避免過重或過輕，促進良好的生長發育，提高免疫力和注意力，培養健康的生活方式，建立良好的健康態度及素養，延續到成人。老師可以幫助幼兒培養良好的生活習慣，包括充足睡眠、均衡飲食、規律運動，為其未來的健康打下堅實基礎。

一、執行健康成長密碼「85210」的方式

（一）8：每天至少睡 8 小時

睡眠充足對於幼兒的生長發育和健康體位之維持非常重要。睡眠時，腦中會分泌神經傳導物質，例如：生長激素、血清素、正腎上腺素，其中的生長激素於晚上 11:00 到半夜 3:00 分泌，會讓幼兒長高且修補損傷的細胞；血清素濃度則與記憶和平靜有很大的關係。因此，應讓幼兒建立規律的作息時間，每天定時上床和起床；提供舒適安靜的睡眠環境；避免睡前使用電子產品或吃刺激性的食物（如甜食、巧克力、奶茶）。1～3 歲幼兒通常需要 11～14 小時的睡眠；4～5 歲幼兒則需要 10～13 小時的睡眠。

（二）5：天天五蔬果

新鮮的蔬菜和水果富含維生素及礦物質，可促進細胞代謝及活化，是促進生長發育不可或缺的食物，每天應確保有蔬菜和水果的搭配。幼兒園老師需鼓勵幼兒吃蔬菜，菜單裡可設計家中較少供應的蔬菜類別，例如：茄子、南瓜等，讓幼兒嘗試多種蔬菜而產生新的味覺經驗。幼兒園午餐可供應足量的葉菜類及十字花科蔬菜，利用多色、多種蔬菜加入餐次中增加攝取量。在地水果若種類豐富，亦可列出一週的水果名稱，供應不同種類、不同顏色及硬軟口感，例如：哈密瓜、香瓜、火龍果、香蕉、柳丁、蘋果等，並切成不同形狀薄片、丁狀、塊狀，增加視覺性效果，鼓勵幼兒多咀嚼，以增加攝取量及營養價值，或是可設計水果片作為點心供應。

（三）2：四電少於 2 小時

四電少於 2 小時是指，每天看電視、玩電動、打電腦、用手機的時間要少於 2 小時。2 歲以下幼兒應避免看螢幕，3～6 歲是幼兒視力發育的黃金時期，幼兒園宜規劃不需使用螢幕的活動，例如：閱讀、拼圖、手工藝、畫畫、操作教具，或與老師互動等，需注意用眼 30 分鐘應休息 10 分鐘，避免近距離用眼。幼兒園課間，可播放音樂提醒教室淨空、閉眼休息、望向遠

方，藉此放鬆眼部睫狀肌，減少眼睛疲勞，保護視力。

另外，幼兒園應保持餐桌及臥室無電子產品的使用，避免干擾飲食和睡眠。每日的大肌肉活動應以接觸自然光的環境來進行規劃，不讓眼軸變長，預防近視。幼兒園可增加活動課程，將發展活動室淨空，進行伸展運動、戶外課程、食農教育。避免課程設計規劃被3C產品綁架，而犧牲了可以接觸戶外及身體活動的時間。

（四）1：每天運動30分鐘

身體活動可以幫助消耗熱量，促進骨骼和肌肉的發育，維持健康體位。幼兒園每天可安排像是走路、跑步、跳躍的身體戶外活動，因為中等強度的體能活動對於幼兒的成長、心理健康、體重管理有正面的影響，能讓幼兒釋放過多的精力、壓力與減少無趣感。

幼兒園也可將更多體能活動帶到日常生活中，讓家庭一起參與，增加親子互動性，例如：親子一起散步、到公園玩或跳舞。減少幼兒每日的靜態時間，鼓勵他們多走動、探索、參與日常班務或家務工作，每天至少要有30分鐘的中等強度運動。更重要的是，老師和家長也要每天參加各種體能活動，以作為幼兒覺察與模仿學習的正面對象。

（五）0：避免含糖飲料，多喝白開水

「糖」又稱為簡單的醣類，指單醣與雙醣，還有食品及飲品製程中額外添加的糖（精緻糖），通常嚐起來有甜味，例如：葡萄糖、果糖、砂糖、蜂蜜、糖漿等。含精緻糖量高的食物（如蛋糕、餅乾、飲料、果乾、果汁等），容易使血糖快速上升，刺激胰島素分泌，增加體脂肪形成。含糖飲料應該限制幼兒飲用，以免造成體脂肪累積而影響身體健康。高糖飲料（如汽水、果汁等）是多餘熱量的來源，應用白開水或無糖飲品代替。非含糖飲料則包含百分之百果（蔬菜）汁、鮮乳、保久乳、無糖豆漿、無糖優酪乳、包裝飲用水、礦泉水。幼兒園每天應提供足夠的白開水代替加工食品，鼓勵食用天然食物（如水果），增加健康行為及健康素養。

二、讓「85210」成為習慣

1. 全家人一起參與：家長和家庭成員以身作則，讓幼兒感受到健康生活是全家的習慣，幼兒能覺察和模仿健康行為及安全的動作。
2. 建立小目標與獎勵：每完成一項「85210」的行為，即可給予鼓勵（如給貼紙或擊掌），讓幼兒獲得成就感及榮譽感。
3. 融入日常生活：將「85210」的每個原則融入幼兒日常生活，例如：睡前固定閱讀（減少螢幕時間）、用水果當作點心（增加蔬果攝取量）、課間或下課到戶外遊玩（增加活動量）。

肆、推動幼兒健康的策略：睡眠、飲食、運動

筆者在幼兒園多年，觀察到有些幼兒晚睡，以致經常賴床而「遲到」。遲到的幼兒入園時，課程活動已經進行到一半，於是跟其他幼兒遊戲互動的機會也相對減少，漸漸地會愈來愈不想加入分組、無法選組、融入課程，或影響大肌肉活動的意願，增加學習挫折。

這些常常遲到的幼兒，因睡眠時間不足，到園時多半精神不佳、注意力不集中、無精打采，食慾就會變不好，不吃蔬菜，只愛吃肉類和醣類，咀嚼能力也差，用餐時間很長，使得飲食不均衡，導致營養素吸收不足，影響生理機能與發育。

同時，睡眠不足也會導致調控食慾的荷爾蒙紊亂，使得攝食量減少，並觸發幼兒對高熱量食物產生欲望，喜愛甜食、糖果、餅乾。也常因上午活動力不足，使得夜晚過於興奮，或看電視、看影片導致晚睡。這些行為反覆不斷的結果，造成幼兒不想吃早餐，在幼兒園的活動力下降，使得運動量不足，導致體能下降、學習力降低，讓自律神經的作用變弱。以上乃筆者多年來觀察到的現象，也就是幼兒們面臨的三個健康生活問題：睡眠不足、用餐不規律、運動不足。

根據日本學者前橋明教授的研究觀察顯示（引自邱琦玲，2017），臺灣有許多幼兒過著夜行性的生活（像是家長深夜還帶著幼兒逛夜市），並

分析幼兒睡眠時間未達 9 小時 30 分者占 40%，在幼兒時期睡眠時間必須達 10 小時，而低於 10 小時的幼兒將近 70%。再者，分析幼兒平均就寢時間，發現 22:00 以後就寢的 2～6 歲幼兒，其比率約為 44.3%～57.6%，平均起床時間男女都是 7:00 過後較多，推論可能就寢時間較晚，起床時間也就較晚。由此可見，夜生活時間被往後延，白天活動量又不足，到了晚上也不覺得累，造成就寢時間也變得更晚。而少於 9 小時 30 分短時間睡眠的幼兒，其行為特徵為注意力無法集中，容易著急、焦躁，以及無法保持安靜到處走動。

前橋明博士也提到（引自邱琦玲，2017），如果睡眠不足，而形成晚睡晚起，造成早餐無法吃飽或有不吃早餐的現象。幼兒若不吃早餐，會產生焦慮不安、丟扔積木玩具、隨意放置玩具，或突然間從後面攻擊同伴等明顯行為。因此，早餐是值得家長重視的。幼兒的胃較小，腸子蠕動較弱，需「多餐量足」供應，才能完整消化吸收，因此幼兒園有上下午點心的供應，以補充其不足部分。

另外，也要關注早晨的排便習慣，前橋明博士的研究顯示（引自邱琦玲，2017），6 歲幼兒有早晨排便習慣者只有 30%，也發現因就寢時間太晚，導致起床、早餐及上學時間延後，進而影響到排便習慣。

一般幼兒若晚上約 22:00 就寢，晚餐攝取食物消化良好的殘渣，到了第二天清晨已達到大腸，因此胃部在早晨是空盪盪的。當早餐食物進入胃時，胃會將訊息傳至腦部，大腸開始蠕動後就可以將食物殘渣慢慢地擠壓推出，準備排便。而幼兒排便多半在家中完成，若沒有在家裡吃早餐，就無法順利完成排便，造成排便問題。幼兒一大早就沒有活力，在心情不輕鬆的情況下上課，上午的活動力減少會影響全天的運動量，難以提升幼兒體能。

為了避免幼兒所產生的健康問題，首要是注重「睡眠問題」，因此需要早睡和早起。然而，若睡眠不足，隨之而來的是「飲食問題」，會影響「早餐」與「排便」的必要性。再來，即是要實踐幼兒「運動」，希望讓幼兒有生動活躍的健康生活。老師要溫馨提醒家長，讓幼兒早早就寢，每天睡足 10 小時，早晨 7:00 前起床，在家吃完早餐，養成早餐後排便習慣。每天都能睡眠好、吃得好、規律排便、心情好。

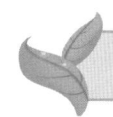

第二節　幼兒的牙齒發育與照護

「從小保護牙，老來不缺牙」，幼兒的口腔保健是全民健康的主要目標，忽視牙齒健康會導致蛀牙疼痛和感染的風險、影響學習的專注力，並損害其行為與自尊。許多家長認為，幼兒的牙齒還是乳齒，終究會換牙，因此不需要保健及治療，這觀念是不健康的。乳齒仍有咀嚼、使恆牙保持適當間距、顎骨的成形、語言發展的功能，對於生長發育與發展而言位居重要角色，因此保護乳齒對於學齡前期及學齡期兒童來說，仍是相當重要的事項。本節說明牙齒的基本知識與保健，以及制定幼兒園口腔保健計畫的方式，供讀者運用。

壹、牙齒的基本知識與保健

一、牙齒的構造

乳齒與恆齒在構造上是相同的，大致分為三層：最外層是琺瑯質（牙釉質），也是人體最堅硬的組織；中間層是象牙質（牙本質），是構成牙齒的主體；最內層是牙髓腔（含血管和神經）。一般而言，乳齒共有 20 顆，恆齒（含智齒）則有 32 顆。

琺瑯質就是眼睛所看到牙齒的部分，主要是由礦物質鈣、磷所組成，保護著內層的象牙質及牙髓腔。琺瑯質一旦形成就不會再生，若受到破壞，例如：外力折斷或齲齒腐蝕，則無法自行修復，應要立即接受牙醫的填補治療，以免持續被破壞。琺瑯質不具神經及血管，因此當有病變時，無任何徵兆，破壞的面積亦會隨著時間而增加。

象牙質位在牙齒的內部，由牙本質所構成，呈象牙色，若外露可能會引起敏感反應。因此，當齲齒或牙齒損耗時，牙本質會新生，以防牙髓暴露，若新生不足，則牙髓仍會外露。

牙髓腔為牙齒的最內層，位於牙齒的內腔，腔內布滿血管、神經、淋巴管等結締組織，具有牙本質新生、維持牙齒功能，以及提供牙齒營養及傳遞疼痛感覺的作用。因此，在自覺牙痛時，表示齲齒已經蔓延至牙髓腔，導致牙髓炎或壞死情形。

二、乳齒生長

乳齒共 20 顆，若將牙齒分為四個象限（右上、左上、右下、左下），上、下齒列和左右對稱，每個象限有 5 顆，自中往外依序為 2 顆門齒（乳正中門齒、乳側門齒）、1 顆乳犬齒、2 顆臼齒（第一乳臼齒、第二乳臼齒）。

幼兒 6 歲以前為乳齒時期。出生後 6～8 個月左右長出的第一顆牙齒是下顎乳正中門齒，再來是上顎乳正中門齒，接著是上顎乳側門齒（上小門牙）及下顎乳側門齒（下小門牙）。當上、下 4 顆門牙都長出來之後，就會開始長乳臼齒。從 6 個月大開始長出第一顆乳齒之後，整個乳齒列發育過程約在 2 歲半～3 歲完成，其生長順序如表 3-2 所示。隨著臉部發育，上下顎逐漸變大，乳齒無法繼續成長，約在 5～6 歲開始換牙。幼兒園中、大班為換牙的時期，一直到 12 歲左右，牙齒會全部換成恆齒齒列，每顆乳齒的位置，將來都要被特定的恆齒所取代。因此，乳齒可說是恆齒萌出前的空間

表 3-2　乳齒萌出及脫落的時間

名稱	數量	萌出時間		脫落時間	
		上顎	下顎	上顎	下顎
乳正中門齒	4 顆	7～9 個月	6～8 個月	7 歲半	6～7 歲
乳側門齒	4 顆	9～10 個月	8～10 個月	7～8 歲	7～8 歲
乳犬齒	4 顆	16～20 個月	16～20 個月	10～12 歲	10～12 歲
第一乳臼齒	4 顆	13～16 個月	13～16 個月	9～11 歲	9～11 歲
第二乳臼齒	4 顆	20～30 個月（平均 24 個月）	20～30 個月	9～11 歲	9～11 歲

註：引自張美雲等人（2024，頁 4-8）。

維持者,若因蛀牙等病變而提前掉落或拔除,則空出的空間有可能會讓鄰近的恆齒向斜生長,致使日後的恆齒無法萌發、牙齒擁擠,或齒列不正等問題。是故,幼兒園特別需要留意用餐咀嚼或活動時牙齒脫落的現象。

乳齒的掉落時間,係依照恆齒的生長方式以及每個兒童的差異性而有所不同。換牙並不是20顆乳齒一起換成恆齒,而是依照一定的順序,由前而後,須經歷4～6年才能全部換好。

三、乳齒的功能

乳齒雖終會換成恆齒,但仍有咀嚼、發音說話、美觀、維持齒列,以及咬合的重要意義,以下說明其功能。

(一)咀嚼食物功能

人體的消化系統由口腔開始,有健康的牙齒才能有良好的咀嚼功能。牙齒能夠將食物咬碎、撕裂和研磨,讓食物更容易消化和吸收。門齒主要負責切割食物,犬齒則用來撕裂,而臼齒則用來磨碎食物。研究發現(Souto-Souza et al., 2018),牙齒咀嚼食物後剩下的食物顆粒大小和咀嚼單元數量呈現負相關,也就是咀嚼單元數量愈多,剩餘食物顆粒愈小,能達到最佳的咀嚼功能。孩子生長發育所需要的養分都需要由口腔攝取,強壯的乳齒對於幼兒而言即是健康的起點。

(二)發音及審美功能

幼兒在學習語言時,需要牙齒協助正確發音,口齒清晰的表達。若因外傷或齲齒導致牙齒脫落或不完整,則會影響學習。再者,因滿口黑牙或缺牙,可能遭受同伴異樣眼光,造成心理上的影響,甚至閉口不講話,影響社交及生活品質,減弱其自信心。

（三）維持齒列空間功能

恆齒約於幼兒園中、大班開始萌發，而恆齒若要能順利萌發，必須要有乳齒的誘導及足夠的空間。若乳齒太早脫落或嚴重損壞，造成鄰牙的傾斜，會影響恆齒順利的生長，而可能導致齒列不正，易形成牙周病或齲齒的發生，日後往往需要矯正或看牙醫。

（四）輔助咬合與咬力功能

牙齒可以協調上下顎的咬合，使力量均勻分布，讓顳顎關節發育完整，以確保口腔的完全健康。

四、幼兒的牙齒問題及照護

牙齒與全身健康密不可分，幼兒常見的牙齒問題，包含：齲齒（dental caries）、幼兒早期性齲齒（early childhood caries）、牙周病（periodontal disease）、牙齒斷裂（tooth fracture）。以下介紹幼兒常見牙齒問題的成因、預防齲齒衛教、不同階段乳齒的潔牙方式，使老師能促進幼兒口腔健康，達到高品質的幼兒保育工作。

（一）幼兒常見牙齒問題的成因

1. 齲齒

齲齒為一種牙齒表面進行性的去礦化（demineralization），即食物的殘渣積留在牙齒表面，被其所含的碳水化合物侵蝕，逐漸形成牙菌斑，製造了一層酸性的表面，並慢慢地溶解牙齒的鈣質，導致脫鈣形成齲蝕，而經過一段時間後，牙齒結構即出現了窩洞，形成齲齒。

形成齲齒的要素係由牙齒、食物、細菌、時間等四項所構成。一般而言，口腔內會製造細菌，細菌利用人類的食物作為營養來源，於新陳代謝後產生酸性物質，與牙齒接觸後，時間一久即產生齲齒。牙齒的型態是影響齲齒的因素之一，其中最常發生在咬合面，其凹凸不平的底部與臼齒的

裂溝為食物殘渣及細菌藏身之處，因此臼齒的齲齒率比門齒或是犬齒多，尤其是第一大臼齒。其次，排列不整齊的牙齒，以及錯位牙的重疊交錯處、兩顆牙齒的鄰接面和牙齒矯正期，皆會因食物殘渣不易清潔而最常產生齲洞。另外，缺乏口腔保健的習慣及家長對子女口腔衛生的疏忽，也都是影響的原因。

2.牙周病

牙周病顧名思義，並不是牙齒出現問題，而是齒根連結牙齦和牙骨槽的纖維組織，也就是支持牙齒的牙周組織，因細菌的侵蝕造成組織的病變。根據嚴重度分為牙齦炎和牙周炎兩種。

- 牙齦炎：不正確清除牙齒上所堆積的食物殘渣和細菌時，即會導致牙齦炎。尤其是學齡前期3～5歲幼兒，常因忽略口腔保健而造成牙齦炎。
- 牙周炎：當牙齦炎未經適當治療，則會造成牙槽骨的破壞，最後變成牙周炎，破壞牙周組織。

牙周病的發生與口腔衛生有關，一般人常因口腔衛生不良、食物殘渣積留口中，而導致口腔清潔的死角，產生牙菌斑及牙結石，使得牙齦發炎。雖然幼兒牙結石的形成比成人少，但牙菌斑形成的速度比成人快，部分生活習慣不佳的幼兒亦會引起牙周病。初期的牙周病可能僅限於牙齦有一些紅腫與刷牙出血的症狀，當牙周組織繼續受到破壞，於牙齒與牙齦間形成一深槽，此稱為「牙周囊袋」。深入囊袋的細菌大量繁殖後，會加速破壞牙周組織，讓牙齦出現嚴重紅腫或化膿而造成疼痛。此時，幼兒往往表現出食慾不佳、咀嚼能力差、肉塊咬不動的現象。

3.口腔癖習（oral habit）

當幼兒慢慢長大，容易產生一些癖習，以吸手指最為常見。這可能是幼兒感到孤獨、自卑、無聊、害怕、焦慮等狀態的反射性動作，希望能藉此獲得滿足。常見的口腔癖習如下：

- 吸手指（奶嘴）：此動作若養成習慣，會造成開咬（牙齒閉起時，前面的牙齒無法閉合）及暴牙（上排牙齒發生暴出現象）。

- 頂舌：吞嚥時，會將舌尖放在上下前牙之間。
- 咬唇：在不高興或思索問題時，用上頜前牙咬住下唇，而產生上頜牙齒向外伸出，或用下頜前牙咬住上唇，變成下頜突出。
- 咬指甲：常見於緊張型幼兒，焦慮時會下意識啃咬手指，造成局部型牙齒移位或牙齒表面缺角。

口腔癖習通常會在幼兒 2 歲時自動消失，若超過 4～5 歲仍未戒除，則會影響之後長出的恆齒與顎骨的形狀，此即為咬合不正。咬合不正不僅有礙正常的咀嚼，更易因外觀影響導致人格發展的偏差。

未滿 1 歲嬰兒尚處於口腔期，有吸吮的需求，老師和家長勿太介意其吸吮大拇指的習慣，吸吮動作有利於口腔周圍的肌肉、上下頜、舌弓和舌頭的發育及發達。但是，若在進入幼兒期後仍有不良的口腔習慣，老師和家長務必及早協助改正，可以引導其轉移注意力，如玩遊戲、唱歌、講故事等來消除不良習慣，期待能在 3 歲之前改正。

4.牙齒斷裂

牙齒斷裂依情形不同，其處理方式及預後皆不同，但不論情形多嚴重，最重要的是老師和家長須保持鎮靜，以協助幼兒儘速至牙科就醫治療，防止進一步的傷害。

當有牙齒斷裂的情況發生時，首先須保存整顆牙齒，如此才能將牙齒植回牙槽中，而斷落的牙齒，老師可以做以下措施，以保護斷齒直到執行醫療行為：

- 以無菌紗布直接加壓止血，減少幼兒害怕及緊張感。
- 至事故現場尋找斷齒，找到斷齒時不要觸碰牙根，僅碰觸牙齒頂部或咀嚼邊緣。
- 盡可能立即將斷齒放回口腔裡，臉頰內側，以利植牙。
- 若斷齒無法放回口腔內，須以沾濕 0.9%生理食鹽水的紗布包裹斷齒置於夾鏈袋內，再放入裝有冰水的塑膠袋內，以保持濕潤。
- 在 1 小時之內立即送醫。

（二）預防齲齒衛教

學齡前幼兒對於口腔衛生的認知不足，因手部不靈活仍在發育，潔牙須由家長協助。幼兒最常見的口腔問題即是齲齒，早期症狀包括形成牙菌斑、牙齦紅腫、發炎、流血。國內研究顯示（林子賢，2013），有許多家長不知道如何正確潔牙，維持口腔的健康，老師若能了解國外證實有效的防齲具體措施（如表3-3所示），便能正確指導幼兒或是進行家長衛教。

表3-3　0～6歲嬰幼兒防齲衛教

0～3歲	3～6歲
1.哺餵母乳可以提供嬰兒最佳營養。 2.嬰兒6個月大時，應該開始學習用吸管杯喝流質食物，從滿週歲起應勸阻採奶瓶餵食。 3.副食品或飲料不應該加糖。 4.照顧者應監督或幫幼兒潔牙。 5.乳牙一旦萌發，就要每天用含氟牙膏刷2次牙。 6.睡前潔牙一次，另一次選時機。 7.牙膏選擇氟離子濃度1,000 ppm以上。 8.擠用薄薄一層牙膏。 9.應減少飲用含糖飲料次數或用量。 10.應採用無糖藥品。	1.每天用含氟牙膏至少刷2次牙。 2.睡前潔牙一次，另一次選時機。 3.照顧者應監督幼兒潔牙。 4.牙膏選擇氟離子濃度1,000 ppm以上。 5.潔牙時，擠用碗豆大牙膏用量。 6.潔完牙吐出即可，不再漱口，以保持氟的濃度。 7.應減少飲用含糖飲料次數及用量。 8.應採用無糖藥品。

註：引自林子賢（2013）。

（三）不同階段乳齒的潔牙方式

當乳齒萌出後，及早實施口腔衛生習慣有助於牙齒的發育。在嬰兒時期餵食後，可用濕毛巾擦拭去除殘存的食物顆粒，大多數的幼兒開始可自己使用較小頭且柔軟的毛刷和水清洗牙齒。當幼兒第一次學習刷牙技能時，家長應該每天至少將牙齒上排下排、前面裡面都再刷過，依照年齡而有不同的潔牙方式（如表3-4所示），以確保牙齒區域的乾淨。家長可在餐後提醒幼兒潔牙或利用清水將牙齒沖洗乾淨。

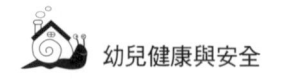

表 3-4　不同年齡階段的口腔清潔方式

年齡	口腔清潔方式
6個月～1歲	嬰兒開始長牙後，牙齒列入清潔保健的重點之一，特別是吃完東西之後和睡覺之前。照顧者採坐姿，讓嬰兒頭部靠在大人的大腿上，照顧者可利用沾開水的濕紗布，以水平橫向的方式，輕輕擦拭嬰兒的乳齒及周圍牙齦，直至清除白白黃黃的牙垢。
1～3歲	選擇適合的牙刷，刷頭大小適中。若刷頭太大，幼兒的嘴會受傷；應選用刷頭較小、刷毛柔軟的牙刷，才能深入較難刷的部位，且不刺激牙齦和牙齒。在刷牙之前，先準備相關用品置於桌上：(1)沾好米粒大小含氟牙膏的軟毛小頭牙刷；(2)二個杯子（一個裝水清潔用、一個吐水或吐泡沫用）；(3)擦嘴的毛巾。照顧者可讓幼兒躺在大腿上（正躺或側躺皆可），用幼兒牙刷仔細清潔牙齒內側面（舌側）、外側（頰側）、咬合面，以及兩顆牙齒間的鄰接面，從左邊到右邊。先讓幼兒說「哈」、再說「一」。剛開始可以不使用牙膏，先使用開水清潔，練習吐出開水。使用米粒大小含氟牙膏潔牙後，讓幼兒練習吐出泡沫，即不再漱口。若牙縫小，易卡食物時，可先用牙線剔除，再使用牙刷潔牙。
3～6歲	可讓幼兒自己刷牙，並習慣刷牙。老師示範刷牙時，要說明相關的安全注意事項，例如：嘴巴不含著牙刷走路或講話、開水龍頭時要注意水量、牙刷不能拿來刷物品、在等待或裝水時能夠按照順序。幼兒可使用較簡單的馮尼氏刷牙法（Fones brushing method），將刷毛與牙面呈 90 度，頰側牙面採大圓形運動，舌側牙面採水平前後運動，先刷上面再刷下面，先刷外面再刷裡面，右邊開始右邊結束，具有按摩牙齦及清潔牙齦上牙菌斑的功效；缺點為牙齦溝、牙齒鄰接面及齒面縫隙的清潔效果較不佳。須提醒幼兒將頰側面、舌側面及咬合面都要刷到，徹底清潔。6 歲前的幼兒，通常自己刷不乾淨，所以幼兒刷完後，家長應再幫忙刷一次。家長或老師可以站在幼兒身後，一起面向洗手臺看著鏡子，請幼兒模仿及操作正確的潔牙動作，並使用碗豆大小含氟牙膏。手部比較靈活的幼兒，可換成一般潔牙法，通常推薦貝氏刷牙法。

註：引自駱明潔（2023）。

貳、制定幼兒園口腔保健的計畫

推動幼兒園健康促進為導向的健康教學，需要全園教保服務人員及行政同仁齊心合力，並能融入於例行性活動及教學中，因此計畫制定的可行性及具體化實為重要。

筆者服務於幼兒園多年，長期執行口腔保健計畫，設計分齡學習指標，以增加幼兒口腔保健素養及知識為目的，呼應第一章關於幼兒園健康促進的三大實施面向：幼兒園的健康政策、幼兒健康技巧和行為、家長溝通和社區資源，形成幼兒帶得走的能力並持續下去。說明如下。

一、制定推動計畫

1. 經園務會議決議，擬定目標及計畫時間表。
2. 召開潔牙知能、態度及技巧研習，討論計畫可行性及解決方案。
3. 召開課程發展會議，配合例行性活動教學設計，擬定學習指標。
4. 定期召開家長座談會，親師合作。

二、設定目標

（一）幼幼班與小班的潔牙目標

- 可以模仿老師示範的潔牙步驟。
- 幼兒可以正確抓握牙刷。
- 幼兒可以正確使用水龍頭及水量。
- 幼兒可以先說「一」刷上下排牙齒、說「哈」刷舌側面、咬合面。
- 幼兒可以於午餐後，知道需要潔牙。
- 幼兒能夠愉快地潔牙。
- 幼兒能夠潔牙時不講話，且不用嘴巴含著牙刷。
- 幼兒能夠認出自己的牙刷及杯子。
- 幼兒能夠將牙刷及杯子放回正確的位置。

（二）中班的潔牙目標

- 可以正確模仿老師或貝氏刷牙法影片的潔牙步驟。
- 可以正確抓握牙刷，放在口腔中穩定、不滑動。
- 幼兒可以正確使用水龍頭及水量。
- 幼兒可以先從右邊開始用右手，左邊換左手。
- 幼兒可以二顆二顆刷，每次刷20下。
- 幼兒可以使用碗豆大小的含氟牙膏，不漱口，僅吐泡泡。
- 幼兒能夠主動按照指導潔牙（老師監督、觀看影片）。

（三）大班的潔牙目標

- 幼兒可以一起看貝氏刷牙法影片的潔牙步驟潔牙，且愈來愈會換手。
- 幼兒可以知道泡沫可以吐掉，但不漱口。
- 幼兒可以恢復潔牙區域的整齊。
- 幼兒能夠晚上自動自發地潔牙。
- 幼兒能夠主動於假日潔牙。
- 幼兒能夠指導家人潔牙影片裡的步驟。
- 幼兒可以挑選適合的牙膏。
- 幼兒可以把潔牙動作作為特殊技能。

三、執行計畫

1. 幼幼班及小班老師協助潔牙：可由老師或家長潔牙，而培養潔牙儀式感，例如：幼兒學習可以等待、正確拿到自己的牙刷及杯子、接受牙膏使用、培養餐後潔牙習慣。
2. 小、中、大班老師指導幼兒潔牙：
   - 讓幼兒覺得刷牙充滿樂趣和吸引力。
   - 讓幼兒挑選自己喜歡的牙刷（顏色或圖樣），並用自己的貼紙做標示。

- 將牙刷放在容易取得的地方。
- 維持安全及舒適的洗手臺，監督幼兒們，以防他們滑倒或摔下來。
- 可播放潔牙音樂，增加刷牙樂趣及例行潔牙活動。
- 建立幼兒在用餐、吃完點心後，有刷牙及潔牙的習慣。
- 可設計一個圖表，讓幼兒潔完牙後，可以貼上貼紙或標記。

3.小、中、大班老師監督及指導下潔牙：
- 中班：由老師示範，準備計時器，每日餐後讓幼兒模仿學習刷牙技巧，並能正確沾取碗豆大小的含氟牙膏。
- 大班：觀看貝氏刷牙法影片，練習潔牙技巧，並能精熟動作。

4.老師觀察並記錄幼兒潔牙的狀況。
5.家長配合，進行衛教。
6.環境營造。

四、評量

1.老師能記錄教學歷程及教學省思。
2.必要時，修正教學計畫。

第三節　幼兒的眼睛發育與照護

眼睛是靈魂之窗，是我們重要的學習及感官器官。眼睛有視覺感知能力，能接收光線轉換成視覺訊號，傳遞至大腦，使我們能夠辨識周圍環境、人物、事物；眼睛也具有表達溝通功能，經由眼神的變化，能夠表達情感，例如：喜悅、悲傷、驚訝等。另外，眼睛可以接收大多數學習和資訊，例如：閱讀、觀察、觀賞等，因此眼睛對於學習至關重要。

近年來，視力不良的問題日益嚴重，尤其「近視盛行率高居不下」、「學齡前兒童斜視、弱視的診治率低」，是目前臺灣幼兒視力保健最重要的兩個問題。本節說明幼兒的視力發展、視覺篩檢、常見的視力問題，及幼兒園的視力保健策略。

壹、幼兒的視力發展

視力發展是漸進的過程。嬰兒出生後的前兩個月，眼睛外觀雖與成人無異，不過視網膜及黃斑部尚未完全發育，視力並未發展完成。嬰兒雖可以看到光及一些簡單的圖案，但眼前 20 公分以外的任何東西，對他來說都是模糊不清的景象。隨著眼球的發育，嬰兒從原先只對二度空間（平面）的圖形有反應，到了 14 週左右，開始可以辨識線條，注意到構造和深度；3～4 歲左右的幼兒即可達正常視力；8～10 歲後達到成熟階段；12 歲左右的視力發展才會完全穩定，達到最佳狀態。

嬰兒剛出生時的眼軸較短，遠方景物的焦點會落在視網膜後面，呈現「遠視眼」狀態。隨著年紀慢慢增長，眼軸由短變正常，就變成了「正常眼」。出生後到 3 歲這段時間，是視力發展最重要的階段。剛出生的嬰兒，平均視力只有 0.05～0.01 之間，視覺所見多為模糊的影像及光線。出生後 6 個月左右，會逐漸發展出立體感及距離感，會開始注意小物品及會動的東西。1 歲的視力約在 0.3 左右，對顏色感興趣，眼睛會追隨人及物。而 3～6 歲之前是眼球視力檢查的最佳時期，需及早發現問題，才能及早治療。幼兒的視力合格標準，如表 3-5 所示。

貳、幼兒的視覺篩檢

一、非正式的視覺檢驗方式

老師仔細觀察幼兒，是提早發現其視覺問題的第一個重要步驟。老師可能是第一位注意到幼兒有視覺問題的人。老師可藉由觀察特殊行為的跡象，例如：視覺不正常的早期徵象（如表 3-6 所示），或是較大幼兒常見視力問題的前兆（如表 3-7 所示），評估表列中的檢核項目，若發現問題，可提供家長相關的醫療資訊，使幼兒可以及早得到治療。

表 3-5　幼兒的視力合格標準標

年齡	4 歲	5 歲	6 歲	7 歲以上
視力合格標準	0.6	0.7	0.8	0.9

年齡	視力發展
2～3 歲	視力約為 0.4，已經可以辨識事物的遠近，且視線跟得上快速移動的物件，並看得清楚。
3～4 歲	視力約為 0.6，能學習辨識圖案方向，是檢查視力篩檢時機，例如：屈光不正、弱視、斜視等。
4～6 歲	視力約為 0.8，視線會被動作吸引，喜歡近距離看電視，6 歲以前是矯正弱視的時機。

表 3-6　嬰兒期或學齡前期視覺不正常的早期徵象

- 眼球飄忽不定（可能是失明）。
- 眼睛運動出現不穩定或顫動。
- 眼球過度偏外側或內側。
- 無法注視或追蹤一個移動的物體。
- 一隻眼睛的瞳孔大於另一隻。
- 缺少眨眼反射的能力。
- 一側或雙側眼皮下垂。
- 眼球模糊混濁。
- 不斷地流眼淚。

註：引自 Marotz（2014/2015, pp. 3-7）。

表 3-7　幼兒常見視力問題的前兆

- 經常揉眼睛。
- 不喜歡從事近距離工作。
- 睜大眼睛看遠方事物、瞇眼看或臉皺在一起。
- 對於近的事物心不在焉，看一段時間後就放棄。
- 把頭傾斜一邊看東西。
- 字母或單字看相反。
- 常常抱怨頭痛或複視。
- 常常長針眼、眼睛發紅、充滿淚水。
- 試圖擦去視覺中感到模糊之處。
- 對於有距離的工作心不在焉，例如：看電影、接球。
- 在看書時經常眨眼、拿書太近或太遠。
- 閉上或遮蓋一隻眼睛時能看得更清楚。
- 有時出現鬥雞眼。
- 常常絆到物品，撞到東西。
- 手眼協調表現不佳。

註：引自 Marotz（2014/2015, pp. 3-8）。

二、視力表測試

（一）幼兒的視力發展

3～4 歲是視力篩檢的時機，目標為早期發現弱視、遠視、近視、散光，確保學齡前視力的正常發展。表 3-8 為幼兒的視力標準及篩檢方式。

表 3-8　幼兒的視力標準及篩檢方式

年齡	視力標準	需轉診標準	建議篩檢方式
3 歲	0.5（20/40）以上	低於 0.5 或視差>2 行	E 字視力表／圖形視力表
4 歲	0.6（20/32）以上	低於 0.6 或視差>2 行	E 字視力表／圖形視力表
5 歲	0.7（20/25）以上	低於 0.7 或視差>2 行	E 字視力表／圖形視力表

（二）視力篩檢量測

一般而言，3 歲以上幼兒看圖畫書時會用手指指出上面的圖案，具構造及空間感，可配合圖案說出其內容。因此在使用視力表量測視力時，幼兒可表達說出「缺口」或說出「看不清楚」，以達到量測目的。目前，E 字視力表（Snellen E Chart）是最常用的視力檢查工具，以下說明量測 E 字視力表的注意事項。

1. 準備 E 字視力表量測環境

- 量測工具：E 字視力表。
- 遮眼工具（紙片、塑膠板）。
- 標準量測距離（E 字圖 6 公尺、C 字圖 5 公尺）。
- 良好光線：視力檢查表的照明度，應有 500 至 700 勒克斯（lux）。檢查室的光線不可低於其十分之一，並注意受檢者之視野內最好不要有窗戶或其他太亮的光線。視力檢查表的掛置高度，以視標 1.0 處與受檢者眼睛略同高即可。

2. 視力檢查的步驟

受檢者站在正確測試距離點（地面應有明確之記號），注視著視力表上的視標。以遮眼器[1]確實遮住一眼（先遮左眼，後遮右眼），除提醒幼兒兩眼自然張開不須閉眼外，應監督其不可瞇眼、側頭或偷看等。接著，請幼兒唸出或比出檢查者所指之視標，可從最大視標（如 0.1）看起，一橫行接一橫行，直到確認受檢者所能看到的最小視標時，其同一行的視標邊線部分所標示的視力值（如 0.8），即為受檢者的視力。

同一行視標，若大小一樣，而缺口方向不同時，有些幼兒較會比出上下左右缺口方向，較不會比斜口。有些幼兒則因散光因素，只能比出某個方向（如上下）的缺口，而比不出另個方向（如左右）的缺口；若有此種情況，檢查者要適時避免斜向缺口視標，並更耐心地加以檢查。檢查結果

---

[1] 為避免傳染眼疾，宜用不透明白紙板，每人一片。亦可以受檢者之手掌遮眼，但要注意手部之清潔，避免壓迫眼球，並留心指縫是否闔緊。

視力值的紀錄，一般建議採過半數即過關原則，也就是假如一橫行的視標有五個，當幼兒右眼受檢時，0.5 那一橫行全對、0.6 那一橫行比對三個（過半數過關）、0.7 那一橫行比對二個（沒過半數，不過關），則該幼兒右眼的視力值記錄為 0.6，即以比出過半數時最小橫行視標紀錄為視力值。如果受檢者連視力表上最大的視標（如 0.1）都無法認出，則可簡記為小於 0.1 或 0.1 以下。或者讓幼兒向視標前進，若在 3 公尺處才能看到 0.1 的視標，則其視力為 0.1×五分之三（C 字圖）或 0.1×六分之三（E 字圖）。一般先檢查裸眼視力，再檢查矯正視力。視力篩檢未達標準時，應通知家長帶往眼科詳細檢查，以確定視力不良之病因，並接受矯治。

3.幼兒的立體感篩檢

NTU 300 是應用亂點立體圖的原理，由臺大眼科自製之立體測試圖，主要用於幼兒的立體感篩檢（衛生福利部國民健康署，2015）。幼兒滿 4 歲即可施測，在篩檢前已經可以辨識正方形、三角形、圓形、菱形，並可以指出或說出，以降低假陽性的發生。

NTU 300 每副共五張，綠（藍）色眼鏡在右眼，紅色眼鏡在左眼，標明眼睛與卡片的距離為 35 公分，立體感為 300 秒角。測試時給幼兒戴上紅綠（藍）眼鏡，先示以一卡片肉眼可見圖形的一面，要求說出形狀（正方形、圓形、三角形、菱形）。若幼兒無法說出形狀，則另以含有四個形狀的卡片，請幼兒指出是其中的哪一個形狀。之後，將四張卡洗牌，隨機選取一張，並請幼兒說出亂點立體圖中隱藏著的幾何形狀。在洗牌的過程中，連測試者也不知測試的是哪一個形狀，因此無法給受測者任何答案的暗示線索，此可達到雙盲測試的目的（衛生福利部國民健康署，2015）。NTU 300 隱藏的幾何圖形，答案就在卡片背面，對幼兒有鼓勵作答與立即揭曉的趣味性。檢查時，每答對一次，均需充分洗牌後繼續再測，連續答對 5 次才算通過；若答錯（前面對的均不算），當場予以教導再重新測試；又錯者，每張均詳加解說後，洗牌、重新做測試，如果連錯 3 次或無法判定者，須改天再重做。一般來說，測試時的照明愈亮愈佳，因此應直接靠近在檯燈下測試，但必須避免透光和反光，故需要在明亮處施測或由幼兒手持卡片。如幼兒原有戴眼鏡，宜戴上眼鏡，再加紅綠（藍）眼鏡受測（衛生福利部國民健康署，2015）。

參、幼兒常見的視力問題

幼兒最常見的機能性視力不良問題,包含近視(myopia)、遠視(hyperopia)、亂視(astigmatism)、斜視(strabismus)、弱視(amblyopia)(如圖 3-3 所示);眼睛傳染病,包含流行性角膜結膜炎(epidemic keratoconjunctivitis)、麥粒腫;環境意外傷害,則包括眼內有異物感、沙粒、蚊蟲飛入、化學物噴入或異物插入。

幼兒視力異常的常見原因可分為先天性及後天性兩大類:前者包括遺傳、染色體或代謝異常、胎內感染、早產及不明原因等;後者包括營養不良、眼部外傷、大腦、視神經及眼球本身的病變,或機能障礙、藥物、毒

圖 3-3 機能性視力不良問題

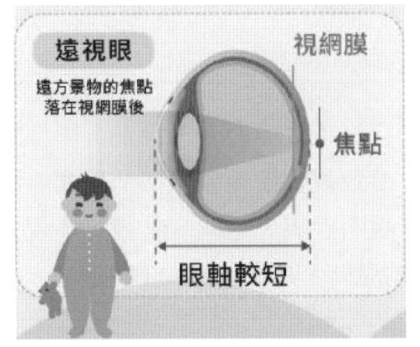

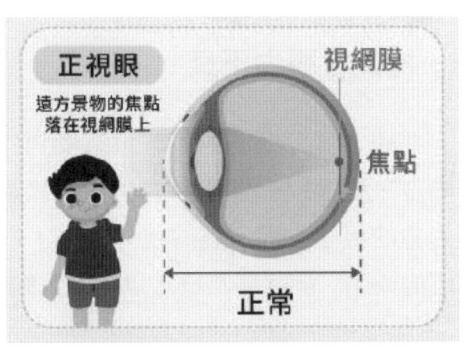

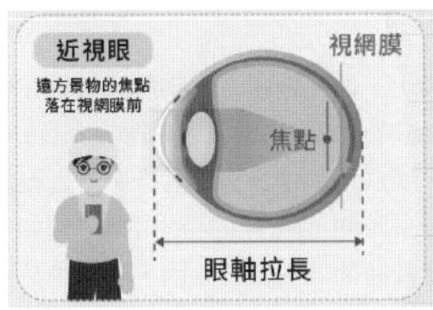

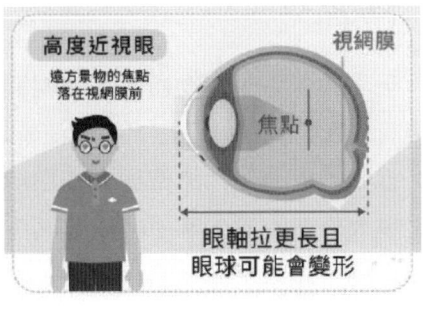

註:引自衛生福利部國民健康署(2022,頁 3-4)。

性物質、放射線物質等副作用。

幼兒會因外顯眼部表徵或不適主訴，老師即可發現眼部症狀，而做健康觀察時，可藉由以下項目來進行：

- 近視、遠視、弱視：視力不正常，看東西模糊。
- 青光眼：量測眼壓高，患者中央性發紅、眼睛及頸部嚴重疼痛、突然視力模糊、對光的耐受力下降、周邊視野喪失。
- 視網膜剝離：看到閃光或黑影、視力模糊、部分視野喪失。
- 垂瞼：因腦神經損傷或神經肌肉無力所造成的眼瞼下垂。
- 角膜炎：眼睛異常疼痛、畏光、充血、流淚、視力衰退。
- 結膜炎：患眼周邊性發紅、癢、燒灼感、過度流淚、異常分泌物。
- 眼球周圍水腫：眼瞼腫脹，與哭泣、感染、過敏或系統性疾病（腎衰竭、心衰竭）有關。
- 麥粒腫：因眼瞼周圍腺體感染發炎，眼瞼上有一柔軟、紅腫、疼痛感的小結節。

一、機能性視力不良

在視力發育期間內，若眼睛受到任何疾病或傷害而干擾到進入影像的清晰度，視網膜即無法形成正常的焦距，導致視覺模糊或無法準確觀看物體形象的現象，即所謂的視力不良，以下說明近視、遠視、亂視、斜視、弱視的成因、症狀與治療，以利老師觀察幼兒時，有個依循的方向。

（一）近視

正常的視力，即物體成像在視網膜上，而「近視」之物體成像是在視網膜前，因此能看清近物，但在注視遠處時，則會出現模糊影像的情形。

近視的成因包括遺傳與外在環境，屬於多因性，但絕大多數的近視患者是後天外在環境因素所造成。其中，長時間近距離及用眼習慣，例如：用眼距離、光線來源、看書姿勢、距離及時間等為主要原因，加上生活環境狹小、學校因素（如課桌椅不適、照明設備不佳、黑板反光、讀物字體大小不當等），或是營養不均衡、過度使用手機及電腦，均會導致眼部疲

勞而影響視力，促使早期近視。近視的分類有以下三種：
1. 軸性近視（axial myopia）：一般稱為「真性近視」，係因眼球的前後徑（視軸）過長，使得遠處的物體成像於視網膜之前所致，又稱為「先天性近視」，其所見之物體無法清晰地在視網膜聚焦成像，但其角膜、水樣液、水晶體及玻璃體之曲折率均正常。
2. 屈折性近視（refractive myopia）：係因角膜或水晶體的屈折力變大，使得光線聚焦落於視網膜之前，又稱為「後天性近視」。此種近視，其角膜或水晶體的睫狀肌無法調節觀看遠方的厚薄程度，使得光線折射過於彎曲，影像投射在視網膜前方，俗稱「假性近視」，若長期忽視會形成真正的近視。
3. 睫狀肌痙攣性近視（pseudo myopia）：此是兒童與學生最常見的近視，也是「假性近視」的一種，係指眼睛睫狀肌不正常的過度收縮、無法放鬆，久而久之引起的肌肉痙攣，注視遠處時亦不鬆弛，水晶體變厚，屈光能力隨之增強，而造成短暫性近視。

幼兒若有近視的情形，可能常會有瞇眼或歪頭的現象，無法看清遠方物體，觀看近距離的物體時則很清楚。近視發生的年齡愈早，度數增加的幅度愈大，也愈會發展成高度近視，甚至產生併發症，這是老師及家長需要特別注意的地方。

（二）遠視

遠視係因眼睛於調節靜止之狀態下，平行光線經過眼睛折射後聚焦在視網膜之後，使得無法聚焦注視近物，但注視遠方時則很清晰。

遠視的成因主要是眼球較正常的小，眼球前後徑過短、角膜過於扁平或水晶體過薄，使光線聚焦於視網膜之後，無法形成清晰的影像。此類多半是先天性所造成，例如：先天性眼球過短，但隨著眼球逐漸發育，遠視會慢慢消失，轉變成無度數的正常眼或近視。

因幼兒的睫狀肌調節能力較強，會將影像重投在視網膜上，視力暫未受影響，故遠視幼兒較不易察覺，若幼兒的學習能力較一般幼兒低時，家長應多加注意。遠視易因過度使用睫狀肌調節力而引起內斜視，甚至導致

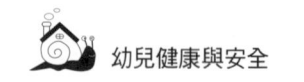

弱視，一般遠視患者的眼睛易疲勞，有視力減退現象，用眼時間久會隱隱作痛，或有流淚等症狀；治療遠視的黃金時機在 3～6 歲之間，最有效的治療方式是配戴凸透鏡矯正。

(三) 亂視（散光）

正常的角膜為一對稱的球面，曲度均勻。若曲度不平整，導致影像的聚焦不集中，即會產生亂視，俗稱散光。即透過角膜曲折的光線無法將焦點集中在網膜上所發生的屈光不正，使得物體影像一部分清楚，一部分模糊。

亂視（散光）的成因係角膜或水晶體表面不平或變形、角膜發炎、角膜外傷、潰瘍，甚至不當的揉眼、看書姿勢不正確，都是主要原因。

患有亂視（散光）者無論看遠看近均會形成雙重影像，將點看成棒的現象，並有歪頭、頭暈和眼睛疲勞的情形。若視力模糊，會影響日常作息或學習，應考慮配戴凸透鏡矯正。

(四) 斜視

一般而言，嬰兒約 3～6 個月起，雙眼即能相互配合且成組的運用，不論朝哪個方向注視物體，兩眼皆能同時調整位置及焦距，使大腦能將所見影像確切地組合。當兩眼注視同一物體時，一眼正確注視，另一眼注視另一方（內側或外側；上方或下方），即為斜視。

斜視的成因分別有先天性及後天性兩種：前者的成因不明，可能為眼睛某條肌肉麻痺，使得視線無法聚攏所造成；後者可能是高度近視、遠視、傷害到眼肌或腦神經，或其他身體疾病等後天因素所導致，例如：新生兒由於神經發育尚未完全，眼球的外在肌控制常有暫時性的眼球震顫或斜視。

斜視的症狀依種類、外觀的表徵有所不同，除了眼睛外觀有異狀外，亦會有頭部偏斜及複視現象，在生病或疲勞時會更加明顯。老師只要發現幼兒的兩眼未能配合運用，或以手電筒照射眼睛，光反映不在瞳孔的中央，就需建議家長帶幼兒就醫。

斜視會影響視覺發育，在 6 歲前接受矯治的效果較佳。治療方式需依照斜視原因及病情輕重而定，包括：縮瞳劑使用、遮眼治療、矯正訓練加強眼球運動、眼肌手術使眼位變正等。

（五）弱視

正常的視力發展從嬰兒期開始，到了 8~9 歲慢慢地達到成熟，而在視力發展階段中，若視網膜無法獲得清晰的影像，此時視力發展受阻，即產生「弱視」。也就是指單眼或雙眼視力不良，無法用眼鏡矯正視力，眼位不正或視覺品質不佳等，此時幼兒會常用看得比較清楚的眼睛，而少用的眼睛就會變成弱視。

造成弱視主要有以下四種原因：

1. 斜視：因兩眼分別朝向不同方向，常用一眼注視物體，另一眼則易形成弱視，尤其是小角度的內斜視。
2. 屈光不正：遠視、亂視（散光）及高度近視等問題所造成的視力不良，容易造成弱視。
3. 雙眼不等視：指兩眼度數差距過大，若經常使用度數較淺的眼睛，則度數較深的眼睛久而久之便會形成弱視。
4. 視覺剝奪型弱視：如先天性白內障、先天性眼瞼下垂、角膜白斑或受傷導致結痂者，會造成視線被遮蔽，視覺功能因發育不佳。

弱視通常沒有症狀，除非有外觀上的歪斜或畸形，大多由分眼視力篩檢發現，有疑似弱視之徵兆，如注視物體時側著頭或瞇眼、看電視過近等症狀（如表 3-7 所示），均須尋求醫師協助。

弱視的主要治療原理是以遮眼或戴眼鏡的方式，強迫使用弱視眼，部分因斜視引起的弱視可於 3~5 歲時開刀。幼兒期及國小一年級為斜視／弱視矯治關鍵的最後階段，若未能掌握此黃金時期進行治療，即會影響視覺神經發展，而造成永久的弱視，視力會愈來愈差。

二、常見的眼睛傳染病

幼兒園中最常見的眼睛傳染病以流行性角膜結膜炎及砂眼（trachoma）

為最多。眼睛傳染病係以直接接觸及間接間觸傳染為主要傳染途徑，當有疫情發生時，老師應該強調洗手五時機、洗手五步驟，以降低幼兒傳幼兒的風險及機會，避免集體感染之現象發生。

（一）流行性角膜結膜炎

流行性角膜結膜炎的成因係以「腺病毒」或「克沙奇病毒」兩種病毒感染最為常見，其接觸性傳染力極強，通常先發生在一眼，約一週後經常會傳染給另一眼，又稱為「傳染性角膜炎」或「急性角膜炎」，且會因患者眼紅，又稱為「紅眼症」。此傳染病須 2～3 週才會痊癒。

幼兒常會有眼睛紅腫、異物感、疼痛、畏光，並伴隨著水性或黏稠分泌物、耳前淋巴腫痛，或輕度發燒等症狀。流行性角膜結膜炎並無特定的治療方法，依本身的免疫力讓其復原。藥物只能幫助減輕症狀，並無法縮短病程，故需讓雙眼多休息、避免強光刺激及用眼過度。

（二）砂眼

砂眼是由披衣菌（Chlamydia trachomatis）所引起的一種慢性傳染性角膜結膜炎，可經由蒼蠅及接觸患者眼睛分泌物傳播，當披衣菌進入眼睛後，在角膜及結膜上皮細胞生長繁殖，讓原本平滑角膜長出許多沙般的顆粒，故稱為砂眼。砂眼的潛伏期有 5～12 天，有重複感染的情形發生。

砂眼初期的症狀並不明顯，可能會有結膜充血、分泌物、眼睛癢、怕光、流淚等，眼瞼偶有水腫情形。砂眼是一種病程較長的慢性眼疾，大多可以治癒，其治療方式有服用含抗生素和磺胺藥之口服藥、點藥膏或眼藥水。砂眼感染發病後第一週的傳染力最強，建議幼兒待在家中，避免感染給他人。

三、眼睛意外傷害

幼兒的好奇心和好動可能會導致各種眼睛意外傷害，但大部分都不會太嚴重，可由老師自行處理。最重要的是，幼兒有任何眼睛意外傷害時，一定要通知家長，以便他們可以繼續留意，並視情況送醫診治。

（一）眼睛撞擊

　　幼兒受到球、木製積木、其他硬物，或與其他幼兒的突然撞擊，都是非常疼痛的。幼兒會表現出嚎啕大哭、流眼淚、因眼部不適而無法正確表達，此時除了急救外，老師的冷靜及安撫也非常重要，處理原則如下：
1. 讓幼兒保持安靜。
2. 若無出血情形，可用冰袋敷眼15分鐘。
3. 若有出血情形，可直接加壓眼睛四周以便止血，但不可以壓到眼球本身；之後可以洗淨傷口，並用消毒紗布覆蓋。
4. 如果幼兒抱怨看不見，或是看到黑點或亮光時，應立即送醫急救。
5. 老師應將事發詳細情形，包括人、事、時、地、物及目前狀況通知家長，並請家長持續觀察眼傷的復原狀況。
6. 記錄整個事件的發生經過及處理情形。

（二）眼睛進沙或微粒

　　幼兒園中的沙坑細沙、灰塵微粒、風吹的細粉、小蚊子等外物，都有可能跑進幼兒眼內，導致幼兒雙眼流淚、眼睛睜不開，且常常發生在進行戶外課程時。為了能及時處理，在戶外課程時，老師可以準備無菌生理食鹽水及無菌紗布備用，處理原則如下：
1. 提醒幼兒不要用手揉眼睛，以免刮傷眼球或角膜。
2. 自然產生的淚水足以將異物沖出眼外，可先請幼兒將雙眼閉上。
3. 若進入眼內的異物是可以看見的，可用無菌紗布或乾淨布塊的一角將異物挑出或用洗眼液沖洗。
4. 如果異物不易取出時，應用潔淨的紗布及膠布貼住眼睛，送醫診治。

（三）異物穿刺傷

　　異物（如筆尖、橡皮筋、鏡片破碎、樹枝等物件）刺入眼球時，切勿急於取出，穿刺傷可能傷及角膜、水晶體、脈絡膜與網膜。若發生穿刺傷

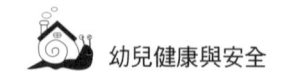

時，宜採取下列處理方式：
1. 切勿急於將異物取出。
2. 可用紙杯或小的硬紙盒作為杯狀，保護傷眼外圍，並用紗布蓋住，再以膠布或繃帶輕輕包紮纏住頭部，以固定紙杯和紗布，再以紗布蓋住沒受傷的那隻眼睛。
3. 請幼兒將雙眼緊閉，以減少受傷眼球的轉動。
4. 通知家長，並立即就醫。

（四）劃傷

色紙、玩具、教具、衣物、幼兒手指或指甲等，都有可能不小心劃到眼睛而造成眼睛表面的細傷，這類傷害會引起極度的疼痛，且會不斷流眼淚、眼睛睜不開。老師可進行下列初步處置，以減輕幼兒不適，並通知家長接回就醫：
1. 確認雙眼的眼內是否有異物，並檢查角膜及眼球外觀狀況。
2. 生理食鹽水滴眼，舒緩疼痛。
3. 以生理食鹽水沾濕紗布敷蓋住幼兒雙眼，並安撫幼兒。

（五）化學物灼傷

若幼兒遇到燒傷或是化學物質所引起的化學藥灼傷眼睛，這是非常嚴重的情況，應儘速送醫並應採取下列措施：
1. 採取「沖、蓋、送」原則：立即以大量清水或生理食鹽水小心沖洗，稀釋化學物及汙染物，沖洗時請幼兒轉動眼球，至少15～30分鐘，再以乾淨毛巾或無菌紗布覆蓋傷處，直到救護車到達或送醫。
2. 同時，聯絡家長並做紀錄。
3. 沖洗完畢後，儘速就醫，並將該化學物品及其說明書一併攜帶至醫院，以利醫療診斷。

肆、幼兒園的視力保健策略

根據衛生福利部國民健康署（無日期b）於 2017 年的「兒童青少年視力監測調查」結果顯示，幼兒園小班的近視率為 6.9%、大班為 9.0%、國小一年級為 19.8%，到國小六年級已達 70.6%。學齡前期至學齡期的階段是近視防治的關鍵期，防治行動需提早到幼兒階段，幼兒園老師應為幼兒建立近視防治觀念及生活型態，並與家庭一起攜手合作。以下節錄衛生福利部國民健康署（2019）《3010120 護眼行動 GO 有趣》之部分內容，供讀者參考。

一、eye 眼觀念要牢記

1. 用眼 30 分鐘，休息 10 分鐘。每日戶外活動 120 分鐘以上。
2. 避免長時間、近距離使用眼睛。
3. 日常飲食種類多樣化、不偏食。
4. 每天戶外活動 2～3 小時以上。
5. 滿 4 歲以上幼兒，每年固定 1～2 次視力檢查

二、用眼習慣要養成

1. 近距離用眼 30 分鐘，休息 10 分鐘。
2. 未滿 2 歲幼兒不看螢幕。
3. 不歪頭，也不趴著寫字看書。
4. 2 歲以上每日看螢幕不超過 1 小時。
5. 看書或寫字，保持 35～40 公分的距離。
6. 不在搖晃的車上閱讀。

三、閱讀環境要注意

1. 光線充足，環境照度至少 350 勒克斯（lux）以上。
2. 書桌光線不直接照射眼睛。

3. 右手寫字的人，檯燈放左前方，左撇子則在右前方。
4. 手肘自然下垂平放桌面，臀部坐滿椅面，雙腳要踩到地。
5. 不歪頭、不趴著，兩肩放輕鬆，腰打直。

四、均衡飲食要做到

1. 日常飲食種類多樣化，不偏食。
2. 多攝取維生素 A、B 群、C 豐富的食物。
3. 多攝取深色蔬果。
4. 均衡飲食，不暴飲暴食。

五、定期檢查要知道

滿 4 歲以上幼兒，每年固定 1～2 次接受專科醫師視力檢查。

六、戶外活動要力行

1. 每天戶外活動 2～3 小時以上。
2. 不在搖晃的車上閱讀，也不要躺著看。
3. 在強烈陽光下，戴帽子或太陽眼鏡保護眼睛。
4. 戶外活動少看 3C。
5. 在戶外多看遠方。

七、護眼全家動起來

1. 早睡早起，充分休息。
2. 近距離用眼 30 分鐘，休息 10 分鐘。
3. 看電視或螢幕每天總時數少於 1 小時。
4. 未滿 2 歲幼兒不看螢幕。
5. 飲食種類多樣化，不偏食。
6. 每天戶外活動 2～3 小時以上。

伍、有益眼睛的營養素

　　眼睛需要營養的滋潤才能保持健康，均衡飲食是最基本的眼睛保健之道，以下是相關事項：

1. 均衡攝取營養，飲食規律不偏食。
2. 維生素 A：可維持夜間視力及避免眼睛乾澀，若缺乏則易導致夜盲症或乾眼症。動物肝臟、蛋黃、牛奶及奶製品、黃綠色蔬菜瓜果等，皆含有豐富的維生素 A。
3. 維生素 C：可防止視網膜受到紫外線傷害。深綠色及黃、紅色蔬果（番茄、草莓、奇異果、葡萄柚等）皆富含維生素 C。
4. 維生素 E：杏仁、花生、松子或葵花籽等許多堅果中皆含有維生素 E。
5. 類胡蘿蔔素：包括β-蘿蔔素、葉黃素（lutein）及玉米黃素。紅蘿蔔含有大量對眼睛健康有益的β-蘿蔔素和維生素 A，可以預防黃斑部病變和白內障。
6. 花青素：能幫助改善假性近視、夜間視力和舒緩眼睛疲勞。藍莓、草莓、桑椹等皆含有豐富的花青素。
7. 補充維生素 B 群：可維持視覺神經細胞及角膜的健康。動物肝臟、乳製品、瘦肉、綠葉蔬菜、豆類、小麥胚芽、糙米或胚芽米、啤酒酵母等，皆富含維生素 B 群。

=== **動腦思考題** ===

1. 試列舉評估幼兒體位的方法？
2. 試列舉幼兒營養狀況的表徵？
3. 試說明成長密碼的涵義？
4. 試說明幼兒齲齒的形成及預防？
5. 試說明幼兒護眼行動的涵義？

參考文獻

中文部分

林子賢（2013）。口腔健康國際趨勢及策略文獻回顧計畫。衛生福利部國民健康署。

邱琦玲（2017）。日本前橋明在臺灣研究幼兒體育歷程之探討。臺東大學體育學報，26，60-87。

張美雲、陳慧玲、曾如敏、沈滿華、陳韻如、林郡儀、賴佳菁、卓美秀、詹惠婷、黃麗錦、周梅如、馬藹屏、黃煒翔、陳惠芳、許瑛真、丁嘉薇、張溢真、蔡明憲、陳淑姬、王資惠（2024）。幼兒健康與安全（六版）。華格那。

教育部國民及學前教育署（2019）。學童健康成長密碼 85210。https://www.edu.tw/News_Content.aspx?n=9E7AC85F1954DDA8&s=EE52C70FA60F2A1D

衛生福利部國民健康署（2015）。何謂「NTU 亂點立體圖」？要如何檢查？https://www.hpa.gov.tw/Pages/Detail.aspx?nodeid=816&pid=4505&sid=4506

衛生福利部國民健康署（2019）。3010120 護眼行動 GO 有趣。https://www.hpa.gov.tw/Pages/EBook.aspx?nodeid

衛生福利部國民健康署（2021）。兒童及青少年生長身體質量指數（BMI）建議值。https://www.hpa.gov.tw/Pages/Detail.aspx?nodeid=542&pid=9547

衛生福利部國民健康署（2022）。兒童近視防治資源寶典。https://www.hpa.gov.tw/Pages/EBook.aspx?nodeid=4693

衛生福利部國民健康署（無日期 a）。新版兒童生長曲線：使用說明。https://health99.hpa.gov.tw/onlineQuiz/child

衛生福利部國民健康署（無日期 b）。視力保健。https://www.hpa.gov.tw/Pages/List.aspx?nodeid=45

駱明潔（2023）。嬰幼兒衛生保健（第二版）。新學林。

Marotz, L. R.（2015）。幼兒健康與安全：含營養與健康的概念〔鍾志從、楊麗齡、駱明潔、陳淑貞、孫自宜、鐘梅菁、唐紀絜、張美雲、吳君黎、謝佳倩、陳惠芳、卓美秀、黃齡瑩、張麗君譯〕。華騰。（原著出版年：2014）

英文部分

Olshansky, E., Sacco, D., Braxter, B., Dodge, P., Hughes, E., Ondeck, M., Stubbs, M. L., & Upvall, M. J. (2005). Participatory action research to understand and reduce health disparities. *Nurs Outlook, 53*(3), 121-126. https://doi.org/10.1016/j.outlook. 23005.03.002

Souto-Souza, D., da Consolacao Soares, M. E., Rezende, V. S., de Lacerda Dantas, P. C., Galvao, E. L., & Falci, S. G. M. (2018). Association between developmental defects of enamel and celiac disease: A meta-analysis. *Arch Oral Biol, 87*, 180-190. https://doi.org/10.1016/j.archoralbio.2017.12.025

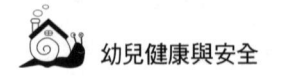

第四章
幼兒常見的身體症狀與基本照護

莊蕙嘉

「幼兒的生命徵象如何評估？」
「幼兒常見的身體症狀有哪些？」
「幼兒教保服務人員應具備哪些照護幼兒的基本知能？」

幼兒的身體因尚未發育完全，常常罹患各種急性疾病，但並非所有症狀皆是傳染病所導致（Fiore et al., 2012; Sun & Sundell, 2011）。當幼兒的健康狀況受到威脅時，生命徵象的改變是疾病的先兆，利用觀察及初步評估發覺幼兒身體不適之症狀，應是老師的基本技能。

本章介紹常見生命徵象之評估，以及常見症狀與基本照護，老師若能熟悉本章內容，即可減少一些幼兒的不適，並能提供家長健康資料，提升教保服務品質，讓幼兒獲得妥善照顧。

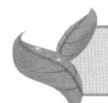

第一節　生命徵象之量測

生命徵象亦為基本徵象，包括：呼吸（respiration）、脈搏（pulse）、體溫（temperature）、血壓（blood pressure）。在量測生命徵象時，因幼兒年紀較小，通常會害怕擔心，需以不侵入的方式為優先，順序是先量測呼吸、再來是脈搏，最後是體溫及血壓。

壹、呼吸

正常的呼吸是指，胸部或腹部的起伏自然、快慢合宜、有規則性、深淺適度，沒有聲音、味道或吃力感，也沒有痛苦或是呼吸困難的現象。幼兒的呼吸速率會受到情緒及活動影響，且多採胸腹式呼吸。在量測呼吸時，應讓幼兒採取舒服的姿勢，盡可能不讓其感覺到在接受測量，起伏 1 次算 1 次呼吸，可趁著測量呼吸的時機，觀察幼兒的外表、膚色以及情緒反應。嬰兒及新生兒的每次換氣量較少，呼吸次數約為成人的 2 倍，會隨著年齡的增長，而逐漸接近成人（如表 4-1 所示）。

表 4-1　幼兒的呼吸速率

年齡	正常範圍（次／分鐘）
6～12 個月	25～40
1～3 歲	20～30
3～6 歲	20～25
6～12 歲	14～22
>12 歲	12～18

註：引自蔣立琦等人（2018，頁 4-51）。

貳、脈搏

脈搏是心臟速率及節律的指標，當左心室收縮時，血液被壓迫至全身的動脈，血管內的壓力改變，而引起周邊動脈週期性的波動，稱為脈搏。脈搏速率就是心跳次數，最常量測的方式就是按壓手腕關節近大拇指的橈動脈，但若遇到緊急狀況時，通常會量測頸動脈或是股動脈。

在測量橈動脈的脈搏時，應讓幼兒採舒適的坐姿或躺姿，被測量的手臂需自然放鬆地平放於有支托的位置上。脈搏速率會隨著情緒和身體活動而變化，需調整幼兒的姿勢再給予量測。測量者應用食指、中指、無名指

之指端,按壓在橈動脈處,即能清晰感覺橈動脈,並可計算 1 分鐘的搏動次數(如表 4-2 所示),同時感受搏動強度及間隔時間是否一致。

表 4-2 幼兒的脈搏速率

年齡	正常範圍(次/分鐘)
6～12 個月	80～120
1～3 歲	70～110
3～6 歲	65～110
6～12 歲	60～95
>12 歲	55～85

註:引自蔣立琦等人(2018,頁 4-51)。

參、體溫

　　人體係透過下視丘的體溫調節中樞呈恆溫狀態,耳溫及肛溫較接近體內的核心溫度。健康狀態良好時,體溫的波動不大,但若有細菌、病菌、外傷等疾病,或是運動、生氣、緊張、情緒激動、衣物穿的多寡及年齡因素,都會影響體溫的變化,且不同年齡的正常溫度範圍是不太相同的(如表 4-3 所示)。老師在量測體溫時,應先評估幼兒的體溫是否有受到外在因素的影響,例如:當幼兒進入教室時、剛吃完東西、運動過後、正在活動中、穿太多、曬太陽等,若要確定其是否有生病,應讓幼兒先靜坐 15～30 分鐘後再量測,以避免其他因素造成體溫數值不準確。

　　幼兒好動及易生病,常使用體溫量測的途徑順序為:耳溫、腋溫、肛溫、額溫。不同途徑測量出的結果也不相同,腋溫及額溫易受環境及溫度所影響;肛溫屬於侵入性的量測,且容易刺激肛門及腸蠕動而排便;耳溫是目前較常用且安全的方式。不論使用何種方式量測,老師均須選擇有符合國家標準的測量工具。

　　額溫槍及耳溫槍在正常使用下,快速又方便,是目前幼兒園最常使用的方法。但若測量時未對準額頭、鼓膜,或是套膜損壞,會有不準確的現

象。若覺得測量不準確，5 歲以上幼兒可用電子體溫計量測口溫，測量前 15～30 分鐘內不宜飲用熱水或冷水，以免導致測量誤差。使用時需將感應端置於舌頭下方，靜置約 1 分鐘，當體溫計發出嗶聲後即可判讀。

不同年齡幼兒的體溫，其正常範圍不太相同（如表 4-3 所示），老師亦需注意，不同測量方式的正常溫度也有所不同（如表 4-4 所示）。在測量體溫時，應依幼兒的狀況選擇合適的量測方式（如表 4-5 所示）。

表 4-3　不同年齡幼兒體溫之正常範圍

年齡	體溫（°C）
1～3 歲	37.2～37.6
3～6 歲	37.0～37.2
6～12 歲	36.6～37.0
>12 歲	36.1～37.2

註：引自蘇麗智等人（2021）。

表 4-4　不同測量方式之幼兒體溫正常範圍

測量方式	溫度範圍（°C）
肛溫	37.0～38.1
口溫	36.5～37.5
腋溫	36.0～37.0
耳溫	35.9～37.6

註：引自蘇麗智等人（2021）。

表 4-5　測量體溫的方法

部位	方法	注意事項
口溫	1. 測量時，幼兒意識清楚，須坐著或躺著。 2. 測量前，應清洗體溫計或以酒精擦拭，等酒精揮發後再使用。 3. 將體溫計置於舌頭下方，緊閉雙唇，靜置 2～5 分鐘。 4. 體溫計發出嗶聲後判讀。	1. 適用意識清楚、肯合作、可緊閉嘴巴（5 歲以上）之幼兒。 2. 需注意誤差，測量前 15 分鐘避免進食、喝水、洗澡、劇烈運動。
腋溫	1. 測量時，幼兒採坐姿，或抱著。 2. 將體溫計置於腋窩，夾緊約 3 分鐘。 3. 體溫計發出嗶聲後判讀。	1. 因不具侵入性，適合所有幼兒。 2. 測量前，先將腋溫計擦拭乾淨。 3. 鼓勵幼兒使用另一隻手，壓住受測手臂，以利於夾緊腋窩。
肛溫	1. 測量前，應清洗體溫計或以酒精擦拭，等酒精揮發後再使用。末端可擦上少許凡士林，以利潤滑。 2. 嬰幼兒可趴在測量者的大腿上，將膝蓋盡量靠近腹部。 3. 較大幼兒可採側臥，露出肛門口。 4. 測量者一手扶著幼兒，另一手將體溫計插入肛門口。深度約 2.5 公分，不用過度深入，靜置約 1 分鐘（專家建議 1～3 分鐘）。 5. 體溫計發出嗶聲後判讀。	1. 手術過後、治療中、腹瀉、糞便堆積於直腸的幼兒並不適用。 2. 適用所有幼兒，但嬰幼兒的直腸黏膜較薄，測量肛溫時需要謹慎小心，避免穿孔。 3. 取出體溫計時，需以衛生紙擦拭肛門口。

表 4-5　測量體溫的方法（續）

部位	方法	注意事項
耳溫	1. 測量時，讓外耳道呈現直線狀。 2. 3 歲以下幼兒，應將耳廓往下、往後輕拉；3 歲以上幼兒，可將耳廓往上、往後輕拉。 3. 將耳溫槍探頭置入耳內，對準鼓膜。 4. 約 1～3 秒後即可判讀。	1. 測量時，外耳道拉得愈直，就愈能量測到準確的耳溫。 2. 測量前，應先檢查耳道內是否有阻塞或有耳垢。 3. 2 歲以下幼兒須評估其耳道寬度是否能夠放入耳溫槍探頭。 4. 若幼兒患有外耳道狹窄、急性中耳炎或鼻竇炎，不適用此法量測。 5. 耳溫槍探頭若受磨損或有異物（如耳垢），會影響其準確性。 6. 耳溫槍上的套膜要保持清潔，以免交互感染。 7. 耳溫槍所測得的溫度，會依不同廠牌而有所差異，必須定期校正。 8. 需測量同一耳 3 次，並採用最高溫。 9. 當耳朵被壓迫（如側臥）、覆蓋、洗完澡、曾待在熱冷環境中時，須等待 20 分鐘後再測量。
額溫	1. 測量時，應保持額頭或太陽穴乾燥，並於休息下量測。 2. 將額溫槍置於距離前額或太陽穴約 3～5 公分處。 3. 額溫槍發出嗶聲後判讀。	1. 屬於快速篩檢體溫的方法。 2. 額溫常會受到環境及濕度所影響，若發現體溫異常時，應以電子體溫計再重複量測。 3. 用額溫槍測量皮膚溫度時，常會低估真正的體溫，不建議常規使用。

註：引自臺灣兒科醫學會（2011）。

肆、血壓

當血液流經血管壁時，對於血管所造成的壓力，稱為血壓。當心臟收縮時，血液對血管壁造成的壓力稱為「收縮壓」；當心臟擴張時，血液對血管壁造成的壓力稱為「舒張壓」。幼兒的血壓自出生後即不斷地增加，直到成人才會趨於穩定。

量測幼兒的血壓通常須有一定的技巧，且需要加以安撫，所以幼兒園測量血壓的狀況並不普遍。但血壓可以判斷某些嚴重的病症，故量測血壓還是有其必要性。

血壓計的種類有水銀血壓計及電子血壓計。電子血壓計因操作容易，不須聽診與觸診，即可得到血壓值，幼兒園目前普遍使用，但水銀血壓計的準確度較高。

血壓計之壓脈帶的選擇，應依幼兒的手臂或腿部而定，其寬度需能覆蓋肢體（以上臂或腿部的周圍大小而定）之二分之一或三分之二。量測血壓時，應選擇適合幼兒的寬度（如表 4-6 所示），長度應圍繞肢體一圈，通常是手臂大小的 1.5 倍。若壓脈帶太窄，測量的血壓值會偏高，太寬則會偏低。量測血壓時，要讓幼兒採舒適的姿勢，休息 15 分鐘後再行量測。不同年齡幼兒的血壓值，如表 4-7 所示。

表 4-6　不同年齡層壓脈帶之寬度

對象		壓脈帶寬度（公分）
新生兒		2.5～4
嬰兒		6～8
兒童		9～10
成人	上臂	12～14
	手臂較粗者	15～16
	大腿	18～20

註：引自蘇麗智等人（2021，頁 560）。

表 4-7　不同年齡幼兒之正常血壓值

年齡	收縮壓（mmHg）	舒張壓（mmHg）
1～3 歲	90～105	55～70
3～6 歲	95～110	60～75
6～12 歲	100～120	60～75
>12 歲	110～13	65～85

註：引自蔣立琦等人（2018，頁 4-21）。

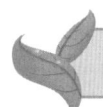

第二節　幼兒常見的症狀及照護

　　生命徵象有助於老師保持警覺，老師若能了解疾病的徵象，就能第一時間觀察到幼兒的身體是否不適，並能持續關心病況變化，進而採取行動，通知家長後續追蹤或就醫。本節針對幼兒園常見症狀之照護技巧加以說明。

壹、發燒

　　發燒（fever）是指體內溫度高於正常值，是當肛溫在 38°C 以上、口溫在 37.5°C 以上，或是耳溫在 38°C 以上的狀況。發燒是一種症狀而非疾病，其原因可能是身體的免疫反應變差、某個部位受到感染，或是外在溫度所影響。人體一旦遭受病菌等侵襲會產生發炎反應，此時免疫系統會派出白血球細胞出動抵抗，在這期間會釋放出多種細胞激素（如熱原素）。此種細胞激素會刺激下視丘調節體溫中樞，並將人體溫度調高超過 38°C，造成發燒的現象。若為持續的高燒，則是因為病菌尚未被消滅，當免疫系統戰勝了病菌，身體就會解除警報而退燒。在尚未找出發燒病因時，若一味地尋求退燒，可能會誤導醫療判斷而錯過及時處置的時機。

一、發燒的發生原因

1. 當幼兒處於氣溫太熱的環境、吃過熱食、運動過後、穿過多衣服，或洗熱水澡等，都會造成體溫輕微的升高。
2. 若發燒合併咳嗽、嘔吐（vomit）、腹瀉等症狀，可能患有呼吸道或腸胃道感染疾病，這是一種訊息。而發燒所顯示的訊息很多，老師可從特定的指標來判斷其嚴重與否（如表 4-8 所示）。

表 4-8　幼兒發燒常見的病因

可能病因	合併症狀
一般感冒（多為病毒感染）	上呼吸道症狀，如咳嗽、流鼻水、喉嚨痛
流行性感冒	除上呼吸道症狀外，合併全身酸痛
肺炎、支氣管炎	咳嗽合併呼吸急促、會喘、有膿痰
急性咽喉炎或扁桃腺炎	扁桃腺腫大、黃色濃痰、吞嚥困難
急性鼻竇炎	除上呼吸道症狀外，合併眼周及雙臉頰敲痛
急性中耳炎	耳朵疼痛
腦膜炎	嘔心、嘔吐
病毒性或細菌性腸胃炎	噁心、嘔吐、腹瀉、膿便或血便

二、發燒的早期徵象

幼兒的外觀和行為改變都可能是發燒的早期徵象，包括：

1. 漲紅的臉。
2. 無精打采想睡覺。
3. 眼睛發亮，有淚水濕濕的。
4. 食慾不振。
5. 表示不舒服。
6. 寒顫。
7. 溫暖、乾燥的皮膚；年齡較大的幼兒可能排汗會增加。

三、發燒的照護措施

1. 保持環境安靜，可先讓幼兒臥床或平躺休息。
2. 降低室內溫度，調整空氣流通。
3. 發燒前，若有發抖寒顫現象，需以維持幼兒舒適為照護原則，增加水分攝取（如給予溫開水）、增加衣物或蓋被子，甚至可以在肢體末端敷熱水袋。
4. 幼兒發燒出汗時，應更換並減少衣物，保持身體的清潔及舒適。
5. 因發燒會散發水分，宜多補充水分，冷熱皆可。
6. 多攝取富含蛋白質食物，高熱量且易消化，並以平時七分量為宜，以減少生病時，身體腸胃道的負擔。
7. 若體溫高於 38°C，可採用冷敷或冰枕，留意幼兒的身體狀況。
8. 若高燒不退或突然高燒，務必通知家長接回就醫。在等待家長時，務必讓幼兒休息並留在身邊，勿讓其單獨留在教室。
9. 發燒時如合併有抽筋、昏睡、活動力變差、嚴重嘔吐或發紺等情形，應立即送醫。
10. 曾有熱性痙攣（febrile convulsion）病史的幼兒，需針對發燒治療，應請家長提供時效性醫囑，將退燒藥備放在幼兒園，必要時給予退燒，以免產生痙攣。

貳、嘔吐

　　嘔吐是一種反射動作，可將胃與小腸內容物經食道反應流出口腔，而將食入的有害物質排出體外，以達到保護作用。發生嘔吐的原因多樣，併發症狀不同，因表現形式類似，卻有可能根本不是腸胃問題所造成。

　　對幼兒來說，嘔吐是一個恐怖不愉快的經驗，真正的嘔吐與嬰兒喝完奶吐奶不相同。嘔吐通常與急性疾病或其他健康問題有關，幼兒發生嘔吐時，應了解其餵養方法、進食內容、時間和習慣，並仔細觀察其他症狀。

一、嘔吐的發生原因

嘔吐的原因複雜、多樣,許多情況都可能導致幼兒嘔吐,包括:
1. 情緒不安。
2. 細菌或病毒感染,例如:腸胃型感冒或咽喉炎。
3. 藥物反應。
4. 耳朵感染。
5. 腦膜炎。
6. 消化不良。
7. 劇烈咳嗽。
8. 頭部受傷。
9. 中毒。
10. 食物中毒。

二、嘔吐的照護措施

1. 幼兒若持續嘔吐,且有喉嚨痛、發燒或腹痛跡象出現,則可能是急性腸胃炎。最常見的病原為輪狀病毒、諾羅病毒、沙門氏桿菌等,典型症狀為一開始發燒、反覆嘔吐、腹痛、水瀉等。老師應請家長將幼兒接回休息,直到確定病因及症狀解除後,才能返校上學。
2. 在沒有其他症狀的情況下,單一次嘔吐的發生可能是因情緒煩躁、厭惡食物、多餘的黏液(如痰或鼻涕)或藥物反應,通常在嘔吐後會感到較舒服。老師應鼓勵幼兒多側躺休息,並繼續觀察其症狀。
3. 當幼兒嘔吐時,可準備小毛巾或紙巾、塑膠袋或容器,以便再次嘔吐時使用。
4. 在嘔吐時,須密切觀察幼兒,讓幼兒坐著或側躺,以不發生窒息或吸入嘔吐物為原則。
5. 當幼兒嘔吐發生時,需記錄及觀察嘔吐次數、嘔吐量、嘔吐物的組成成分、嘔吐型態,例如:嘔吐是否呈噴射狀?嘔吐物是否含食物、膽汁、血塊或痰?嘔吐的時機是吃完馬上吐,還是不吃也吐?

6. 嘔吐之後，應讓幼兒坐著或側躺，清潔幼兒口腔、漱口或擦拭清除嘔吐物，清洗雙手及洗臉，更換衣物，不讓嘔吐味道留在身上。嚴重的嘔吐，可能會從鼻腔噴出，須留意呼吸道通暢，避免異物哽塞，並需要清潔鼻孔。

7. 急性的嘔吐物中常帶有致病的細菌或病毒，如果因為人為處理不當，易擴大汙染環境或相關設施，進而造成大範圍汙染，致使疫情擴大。讀者可參照衛生福利部疾病管制署（無日期）的「校園環境消毒與嘔吐物及排泄物消毒處理方式及注意事項」，執行漂白水環境消毒事宜：

   (1) 教室部分：清理者請戴上口罩、手套，用已稀釋成 5,000 ppm 之漂白水，小心輕灑在嘔吐物或排泄物上，儘速以拋棄式紙巾、抹布或舊報紙覆蓋吸收主要濺落物後清除，然後使用 1,000～5,000 ppm 之漂白水，由外往內擦拭汙染區域，之後再使用 1,000～5,000 ppm 之漂白水（大範圍）由外往內擦拭，作用 30 分鐘後再使用清水擦拭即可。

   (2) 用報紙、衛生紙或是擦手紙，輕輕地覆蓋吸收主要濺落物，以避免病毒飛揚於空氣中，傳染他人。

   (3) 直接用於清除汙物之拋棄式紙巾、抹布或舊報紙等用具，於清理病患嘔吐物後應以垃圾袋密封後丟棄，不要重複使用，避免病毒擴散，感染其他人員。

   (4) 拖把不應直接用來清除嘔吐物。

   (5) 用於清潔擦拭消毒之拖把或抹布，使用後處理方式：應由清理者戴上口罩、手套，除了正常的清洗之外，應將拖把或抹布浸泡於消毒溶液（5,000 ppm 漂白水）中消毒 30 分鐘，取出後再以大量清水洗淨並晾乾。另外，使用過的拖把和抹布要放置於陽光下，遠離陰暗潮濕的角落，以免滋生細菌。

   (6) 戴口罩、手套之目的為維護清理者健康。

   (7) 使用漂白水請注意保護眼睛及皮膚。

   (8) 清理者在完成清理工作脫下和丟掉手套後，務必以肥皂與清水徹底洗手。

(9)阻斷腸胃道群聚之感染鏈（手—糞—口）最好的方式，就是洗手。應衛教病患或接觸者應經常洗手，可預防感染。
8.多次的嘔吐，易造成體內電解質和水分失衡，請家長留意脫水及尿量多寡的狀況，宜多加補充水分及適當的電解水。

參、腹瀉

　　腹瀉主要以排便次數增多，或糞便水量增加，呈現水便或稀糊狀。通常會在 8 小時內腹瀉 7、8 次以上，糞便發臭、帶有黏液或血液，且通常伴隨身體不適、弄髒尿布或衣褲。

一、腹瀉的發生病因與症狀

　　幼兒的腹瀉多屬於急性腹瀉（少於兩週），常合併發燒或脫水，常見的病因包含：
1. 病毒型感染：大部分幼兒的腹瀉屬於此類，感染源像是諾羅病毒、輪狀病毒、腺病毒、沙門氏菌等；病毒性腸胃炎常在秋冬之際造成大流行，以嘔吐和水便症狀為主。
2. 細菌性感染：此類較為少數，感染源像是沙門氏菌及食物中毒。細菌性腸炎的糞便常出現血絲或黏液物質，經常在夏季發生。
3. 非感染型腹瀉：多數是因為近期的飲食改變、抗生素治療、食物過敏、攝取高濃度食物等原因，其他少見的原因，例如：腸套疊、巨結腸症。

二、腹瀉的照護措施

1. 為了保護其他幼兒，避免群聚腹瀉現象，建議家長將腹瀉幼兒留在家中休息，待症狀解除後，再到園。且在家如廁較方便，家長也可觀察幼兒的糞便型態、大便次數、腹痛情形，以利提供醫師資訊，給予診斷與治療。

2. 當急性腹瀉時，應採低油脂、低纖維、易消化之營養的食物，減輕腸胃負擔。可採用以澱粉為主的食物，例如：白吐司、稀飯、白饅頭、蘇打餅乾、馬鈴薯等，而水果可改吃蘋果或香蕉泥。
3. 暫時先停止食用蔬菜、蛋類、豆類、油脂等易產氣的食物。
4. 多補充水分，喝白開水或電解水，不要喝牛奶、果汁及碳酸飲料。另外，運動飲料為含糖飲料且電解質含量少，應加以避免。
5. 水性糞便酸性強，若還在使用尿布，應該勤換，若有解水便即需更換。可使用清水及中性肥皂將臀部及肛門附近的皮膚清洗乾淨，並塗抹凡士林保護皮膚，避免糞便長時間黏在肛門附近、外陰和臀部而造成紅臀，引起皮膚潰爛。
6. 腸胃型腹瀉的傳染途徑多為糞口傳染，以肥皂洗手是防止感染性腸胃炎傳播的方法，尤其是上完廁所或是清理排泄物後，需依照衛生福利部疾病管制署（無日期）的「校園環境消毒與嘔吐物及排泄物消毒處理方式及注意事項」，執行漂白水環境消毒事宜，減少幼兒交叉汙染及減少接觸感染源的機會。
7. 當幼兒有腹瀉症狀發生時，應注意飲用水是否有煮沸、是否有未煮熟的食物、飲食器具（如杯子、奶瓶）必須洗淨消毒。
8. 注意觀察幼兒的脫水症狀，嘴唇是否乾燥、尿量眼淚是否減少、活動力變差、心跳加速，若腹瀉合併發燒或腹痛，務必請家長接回並就醫。

肆、便秘

當幼兒的排便次數一週少於2次（Digesu et al., 2010）或每週至少有2次硬糞便，其質地乾硬或呈現顆粒性，或排便困難時，即是有便秘症狀。便秘對於健康是有長遠影響的，因為排便不順暢，常導致幼兒腹脹、腸絞痛，甚至造成長期便秘，使得幼兒厭食、肛裂、大便失禁，影響學習力、活動力、情緒等。

一、便秘的發生原因與症狀

　　幼兒便秘常見為功能性腸胃道症狀，研究發現（Wu et al., 2010）功能性便秘的主因以飲食習慣影響最大，其中包含飲水習慣及纖維攝取量。便秘與年齡呈現負相關，表示年紀愈小，便秘的比例愈高。幼兒便秘的原因，大多以照顧者提供的飲食型態或排便不良習慣為主，以下列舉幾項影響因素：

1. 水分不足：水分可軟化硬糞便，若飲水量不足，會導致糞便乾燥，不易排出。
2. 食物攝取偏差：攝取高蛋白、高油脂及精緻食物過多，例如：肉類、油炸食品、速食、餅乾、甜點、烘培食品等，蔬菜和水果相對攝取量較少，纖維量不足，如此一來，無法增加糞便體積及柔軟度，引發排便沒有反射作用。
3. 排便反射鈍化：當大腸內有足夠的糞便時，便會引發排便反射，產生排便意識。若幼兒因睡過頭、趕著上學，導致無法好好上廁所，則會刻意抑制排便意識，排便反射便慢慢地鈍化，之後即使腸道堆滿糞便，也不會輕易發出排便訊號。
4. 痙攣性便秘：因精神緊張、情緒不安，使得結腸呈現痙攣狀態，腸道腔徑變小，糞便則無法向下移動。有時也會有腹瀉症狀，糞便呈現小丸且有過量的黏液。
5. 運動及活動不足：運動是重要的便秘治療處方（Van der Plas et al., 1997），建議每日至少要有 1 小時的運動時間。
6. 睡眠時間過短：因為就寢時間太晚，導致起床與吃早餐時間都會變得比較晚，影響到排便狀況，進而影響早餐攝取及學習成長。
7. 藥物作用：有些止咳藥水、鎮定劑等，容易抑制大腸蠕動，使得糞便質地變硬，而造成排便的困難。

二、便秘的照護措施

　　幼兒有便意感卻未排便，可能是因為在糞便變硬後解便容易造成肛

裂，這會導致因為怕痛而忍住不解便，於是便秘情形就愈來愈嚴重。此時，應從飲食、生活型態改變來改善便秘症狀：

1. 增加水分的攝取：依幼兒的每公斤體重，每天至少需要攝取100～150 cc 水分。若體重在 10 公斤以上，則每天至少要攝取 2,000 cc。老師可用幼兒自備水壺量測飲水次數計算水量，將飲水行為作為例行活動時間的規劃。
2. 對於膳食纖維的建議量多為「年齡 + 5 克」原則（Hampl et al., 1998），增加富含纖維素食物之攝取，例如：全穀類、未加工的豆類及蔬菜水果。可使用水果作為點心設計，以增加膳食纖維的攝取量。
3. 應避免供應餅乾或精緻食品作為獎勵，此類食物多為高油、高糖、纖維量少，易造成便秘及營養不均。
4. 若提高纖維及水分攝取量後，糞便仍呈現顆粒狀，則需留意油脂攝取量是否足夠。
5. 每日運動至少 1 小時，落實大肌肉運動時間，有助於腸胃活動、增進食慾、提高排便動力。
6. 每天睡滿 10 小時，三餐飲食規律，且養成規律排便的習慣。
7. 可鼓勵、督促幼兒，於清晨或飯後定時如廁，並給予充足的如廁時間，但若幼兒無便意感，則不可勉強，易產生焦慮感。
8. 為幼兒設置能專心如廁的環境，不要玩玩具、看影音或與同儕聊天。
9. 若有需要給予藥物，以口服為主，若常常灌腸，會引起幼兒恐懼。藥物需遵照醫囑使用。

伍、汗疹

幼兒長汗疹（miliaria）是常見的皮膚問題，多發生在悶熱的夏季。汗疹看似小問題，卻會讓幼兒感到搔癢、不舒服，過度的搔抓也會引起其他微生物的感染。

一、汗疹的發生原因

1. 汗疹形成的主因是過度排汗時,汗水浸入皮膚表皮角質層,致使汗腺導管開口暫時性的阻塞。
2. 汗腺導管開口若無法排出繼續分泌的汗液,會因內壓力破裂,汗液進入周圍的組織,造成刺痛感。
3. 大量的排汗即可能誘發汗疹,例如:高溫及高濕度的環境、穿著悶不透氣的衣服、激烈運動,以及發高燒。

二、汗疹的照護措施

1. 選擇寬鬆、透氣、吸汗的衣物,視溫度的變化,提醒幼兒調整替換衣物。
2. 利用空調保持適當的溫度和濕度,減少汗濕情形。
3. 請家長幫幼兒準備備用換洗衣物,在容易汗濕的活動後(如大肌肉活動、戶外活動、體能活動、午覺之後),老師應檢查、提醒並協助幼兒更換衣物,讓身體保持乾爽舒適,必要時以清水洗澡或清洗搔癢處,降低不適感。
4. 鼓勵幼兒身上備有手帕或毛巾,自己將汗水擦拭乾淨,降低刺激不適感。
5. 剪短指甲,以免因抓癢而破皮。
6. 搔癢部位常見於關節處,若面積較大時,可用冰敷或冷水濕敷,具有止癢效果,亦可依照醫師指示使用止癢痱子水。

陸、異位性皮膚炎

異位性皮膚炎(atopic dermatitis [AD])是濕疹的一種。慢性反覆性的皮膚疾病並不是傳染病,通常好發在嬰兒期或兒童期,患者常常同時伴有血清中 E 型免疫球蛋白升高、個人或家族有過敏性鼻炎、氣喘(asthma)或異位性皮膚炎等病史(朱家瑜,2019)。

由於皮膚乾燥發炎，呈現粉紅色或淡橘色丘疹及脫屑與一些滲出液，皮膚會不斷地脫屑，造成他人擔心此症狀是否為傳染病或是清潔不足所致。

一、異位性皮膚炎的發生原因

1. 嬰幼兒時期好發於臉上、頭皮與四肢伸側等伸展部位，隨著年齡增長，到了兒童期以後，病灶主要分布在脖子、四肢屈側等部位，皮膚會變得較粗厚、出現苔蘚化等特徵（朱家瑜，2019）。
2. 如果病情控制的不盡理想，則病灶有可能會蔓延全身，包括頭皮、身體、手掌、腳掌、陰部等都可能受到侵犯，最後甚至演變成紅皮症，也就是全身超過 90 %的皮膚受侵犯（朱家瑜，2019）。
3. 因幼兒免疫失調與過敏原致敏化，例如：接觸到刺激物質（如肥皂或漂白水）、吃到某些食物、天氣變化（尤其是冬天的乾冷天氣）、皮膚遭細菌入侵等情形，都會導致發炎反應反覆發生。

二、異位性皮膚炎的症狀

1. 此疾病的特色就是皮膚乾燥敏感、奇癢無比、肌膚失去保護層，容易感染病毒。
2. 異位性皮膚炎三部曲：發癢→搔抓→濕疹，形成濕疹之後會更癢；皮膚發炎反應及分布有不同的變化，形成惡性循環。
3. 常見部位：頸部、肘部、腕部、膝部。

三、異位性皮膚炎的照護措施

1. 減少用肥皂洗澡，改用溫水沖洗，以沐浴乳清洗胯下、腋下、雙腳即可。
2. 若皮膚乾燥，需要塗抹保濕乳液，尤其是洗完澡後。凡士林容易堵塞毛孔，反而會使皮膚狀況惡化，因此不宜塗抹凡士林。
3. 由於身體上的汗水濕黏感及過於悶熱的環境，容易促使癢感明顯，會讓幼兒更想抓搔癢處，而使得皮膚炎惡化，因此宜穿著吸汗衣

物，並適時以清水沖洗，保持身體乾爽。
4. 急性發作期時可使用止癢藥膏，再擦拭乳液。
5. 盡量避免食用易過敏食物，例如：牛奶、蛋、魚、巧克力等，也要減少色素、防腐劑和調味過多的食品。
6. 避免接觸環境中的清潔劑、肥皂、毛衣、毛絨刺激物質，以及塵蟎、蟑螂、寵物、花粉等，減少刺激身體產生過敏反應的機會，以免急性發作，產生不適。
7. 依照醫囑使用外用止癢藥或口服抗組織胺藥物。

柒、熱性痙攣

熱性痙攣是指，幼兒在急性體溫升高而併發的痙攣，通常會在6個月至6歲之間發生，以1歲半左右最常發生，但不包括中樞神經系統感染或腦膜炎引起的抽搐。當熱性痙攣引起抽搐時，發作時間不長，但是發作時的臨床表現，對於從未經歷過抽搐發作的老師或家長而言，會認為是幼兒正被舌頭哽住，看起來非常緊急，很讓人擔心。

而熱性痙攣不會傷害腦部，也不會造成神經系統及肢體麻痺，更不會影響幼兒智力。當熱性痙攣發作時，老師及家長務必冷靜，並觀察、記錄發作時間及症狀，以及保護幼兒避免受到外傷。

一、熱性痙攣的發生原因

1. 真正導致熱性痙攣的原因尚不清楚，除了體質外，曾有數個假說，包括體溫上升的速度、體溫高溫、高溫造成的海馬迴變化等，都可能引起痙攣發生。
2. 幼兒的腦部發育尚未成熟穩定，對抗抽搐的抑制機轉也尚未發達，會隨著體溫急遽升高而引發抽搐現象。
3. 熱性痙攣有家族遺傳的傾向，但不是所有高體溫都會發生熱性痙攣。

二、熱性痙攣的症狀

1. 常發作於發燒 24 小時內，體溫多為 39°C～40°C。
2. 可能發生在體溫急遽上升時、退燒時、睡眠或清醒時。
3. 熱性痙攣發作時，可能會突然失去知覺、沒有反應、目光呆滯、兩眼往上吊、嘴唇發紫、牙關緊閉、兩手腳對稱性的全身抽搐、僵直或是全身鬆軟無力。
4. 熱性痙攣的發作持續時間約在 5 分鐘以內，發作後很疲勞，有段嗜睡期，不會留下神經症狀（如肢體無力）。

三、熱性痙攣的照護措施

1. 宜讓幼兒側躺，若為仰臥，頭部需側一邊，可放置柔軟的枕頭或衣物在頭部下方，避免碰撞。口中若有分泌物或嘔吐物，可側躺引流，以免阻塞呼吸道。
2. 鬆開幼兒頸部緊身的衣物，以利呼吸順暢。
3. 當抽搐時，需移走幼兒身邊的堅硬桌子及尖銳物品等可能傷及幼兒的物件。
4. 不要試圖強行打開幼兒的嘴巴，如此可能會造成更大的傷害或咬傷舌頭，宜以湯匙或手指塞入口中。
5. 保持冷靜，留在幼兒身旁，保護其不受到傷害。當幼兒痙攣抽搐時，不要移動，也不強行壓制肢體或約束身體。
6. 不用進行人工呼吸，除非幼兒在抽搐時停止呼吸。
7. 觀察、記錄幼兒的抽搐時間、眼球轉動方向、肢體是雙側還是單側抽動，這些觀察資料可提供醫師作為診斷依據。
8. 若熱性痙攣抽搐超過 10 分鐘，或連續抽搐、意識無法恢復時，則須緊急送醫。
9. 發作停止後，讓幼兒側躺，以便讓口水流出來，在還沒有恢復意識之前，不可以給予任何飲料及食物，以免嗆到；也不需要讓幼兒馬上起來走動，待嗜睡及恍惚期之後，意識完全恢復，再起身走動。

10. 在幼兒園中，幼兒發燒導致熱性痙攣抽搐是很緊急的事件，除了生病幼兒之外，也會讓其他同儕幼兒感到緊張及害怕。因此，老師需多留意身體不適幼兒的體溫變化，若有異常，可立即請家長接回家休息或就醫，請醫師評估是否只是單純的熱性痙攣，以免錯失治療中樞神經系統感染的先機。

捌、氣喘

　　氣喘是一種呼吸道慢性發炎疾病，因為呼吸道慢性發炎而造成呼吸道過度敏感，使呼吸道的平滑肌收縮，讓呼吸道變得管徑狹小，同時發炎細胞使得管壁增厚、黏液分泌增加，因此在臨床上出現反覆咳嗽、胸悶、呼吸困難、呼吸急促的症狀。

　　幼兒的氣喘經過治療之後，大部分都可以控制其症狀，過著一般的生活。症狀消失一陣子或好幾年之後又復發，但很多幼兒到了青春期就會漸漸改善，也有人的症狀持續或變得更嚴重，適當的追蹤治療可以避免肺部發生不可逆的變化。

一、氣喘的發生原因

　　氣喘的發生原因主要有兩大要素：(1)先天的遺傳體質；(2)接觸後天外在環境過敏原，例如：氣候劇烈變化（冷熱溫差）、上呼吸道感染（感冒、支氣管炎）、空氣汙染、刺激性味道（如香菸、油漆、樟腦丸、殺蟲劑、廚房油煙等），都有可能誘發氣喘。

　　塵蟎是臺灣常見的過敏原，而其糞便是真正的過敏原元凶，常存在於床墊、地毯、絨毛玩具等。溫暖潮濕的環境最容易讓塵蟎生長，在氣候交替之時，常常造成氣喘發作。而蟑螂也是常見的過敏原，接著就是貓、狗、鳥類的皮屑或唾液，再來是黴菌、花粉。

二、氣喘的症狀

1. 幼兒的氣喘是以慢性咳嗽為主要症狀，典型的氣喘症狀，像是出現喘鳴咻咻聲、呼吸困難及胸悶。
2. 當氣管發炎，就會開始咳嗽，當氣管阻塞，才會發出咻咻聲，而氣喘常在睡覺時、快天亮時、剛睡醒時，或運動時發作。
3. 呼吸道感染特別會引起氣喘發作，出現胸悶、呼吸急促或久咳，老師應特別留意氣喘幼兒的症狀，適時通知家長。

三、氣喘的照護措施

（一）避免接觸過敏原

1. 教室內使用除濕機或冷氣機，保持室內濕度在 50%以下，且在幼兒離開教室後使用，避免太乾，引起氣喘。
2. 每日開窗 2 小時，保持室內通風良好。
3. 移除地毯、厚窗簾布、沙發坐墊、填充玩具，也要移除教室內不必要的雜物。
4. 可用防蟎套將床墊、棉被、枕頭包覆起來，且床單、被套與枕套至少每兩週以 55°C 以上熱水或烘乾機先處理 10 分鐘，或是使用殺蟎化學製劑後，再用清水洗乾淨，以殺滅寢具上的塵蟎。
5. 注意環境衛生，教室內盡量不留下食物，避免滋生蟑螂及老鼠。
6. 避免接觸殺蟲劑、噴霧劑、芳香劑、樟腦丸、蚊香等揮發性化學物質。
7. 空氣品質不佳時，即空氣品質指標（air quality index [AIQ]）數值達橘色時，老師應減少讓敏感性族群幼兒（氣喘幼兒）於戶外活動，並採個人健康自主管理，戴口罩，注意自身健康狀態（教育部資訊及科技教育司，2023）。

（二）調整生活習慣

1. 水分的補充有助於氣管維持濕潤，氣管分泌物才不會太黏稠。
2. 正常的作息、充足的睡眠有助於身體健康，減少感冒的機會，亦能減少氣喘發作的機會。
3. 冬天避免直接接觸冷空氣，起床注意保暖，戶外活動時戴口罩。
4. 適度運動以增加體能，其中以游泳較好，因呼吸頻率溫和，吸入的空氣濕度較高，不會刺激氣管。

（三）藥物控制

氣喘用藥分為二類，須依照醫師指示使用：

1. 保養控制藥物：輕度氣喘就應該使用保養藥物控制。
2. 急性緩解藥物：氣喘突然發作，咳得很厲害或有咻咻的喘聲時使用。

四、氣喘發作的處理方法

1. 協助幼兒半坐臥，以舒適的姿勢深呼吸或採腹式呼吸，有痰液須將痰咳出。
2. 發作時須注意補充溫開水，可攝取適量且易消化的食物。
3. 注意氣喘發作的早期徵象：(1)半夜或清晨因咳嗽醒來；(2)頻繁使用支氣管擴張劑；(3)日常生活或運動耐力受影響，而且運動後容易咳嗽。
4. 依醫囑給藥或使用氧氣。

動腦思考題

1. 試說明幼兒的生命徵象如何評估？
2. 試說明幼兒發燒的早期徵象及照護重點？
3. 試說明嘔吐物及排泄物的消毒處理方式及注意事項？
4. 試說明當幼兒發生熱性痙攣的照護措施？
5. 試說明氣喘幼兒有什麼需注意事項？

參考文獻

中文部分

朱家瑜（2019）。認識異位性皮膚炎。異位性皮膚炎病友協會。https://adpa.org.tw/認識異位性皮膚炎

教育部資訊及科技教育司（2023）。校園空氣品質警示及防護計畫（修訂二版）（112.01.04 修正）。https://depart.moe.edu.tw/ed2700/News_Content.aspx?n=5FAADFDD4911A282&sms=D85CBB59B8EAEB61&s=7CAC93D1060EDC94

臺灣兒科醫學會（2011）。幼兒發燒問答集（第二版）。https://www.pediatr.org.tw/people/edu_info.asp?id=12

蔣立琦、蔡綠蓉、黃靜薇、邱淑如、毛新春、吳書雅、金坤明、葉麗娟、林冠伶、劉英妹、林元淑、王月伶、藍淑芬、林寶玉、張淑敏、曹堅華、黃美智、梁淑華、趙國玉、曾莉淑等（2018）。兒科護理學（第六版）。永大。

衛生福利部疾病管制署（無日期）。重要指引及教材：校園環境消毒與嘔吐物及排泄物消毒處理方式及注意事項。https://www.cdc.gov.tw/Category/MPage/IzET8SefwPCcQ0pqAcKddg

蘇麗智、簡淑真、劉波兒、蘇惠珍、林靜娟、呂麗卿、陳明莉、羅筱芬、李淑琍、林淑燕、賴秋絨、邱淑玲、陳淑齡、謝珮琳、林玉惠、黃月芳、葉秀珍、潘美蓉、李家琦、李美雲等（2021）。基本護理學（上）（第四版）。華杏。

英文部分

Digesu, G. A., Panayi, D., Kundi, N., Tekkis, P., Fernando, R., & Khullar, V. (2010). Validity of the Rome III Criteria in assessing constipation in women. *Int Urogynecol J., 21*(10), 1185-1193.

Fiore, A. E., Epperson, S., Perrotta, D., Brenstein, H., & Neuzil, K.(2012). Expanding the recommendations for annual influenza vaccination to school-age children in the United States. *Pediatrics, 129*(Supplement_2), S54-S62.

Hampl, J. S., Betts, N. M., & Benes, B. A. (1998). The 'age+5' rule: Comparisons of dietary fiber intake among 4- to 10-year-old children. *J Am Diet Assoc, 98*(12), 1418-1423.

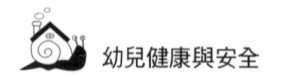

Sun, Y., & Sundell, J. (2011). Early daycare attendance increase the risk for respiratory infections and asthma of children. *J Asthma, 48*(8), 790-6. https://doi.org/10.3109/02770903.2011.604884

Van der Plas, R. N., Benninga, M. A., Taminiau, J. A., & Buller, H. A. (1997). Treatment of defaecation problems in children: The role of education, demystification and toilet training. *Eur J Pediatr, 156*(9), 689-692.

Wu, T. C., Chen, L. K., Pan, W. H., Tang, R. B., Hwang, S. J., Wu, L., & Chen, P. H. (2010). Constipation in Taiwan elementary school students: A nationwide survey. *JCMA, 74*, 57-61.

第五章
幼兒園常見的傳染病及照護

莊蕙嘉

「傳染病的基本概念及造成傳染病的要素有哪些？」
「幼兒園常見的傳染病有哪些？如何照護？」
「幼兒園如何防治傳染病？」

　　幼兒園常見的傳染病，包括：腸病毒、流行性感冒、諾羅病毒、流行性角膜結膜炎（紅眼症）、水痘、肺炎、頭蝨、疥瘡、腮腺炎、猩紅熱等，有些疾病非法定傳染病，係因幼兒彼此接觸密切且其免疫系統尚在建立，通常會有較高風險而罹患傳染疾病。因此，注重個人衛生、促進身體健康、改善環境衛生、施予衛生教育、加強防疫體系、適時接種疫苗等，為預防保健之首要，更需要老師及家長的引導及教育，落實健康生活，降低傳染疾病之發生，維護幼兒身體健康。本章介紹傳染病的基本概念及造成傳染病的要素，說明幼兒園常見的傳染病及照護，及其防治的方式。

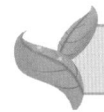

第一節　傳染病流行的三要素

　　傳染性疾病（communicable disease）係由可複製的病因（replicating agents），透過動物、環境或其他人類傳遞至人體中造成的傳遞型疾病。傳染

型疾病的發生必須共同存在病原體（pathogen）、傳染途徑（transmission）、易感宿主（susceptible host）等三要素，三者交互作用，而成為傳染鏈循環造成疾病，分述如下。

壹、病原體

所謂病原體，係侵入人體後造成宿主組織器官產生疾病的微生物，可能是細菌、病毒、黴菌、寄生蟲、立克次體等。

貳、傳染途徑

所謂傳染途徑，係指病原體離開原宿主的方式，在人類或動物身上，通常是經由呼吸道、腸胃道、泌尿道、性器官，或皮膚傷口之分泌物，例如：鼻涕、口水、痰、糞便、尿液、血液、體液、膿等，再藉由特定有效的傳播方式侵入易感宿主，而形成新的傳染者之過程。

病原體的傳染途徑分為直接傳染及間接傳染，其侵入途徑及分類，如表 5-1 所示。

參、易感宿主

所謂易感宿主，係指抵抗力弱的人類或動物，其暴露於病原體時容易致病，嬰幼兒通常因免疫力不足，容易感染疾病。

表 5-1　病原體的傳染途徑

傳染方式		侵入途徑	排出後留存處	相關疾病
直接傳染	直接接觸	病原體經由直接接觸（如接吻、性交、接觸傷口等）侵入宿主體內	皮膚、生殖器、黏膜、膿痂皮	梅毒、淋病、愛滋病（AIDS）
			土壤、堆肥	破傷風
	飛沫傳染	經由患者咳嗽、打噴嚏的飛沫，直接進入宿主的口、鼻、咽	口水、鼻涕、痰	肺結核、流行性感冒、麻疹、德國麻疹、白喉、百日咳、腮腺炎、猩紅熱、水痘
	胎盤感染（垂直傳染）	孕婦體內的病原體經由胎盤進入胎兒體內，分娩時由產道血液感染	胎盤、血液	愛滋病（AIDS）、B型肝炎、梅毒、德國麻疹
間接傳染	糞—口傳染（媒介物傳染）	病原體隨著患者的消化系統（糞便、嘔吐物）排出，經由飲水、食物、器具感染等途徑，侵入另一健康的體內	飲水、食物、器具（餐具、玩具、衣服）	霍亂、傷寒、副傷寒、小兒麻痺、腸病毒、A型肝炎、寄生蟲病
	病媒傳染	病原體藉由中間宿主（如老鼠、蚊子、跳蚤等）再傳染給易感宿主	機械性傳播	霍亂、傷寒、副傷寒、小兒麻痺
			病媒（動物）本身感染後，病原體在體內繁殖後傳染給宿主	日本腦炎、登革熱、瘧疾
	空氣傳染	病原體附著在漂浮於空氣中的塵埃或霧氣	口水、鼻涕、痰	肺結核、流行性感冒

121

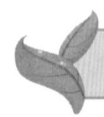

第二節　幼兒園常見的傳染病

幼兒經常罹患各種疾病,但並非所有疾病都是傳染病。老師必須分辨幼兒的生病情形,在家長到達幼兒園之前,先減緩幼兒的不適症狀,勿自行判斷幼兒的病因。老師若發現幼兒有身體不適,例如:腹瀉、發燒、咳嗽等症狀,應停止上課,立即通知家長送醫診治,由醫師診斷其是否為傳染病,並依照醫囑建議治療,進行健康管理,防止幼兒互相傳染。以下介紹幾種幼兒較為常見的傳染病。

壹、腸病毒

一、傳染方式

腸病毒主要是藉由直接接觸病人的唾液、鼻涕或糞便而傳染。

二、傳染期

腸病毒從發病前 1～2 天迄發病後一週內的傳染力最強,以夏天及初秋較明顯,臺灣則以每年 3～11 月為流行季節。

三、症狀

腸病毒會引起發燒,咽部會出現疱疹性水泡,手掌腳掌出現紅疹。常見的症狀包括:

1. 手足口症:為 A 群克沙奇病毒及腸病毒 71 型引起,特徵為發燒及身體(手、足、口腔黏膜及臀部周圍)出現小水泡,常因口腔潰瘍無法進食,病程約 7～10 天。
2. 疱疹性咽峽炎:由 A 群克沙奇引起,特徵為突發性發燒 1～4 天,年齡愈小體溫愈高,咽部會出現多處小水泡或潰瘍,病程約 4～6 天。

四、照護措施及預防

1. 為防範幼兒群聚傳染擴大流行，經診斷為腸病毒（含疑似）者，應嚴格要求生病幼兒自發病日起第一天起，請假 7 日；班級停課則以全班停課當日為第 1 天起，計算 7 日。
2. 加強正確洗手的步驟，尤其是在如廁後、用餐前後、玩玩具前後、上學前後。
3. 物品表面及玩具要經常清潔與消毒，並以 500 ppm 漂白水作為環境消毒之用。
4. 兒童玩具（尤其是絨毛玩具）應經常清洗與消毒。
5. 目前，國內除了小兒麻痺病毒疫苗及腸病毒 A71 型疫苗外，對於大多數的腸病毒型別，尚無疫苗可供預防。

貳、流行性感冒

幼兒到了某個年紀，大約會得到 7～8 次的感冒，但隨著年紀愈來愈成熟、呼吸道管徑大小增加、疾病免疫力增加，以及養成個人良好健康習慣之後，他們罹患感冒的次數也會隨之減少。

一、傳染方式

流行性感冒係經由病毒感染，透過飛沫或直接接觸呼吸道分泌物（如咳嗽、打噴嚏）。

二、傳染期

流行性感冒的病毒傳播速度很快，有 1～2 天的潛伏期，在症狀出現的前一天至發病後 2～3 天內均具有傳染性。

三、症狀

流行性感冒的主要症狀為發燒、頭痛、肌肉痛、疲倦、流鼻涕、喉嚨痛、咳嗽等，部分患者伴有腹瀉、嘔吐等症狀。多數患者在發病後會自行痊癒，但少數患者可能會出現嚴重的併發症，常見為病毒性肺炎及細菌性肺炎，另外還包括中耳炎、腦炎、心包膜炎，以及其他嚴重的繼發性感染等。流行性感冒的高危險族群，包括：老年人、嬰幼兒，以及患有心、肺、腎臟與代謝性疾病等慢性疾病患者，或免疫功能不全者。

四、照護措施

1. 幼兒出現症狀的第 1～2 天應留在家中休息，不要上學。
2. 建議多休息，並增加液體攝取（如白開水、水果、清湯）。
3. 請依照醫囑定時給藥。
4. 家長應注意，若觀察 4～5 天，症狀未改善或有合併症發生時，應立即就醫。
5. 加強正確洗手、呼吸道衛生與咳嗽禮節，以及維持良好的個人衛生習慣。
6. 若快篩篩檢為 A 型流感或 B 型流感，建議幼兒在家健康自主管理，症狀解除後的 24 小時始可返園上課，並告知班級老師進行通報及啟動防疫機制。
7. 依醫師指示給予抗生素，請按時服藥勿任意停藥，以免產生抗藥性。

參、諾羅病毒

一、傳染方式

人體若食入被諾羅病毒汙染的食物或飲水；接觸被諾羅病毒汙染的物體表面，再碰觸自己的嘴巴、鼻子或眼睛黏膜；接觸或吸入病人嘔吐物及

排泄物所產生的飛沫等，都可能受到諾羅病毒的感染。

二、傳染期

諾羅病毒的潛伏期約 24～48 小時，其傳染力非常強，可藉由排泄物或嘔吐物人傳人。感染恢復後二星期內，其糞便內尚有病毒，仍然具有傳染力。

三、症狀

諾羅病毒的症狀主要為噁心、嘔吐、腹瀉、腹絞痛，可能合併發燒、寒顫、倦怠、頭痛、肌肉酸痛。一般而言，年紀較小幼童的嘔吐症狀較明顯。症狀通常會持續 1～2 天，之後就會逐漸痊癒。

四、照護措施

1. 老師與家長須注意和記錄排便次數、排便量、大便顏色、黏稠度，以及是否存在血液、黏液或膿液。
2. 若腹瀉未改善或出現昏睡症狀時，須立即就醫。
3. 加強正確洗手之教導，以避免感染自己和其他人。
4. 幼兒在 24 小時內有發燒、腹瀉情形，建議自主管理。
5. 一旦停止腹瀉，液體和軟質飲食可以逐漸加入幼兒的飲食中。
6. 受病童汙染的衣物、寢具等，應讓家長帶回清潔與消毒。
7. 園區及居家使用 1,000 ppm 漂白水消毒環境，嘔吐物與排泄物則用 5,000 ppm 漂白水處理。
8. 建議幼兒應於腹瀉或嘔吐症狀解除後 2 日再接觸健康的人。

肆、流行性角膜結膜炎（紅眼症）

一、傳染方式

流行性角膜結膜炎係直接接觸病人的眼睛、上呼吸道分泌物，或間接接觸汙染的環境或器具（如衛生紙、毛巾）後，又碰觸自己的眼睛。

二、傳染期

流行性角膜結膜炎的整個感染期約在數天至 2～3 週之間。

三、症狀

病童結膜充血，而呈現鮮紅、眼皮腫、眼睛有大量黃色分泌物，以及搔癢症狀。

四、照護措施

1. 依醫師指示按時服用抗生素，勿任意停藥，以免產生抗藥性。
2. 服藥後仍須將幼兒隔離 24 小時（服藥後至少要自主隔離一天）。
3. 加強正確洗手、消毒玩具（使用 500 ppm 漂白水浸泡或太陽紫外線光消毒）。

伍、水痘

一、傳染方式

水痘係經由飛沫或直接接觸呼吸道分泌物，或是接觸到患者皮膚病灶上的水泡液，均可造成傳染。

二、傳染期

水痘自出疹前 2～3 天，到水泡出現後 5～6 天，為最高傳染期間。老師應進行傳染病通報及啟動防疫機制。

三、症狀

1. 初期出現輕微發燒、煩躁不安，類似感冒症狀。
2. 皮膚開始出現紅疹，漸漸發展成水泡而後結痂，以胸部、背部、頸部、前臂的分布最多，由臉、頭皮往軀幹、四肢延伸。全身性皮疹逐漸快速顯現，隨後變成水疱，最後留下粒狀痂皮（通常約於 2～4 星期內痊癒）。

四、照護措施及預防

1. 幼兒需採取呼吸道隔離措施（自主隔離、戴口罩）。
2. 養成良好衛生習慣，並加強正確洗手。
3. 當病童在傳染期時，應避免出入公共場所及上學，直到醫師同意後再返園。
4. 水痘疫苗接種是有效的，建議家長掌握接種時機。

陸、肺炎

一、傳染方式

肺炎可經由人與人之間直接接觸到帶菌的口鼻分泌物，或經由吸入含有此病原菌之飛沫，通常需要長時間或密切接觸才可能遭受感染。

二、傳染期

肺炎的傳染期約 1～3 天。

三、症狀

肺炎常見有咳嗽、氣喘、胸痛、頭痛、頸部僵硬、嘔吐、意識不清等症狀。

四、照護措施及預防

1. 目前的肺炎鏈球菌對部分抗生素已產生高抗藥性，因此預防侵襲性肺炎鏈球菌感染最有效的方法，就是按時接種肺炎鏈球菌疫苗。
2. 均衡飲食、適度運動、充足睡眠，維持良好的個人及環境衛生。
3. 保持室內空氣流通，避免長時間處於密閉空間內。
4. 避免處於過度擁擠、通風不良的場所。
5. 勤洗手，保持雙手清潔，加強正確洗手，避免碰觸眼、口、鼻。
6. 幼兒應遵循呼吸道衛生與咳嗽禮節。
7. 幼兒與照顧者應妥善處理口鼻分泌物，並於處理後立即洗手。

柒、頭蝨

一、傳染方式

頭蝨係透過人與人接觸時，其頭對頭或頭髮對頭髮的接觸傳播；或是間接使用患者用過的梳子、衣物、帽子、毛巾、絨毛玩偶等，都可能被傳染；躺在患者睡過的枕頭、床鋪，也有感染頭蝨的風險。頭對頭的接觸傳染常發生在學校或家中，經由團體活動及玩遊戲時傳染。狗、貓等寵物不會傳播人蝨。

二、傳染期

人體因為對頭蝨的唾液產生過敏反應，所以會有發癢的感覺。頭蝨在初次感染後，約需4～6週才會產生過敏反應，此段期間即為潛伏期。

三、症狀

頭蝨吸血時，會將自己的唾液注入人體內而促使血管擴張，並使人發生免疫反應，而出現癢感。頭蝨的排泄物也會使頭皮過敏，患者若因發癢、過敏而將頭皮抓傷，可能導致頭皮感染細菌。

四、照護措施

1. 選用衛生福利部核可去除頭蝨專用的洗髮乳或藥品，並遵守藥物標示的使用方法及注意事項。不可使用市售的環境衛生用殺蟲劑來消除頭蝨。使用藥物時，可用冷水沖洗頭髮，並在水龍頭下沖洗，避免使用淋浴，以免身體其他部位接觸到藥物。
2. 頭蝨治療後8～12小時可使用密梳〔最好選用每公分有12齒，齒與齒間小於0.3公釐（mm）〕梳頭，以除去頭髮上的頭蝨或蟲卵。若治療8～12小時後，頭蝨仍十分活躍，即必須尋求醫師的協助。
3. 治療後每隔2～3天檢查一次頭髮，應持續2～3週，確保頭蝨及蟲卵已完全去除；首次治療後的7～10天，若仍發現有頭蝨寄生，則必須再次投藥。
4. 在治療開始前2天內，患者及接觸者所使用之衣物、床巾等，需以熱水（55°C～60°C）燙洗至少30分鐘，並高溫乾燥；不能洗的衣物和棉被，可以乾洗或密封於塑膠袋內至少2週。耳機、安全帽、梳子等物品，經清洗後可用滅蝨藥或異丙醇（isopropyl alcohol）消毒，梳子也可用熱肥皂水浸洗10分鐘。
5. 家中如有人感染頭蝨，全家人都應接受檢查，有感染的人必須同時進行治療。

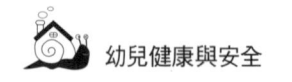

捌、疥瘡

一、傳染方式

疥瘡是長時間直接接觸患者的皮膚而感染。由於患者身上的疥蟎可能會掉落在衣服、床鋪及家具上，因此接觸患者使用過的衣物、毛巾或床鋪等，較可能間接感染疥瘡。

二、傳染期

第一次感染疥瘡，約 2～6 週才會出現症狀。須注意的是，即使患者尚未出現症狀也具有傳染力。若曾經感染疥瘡，約 1～4 天就會出現症狀。

三、症狀

疥瘡的典型症狀為皮膚劇癢難耐，尤其在夜間時更為嚴重。感染疥蟎後，由於對疥蟎及其排泄物會產生過敏反應，因此皮膚上會出現紅斑、丘疹、水疱等症狀，有時會因劇癢抓傷，導致細菌感染。

四、照護措施

1. 經醫師診斷確定後，使用滅疥藥品（scabicides），並遵守醫囑及藥品標示的使用方法與注意事項。
2. 塗抹藥品時，必須全身都要塗抹，例如：背部、屁股縫、會陰部、肚臍、手指間、腳趾縫、指甲縫等，較不易塗抹部位均須徹底塗遍，不應只塗抹發癢部位。
3. 疥蟎暴露在 50°C 的環境中 10 分鐘，或離開人體 2～3 天後即會死亡。
4. 使用過的衣物及床被單等，均須使用 60°C 以上的熱水清洗並以高熱乾燥，或進行乾洗，持續高溫處理至完成治療為止。

5. 房間建議使用吸塵器清理。
6. 接受治療後，即使寄生於皮膚中的疥蟎及蟲卵已清除，皮膚癢及紅疹的症狀可能會持續約 1 個月才會全部解除。此時可就醫，並由臨床醫師視個人狀況開立止癢的藥膏，以緩解症狀。

玖、腮腺炎

一、傳染方式

腮腺炎係由於人與人的唾液、尿液含有副黏液病毒屬之腮腺炎病毒所傳播。其途徑包含飛沫傳染及直接接觸患者之唾液，尿液亦可能造成傳染。

二、傳染期

腮腺炎發生前 6～7 天至發生後 9 天，在發病前 1～2 天的傳染力最強，無症狀之感染亦具傳染力，好發於 4～9 歲。

三、症狀

腮腺炎是一種急性發作症狀，單或雙側腮腺（或其他唾液腺）疼痛，自限性腫脹持續 2 天以上，且無其他明顯原因，特徵還有發燒、頭痛，併發腦膜炎。青春期的少男感染，易併發單側睪丸炎。

四、照護措施及預防

1. 傳染期間宜採行隔離措施（自腮腺開始腫大起隔離 5 日），隔離時應採行呼吸道防治措施。待症狀解除後 24 小時再到園上學，並遵守呼吸道衛生與咳嗽禮節，以及手部衛生。
2. 幼兒若有腮腺腫痛，於耳下處可採局部冰敷，緩解疼痛。
3. 若張口及咀嚼吞嚥困難，飲食宜採軟流質，避免刺激酸辣食物，注

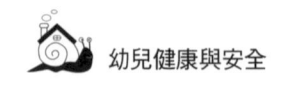

意口腔清潔。
4. 兒童須依時程接種 MMR 疫苗、適時配戴口罩、避免長時間處於擁擠或密閉公共場所、使用公筷母匙、維持良好的衛生習慣。

拾、猩紅熱

一、傳染方式

猩紅熱的病原體為 A 群β型溶血性鏈球菌，直接接觸或經由患者之口鼻分泌物飛沫傳染。

二、傳染期

猩紅熱的潛伏期有 1～7 天，平均為 3 天，未經治療的傳染期為 10～21 天，經抗生素治療後可縮短為 24～48 小時。主要感染 5～10 歲幼兒。

三、症狀

猩紅熱的症狀會有突然性高燒、喉嚨痛、扁桃腺腫大、草莓舌、手掌按腳掌紅腫、皮疹。疹子顆粒較粗，摸起來像砂紙。合併症有中耳炎、急性腎絲球腎炎、急性風濕熱、風濕性心臟病。

四、照護措施及預防

1. 猩紅熱須以抗生素（青黴素）治療至少 10 天，幼兒須採取呼吸道隔離（如戴口罩、停止上課），並在服藥滿 1 天、且退燒達 24 小時以上，才可以上學。
2. 遵行醫師指示，協助幼兒正確服用抗生素，勿隨意停藥。
3. 妥善處理口鼻分泌物後，立即洗手。
4. 注意體溫變化，多補充水分，發燒時給予適當處理，以減輕不適。
5. 保持口鼻咽喉清潔，防止續發性感染（如中耳炎）。

6. 避免出入公共場所，注意個人及環境衛生，保持雙手清潔，正確洗手。
7. 猩紅熱目前無疫苗可供預防，宜避免與病患接觸。

第三節　幼兒園的傳染病防治

依據衛生福利部疾病管制署（無日期 a）《傳染病防治工作手冊》中的內容，以下說明傳染病的傳播途徑與預防方法（如表 5-2 所示）。

為了預防及控制群聚蔓延，幼兒園應由切斷傳染途徑、消滅傳染源、保護易感宿主等三個方向進行，說明如下。

壹、切斷傳染途徑

幼兒園於平日及傳染病流行期間，可以透過教育提升健康自主管理能力與改善環境衛生，以切斷傳染途徑。

一、培養正確的健康習慣，做好個人健康管理

1. 用餐前、看病前後、接觸分泌物、如廁後、當口罩沾到口鼻分泌物時，須立即更換並丟棄至垃圾桶。
2. 有咳嗽等呼吸道症狀時，應用紙巾或手帕掩住口鼻。
3. 如有呼吸道症狀，在與人交談時，盡可能保持 1 公尺的距離。
4. 手部接觸到呼吸道分泌物時，應立即洗手。
5. 避免前往人群聚集處，減少不必要的探病，進入醫院須戴口罩，離開時使用酒精性乾洗手，返家更換衣物。
6. 對於廚房從業人員、供膳人員，應符合《食品良好衛生規範準則》（民國 114 年 6 月 4 日修正發布）第 5 條附件二之規定，於罹患或感染 A 型肝炎、傷寒、出疹、膿瘡、外傷、手部皮膚病或其他可能造成食物汙染之疾病期間，不得從事與食品接觸之工作。

表5-2　傳染病的傳播途徑與預防方法

傳染型態	常見傳染病	預防方法
蟲媒傳染	登革熱、鼠疫、屈公病、日本腦炎、黃熱病、瘧疾、恙蟲病、茲卡病毒感染症、西尼羅熱、地方性斑疹傷寒、裂谷熱、發熱伴血小板減少綜合症、流行性斑疹傷寒、萊姆病	1.按時程預防接種，施打日本腦炎疫苗。 2.清除孳生源的四大訣竅：徹底落實「巡倒清刷」。 3.建議安裝紗門紗窗，使用蚊帳，身體裸露處使用政府核可的防蚊蟲藥劑，以免蚊蟲、跳蚤叮咬，降低感染風險。
食物或飲水傳染	李斯特菌症、腸病毒感染併發重症、腸道出血性大腸桿菌感染症、肉毒桿菌中毒、庫賈氏病、傷寒、副傷寒、弓形蟲感染症、急性病毒性E型肝炎、桿菌性痢疾、布氏桿菌病、阿米巴性痢疾、霍亂、急性病毒性A型肝炎、小兒麻痺症／急性無力肢體麻痺	1.不碰觸、不逗弄流浪動物及野生動物。 2.避免接觸可能遭受汙染的水或土壤，若不小心接觸，應儘快清洗乾淨。 3.避免接觸動物的排泄物，如需接觸，建議採取適當的防護措施（如手套、長靴），並於接觸後洗手。 4.注意居家及校園等環境的衛生清潔及通風。流行期間，避免出入人潮擁擠、空氣不流通的公共場所。 5.養成手部衛生、呼吸道衛生與咳嗽禮節的好習慣，妥善處理口鼻分泌物，並於處理後立即洗手。 6.注意飲食均衡、適當運動及休息，以維護身體健康。
空氣或飛沫傳染	新冠併發重症、新型A型流感、水痘併發症、嚴重急性呼吸道症候群、天花、中東呼吸症候群冠狀病毒感染症、結核病、先天性德國麻疹症候群、流行性腮腺炎、百日咳、流感併發重症、侵襲性b型	1.按時程預防接種，施打疫苗。 2.養成手部衛生、呼吸道衛生與咳嗽禮節的好習慣。 3.若出現發燒、咳嗽、喉嚨痛等呼吸道症狀，應立即戴口罩就醫，以生病不上學為原則。 4.定期清洗冷氣濾網及環境消毒工作，降低病毒傳播的機會，可降低感染風險。

表 5-2　傳染病的傳播途徑與預防方法（續）

傳染型態	常見傳染病	預防方法
空氣或飛沫傳染	嗜血桿菌感染症、侵襲性肺炎鏈球菌感染症、退伍軍人病、Q熱、麻疹、德國麻疹、白喉、流行性腦脊髓膜炎、漢他病毒症候群	5.減少出入公共場所或人多擁擠的地方，注意飲食均衡、適當運動及休息，以維護身體健康。
性接觸或血液傳染（幼兒園此類傳染途徑最少見）	急性病毒性B型肝炎、急性病毒性C型肝炎、急性病毒性D型肝炎、人類免疫缺乏病毒（愛滋病毒）感染、梅毒、先天性梅毒、淋病	1.按時程預防接種，施打B型肝炎疫苗。 2.養成良好的衛生習慣，不與他人共用刮鬍刀、牙刷、針頭、毛巾、指甲剪等，以免刮破皮膚或黏膜而感染。 3.避免多種性伴侶，在性行為過程中，全程使用保險套。
接觸感染	狂犬病、拉薩熱、馬堡病毒出血熱、伊波拉病毒感染、類鼻疽、炭疽病、鉤端螺旋體病、兔熱病、疱疹B病毒感染症、破傷風、新生兒破傷風、漢生病	1.不碰觸、不逗弄流浪動物及野生動物。 2.注意居家及校園等環境的衛生清潔及通風，避免出入人潮擁擠、空氣不流通的公共場所。 3.養成手部衛生、呼吸道衛生與咳嗽禮節的好習慣，妥善處理口鼻分泌物，並於處理後立即洗手。 4.注意飲食均衡、適當運動及休息，以維護身體健康。

註：引自衛生福利部疾病管制署（無日期a）。

二、實施衛生教育

　　提升教職員工生對於傳染病防治效能，落實個人健康管理，有助於切斷傳染途徑，不僅能預防傳染病發生，亦能遏止群聚現象。實施方式如下：

1. 利用各種教學活動，傳授預防及管制傳染病的知識，老師可至衛生福利部疾病管制署查詢最新的疫情資訊。
2. 指導幼兒維護環境、自我整齊及清潔，有助於降低病原體傳播的機率。
3. 幼兒園實施各項防疫措施時，應讓教職員工生明瞭，例如：量體溫的重要性；接種疫苗前，應說明疫苗的意義及目的，予以正向鼓勵。
4. 針對罹患傳染病的教職員工生，應依照相關規定落實生病不上學、不上班，保護自己及保護他人之原則。
5. 與家長密切聯繫，利用多種管道（如聯絡簿、Line 群組等），明瞭各項傳染病預防措施及知悉雙向應變處理。

三、改善環境衛生

　　改善環境衛生有助於切斷傳染途徑，保護幼兒的健康環境，需注意下列各點：

1. 提供安全的給水系統，定期清洗水塔、更換飲水機濾心。
2. 充足的洗手設備，並提供肥皂或洗手乳使用。
3. 妥善處理汙水之排水和垃圾之丟棄。
4. 符合衛生條件的廁所。
5. 保持良好的採光和通風。
6. 保持廚房衛生和飲食衛生。

貳、消滅傳染源

　　幼兒園戶外或室內通常會有動植物種植、昆蟲飼養、藝術陶罐、創作素材等多樣的學習課程，老師必須加強環境整潔之維護管理，避免病媒產生，造成傳染疾病。方法如下。

一、幼兒園常見的病媒種類、疾病傳播及防治方法

1. 鼠類傳播的疾病：係由老鼠所引起的疾病，包括：鼠咬熱、鉤端螺旋體病、漢他病毒症候群、鼠疫、地方性斑疹傷寒、恙蟲病、萊姆病等。居家防鼠三步驟為：不讓鼠來、不讓鼠吃、不讓鼠住。
2. 蚊蟲傳播的疾病：係由蚊蟲所引起的疾病，包括：登革熱、日本腦炎、瘧疾等。其預防方法有：活動室裝設紗窗、紗門，並經常修補；清除環境所有的積水容器，例如：花瓶、水缸、盛水容器、生態池等，每週至少巡倒清刷一次；保持水溝暢通，避免被雌蚊叮咬；穿淡色長袖衣物；使用政府核可的防蚊藥劑塗抹於皮膚裸露處；使用蚊香驅蚊等。
3. 跳蚤傳播的疾病：係由跳蚤所引起的疾病，包括：腺鼠疫、地方性斑疹傷寒。其防治方法有：注重園區環境、個人衛生習慣；防鼠三不政策；避免跳蚤孳生；避免野貓、野狗、野鼠入園區及教室內。
4. 蟎類傳播的疾病：恙蟲病的病媒是恙蟎、疥瘡的病媒是疥蟎。其防治方法有：避免被恙蟎叮咬；消滅恙蟎；進行滅鼠工作，避免鼠類孳生；採用滅鼠方法（鼠藥、鼠板）並除去雜草；封閉鼠洞；避免接觸疥瘡患者的皮膚、衣物、床鋪等。

二、消滅傳染原的方法

　　幼兒園應防止直接傳染，減少蔓延，罹患疾病的教職員工生須請假不到園，避免群聚發生。方法如下：

1.家長的察覺：在家中注意幼兒的身體狀況，若量測時有發燒症狀或是發現幼兒的身體有狀況時，即應請假不到園，以減少傳染給其他幼兒的機會。

2.老師的觀察：幼兒早上進入幼兒園時，老師應初步進行身體評估，若上課期間發現身體不適，例如：體溫升高、嘔吐、咳嗽、喉嚨痛、腹瀉等，即應通知家長接回診治。疑似罹患傳染病的教職員工，經診斷確認後，應在家休養，落實師生生病不上班、不上學的原則。以流感為例，須待發燒後至少 24 小時才能到園；如果感染人數眾多，得經半數以上家長同意，並會商衛生主管機關後，方能採取停課措施。

參、保護易感宿主

保護易感宿主的策略有五，說明如下。

一、實施預防接種

預防接種之目的在於提高人體對於某些傳染病的抵抗力，藉此可消滅或減少疾病的傳染力。依照《預防接種作業與兒童預防接種紀錄檢查及補行接種辦法》（民國 114 年 7 月 23 日修正發布）第 6 條和第 7 條之規定，國小、幼兒園、托嬰中心學童及嬰幼兒應完成之疫苗接種項目及時程，其法定代理人應提出符合時程及項目之預防接種紀錄供查。因此，幼兒園新生入學報到時，應攜帶兒童健康手冊之預防接種卡，完成表 5-3 所列之項目及劑次。除了有其他醫療特殊狀況，園方對於未按期接受預防接種之新生及嬰幼兒，應造冊通知當地衛生主管機關，協助完成補行接種，並視需要聯繫當地教育或社政主管機關配合辦理。

二、出缺勤調查

老師應留意所有事假、病假或不明原因未到園幼兒的健康狀況，須向家長詢問請假的原因，並留下點名紀錄或親師溝通紀錄，必要時進行家庭

表 5-3　我國現行兒童預防接種時程

接種項目	接種劑次	備註
B 型肝炎疫苗（Hepatitis B vaccine）	3 劑次	
卡介苗（BCG vaccine）	1 劑次	
白喉破傷風非細胞性百日咳、b型嗜血桿菌及不活化小兒麻痺混合疫苗（DTaP-Hib-IPV）	4 劑次	
13 價結核型肺炎鏈球菌疫苗（PCV13）	3 劑次	
水痘疫苗（Varicella vaccine）	1 劑次	
麻疹腮腺炎德國麻疹混合疫苗（MMR vaccine）	2 劑次	第 2 劑於滿 5 歲至入國小前
活性減毒嵌合型日本腦炎疫苗（Japanese encephalitis live chimeric vaccine）	2 劑次	
流感疫苗（Influenza vaccine）	2 劑次	初次接種二劑，之後每年一劑
A 型肝炎疫苗（Hepatitis A vaccine）	2 劑次	
白喉破傷風非細胞性百日咳及不活化小兒麻痺混合疫苗（DTaP-IPV）	1 劑次	第 2 劑於滿 5 歲至入國小前

註：引自衛生福利部疾病管制署（2025b）。

訪問。若發現幼兒罹患急性傳染病，建議生病不上學原則，多在家休息休養，給予關懷並後續追蹤。

三、進行個案報告

　　園方若發現幼兒罹患法定傳染病（如肺結核、腸病毒重症、水痘併發症、流行性感冒併發重症等），應立即分別報告教育主管機關及當地衛生機關。為了防止傳染病疫情擴大，必要時經教育主管機關同意得准予停課。

四、接觸者管理

當班級有幼兒出現發燒、腸胃炎或急性傳染病時，需針對同一桌或同一學習區密切接觸的幼兒進行健康監測，進行班級衛教及健康管理，避免造成疫情擴大及後續傳播。老師應協助當地衛生單位，針對被匡列為重要傳染病接觸者之教職員工生進行衛教及追蹤管理。

五、環境消毒

當病媒防治、天然災害後或發生傳染病個案等原因有可能造成傳染時，為了維護師生健康，須配合環境清潔，同時進行環境消毒。依《環境用藥管理法》（民國 105 年 12 月 7 日公布）第 5 條之規定，環境用藥分為三類，包括：環境衛生用藥、汙染防治用藥品、微生物製劑。環境消毒藥劑應使用行政院環境部化學物質管理署登記許可的用藥。上述的環境用藥，係指環境衛生用殺蟲劑、殺蟎劑、殺鼠劑、殺菌劑及其他防制有害環境衛生生物之藥品，其製造、加工或輸入均須取得許可證。

依《環境消毒作業要領》（民國 112 年 11 月 30 日修正發布）之規定，環境消毒藥劑應使用環境部登記許可的環境用藥，並依消毒殺菌藥劑標示不同使用場所之稀釋倍數調配噴灑；環境消毒噴灑器材以水霧噴射器為主，噴灑時應將稀釋藥劑均勻噴灑於需予消毒之受汙染器物與環境表面。為了確保校園安全，使用環境用藥之標示應保持完整，並由具專業技術廠商人員施工。

酒精性消毒劑對病毒的殺滅效果不佳，須使用較高濃度的稀釋漂白水，進行全面環境之清潔及消毒工作，包括：課桌椅、玩具、書本、遊樂設施、娃娃車、門把等。老師及家長於稀釋漂白水前，應穿戴手套、口罩及防水圍裙，稀釋的漂白水應當天配製並標示日期、名稱，未使用的部分在 24 小時後應加以丟棄。

戶外紫外線、紫外線殺菌燈及煮沸等方法，均能有效殺滅病毒。衣物等物品可使用沸水浸泡或曝晒等消毒方式。若嘔吐物及排泄物無法區分為腸病毒或病毒性腸胃炎（諾羅病毒或輪狀病毒）感染時，建議參考「校園

環境消毒與嘔吐物及排泄物消毒處理方式及注意事項」（衛生福利部疾病管制署，2025b）。若幼兒園出現重大疫情時，以1天至少消毒1次為原則。

教室環境的消毒以稀釋漂白水為主要方式，建議濃度如表5-4所示。

表 5-4　稀釋漂白水的濃度及其建議濃度　　　　　　　（單位：ppm）

傳染病	一般環境／分泌物	嘔吐物及排泄物
腸病毒	500/1,000	5,000
流行性感冒	1,000	5,000
病毒性腸胃炎	1,000	5,000
新冠肺炎	1,000	5,000

註：引自衛生福利部疾病管制署（2025a）。

市售漂白水通常含次氯酸鈉（sodium hypochlorite）之濃度約為 5%～6%，即 50,000～60,000 ppm。在不同使用環境中，稀釋漂白水的濃度及其建議濃度的泡製方法如下：

1. 環境消毒使用 1,000 ppm 漂白水，配製方法為 20 毫升漂白水＋1 公升清水。
2. 嘔吐物及排泄物消毒使用 5,000 ppm 漂白水，配製方法為 100 毫升漂白水＋1 公升清水。
3. 腸病毒環境消毒使用 500 ppm 漂白水，配製方法為 10 毫升漂白水＋1 公升清水。

動腦思考題

1. 試說明傳染病流行三要素的涵義？
2. 試說明幼兒園該如何預防腸病毒？
3. 試說明保護易感宿主的五項措施為何？
4. 試說明漂白水的稀釋方式為何及其目的？

參考文獻

中文部分

衛生福利部疾病管制署（2025a）。教托育人員腸病毒防治手冊。https://www.cdc.gov.tw/File/Get/eC3WODCtNB3ODu_AIghcgw

衛生福利部疾病管制署（2025b）。我國現行兒童預防接種時程。https://www.cdc.gov.tw/File/Get/xrvB0rEniERWTvRq-p_pww

衛生福利部疾病管制署（無日期 a）。傳染病防治工作手冊。https://www.cdc.gov.tw/Category/DiseaseManual/bU9xd21vK0l5S3gwb3VUTldqdVNnQT09

衛生福利部疾病管制署（無日期 b）。重要指引及教材：校園環境消毒與嘔吐物及排泄物消毒處理方式及注意事項。https://www.cdc.gov.tw/Category/MPage/IzET8SefwPCcQ0pqAcKddg

法規部分

預防接種作業與兒童預防接種紀錄檢查及補行接種辦法（中華民國 114 年 7 月 23 日修正發布）。

食品良好衛生規範準則（中華民國 114 年 6 月 4 日修正發布）。

環境消毒作業要領（中華民國 112 年 11 月 30 日修正發布）。

環境用藥管理法（中華民國 105 年 12 月 7 日公布）。

第六章
幼兒用藥與基本原則

莊蕙嘉

「幼兒給藥時應具備哪些基本知識？」
「幼兒常用的給藥方式有哪些？」
「幼兒園對家長委託給藥的處理原則有哪些？」

　　在幼兒園階段，幼兒的身體發展及免疫系統尚未成熟，易受到疾病侵襲，常常需要使用藥物治療，也常會遇到家長委託協助幼兒服用藥物的狀況。因此，老師對幼兒藥物的認識、給藥方式的執行，以及用藥的注意事項等，皆應有基本的了解。在用藥上須考慮年齡、體重、藥效、毒性外，更應考慮個別性，因為幼兒並非成人的縮小版，千萬不可以自行將大人藥物減量給幼兒吃或讓幼兒服用成藥。園方及老師應避免給藥錯誤，並訂立託藥規定，維護用藥安全。

　　依照《幼兒教保及照顧服務實施準則》（民國112年11月22日修正發布）第11條第2項至第4項之規定：「幼兒園應訂立託藥措施，並告知幼兒之父母、監護人或實際照顧幼兒之人。教保服務人員受幼兒之父母、監護人或實際照顧幼兒之人委託協助幼兒用藥，應以醫療機構所開立之藥品為限，其用藥途徑不得以侵入方式為之。教保服務人員協助幼兒用藥時，應確實核對藥品、藥袋之記載，並依所載方式用藥。」因此，園方、老師、家長應該共同維護幼兒用藥安全，以達到身體健康的目標。本章針對認識藥物、幼兒常用的給藥方式、委託給藥的處理原則做說明。

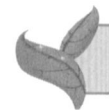

第一節　認識藥物

　　幼兒的身體持續在發育成長，對於藥品的吸收、代謝、排除、感受都與成人不同，其腸胃蠕動慢，可能會造成某些內服品的吸收量增加，而外用藥品的吸收比成人好，若塗抹過多，易導致局部的藥量吸收較高。藥物經過不同途徑（如腸胃道、注射、外用）進入人體後，透過藥物不同的特性，會在全身或局部產生作用，經吸收後由肝臟代謝，再由腎臟排出體外，同時也可能對人體產生某些副作用。兒科用藥通常帶有甜味，水劑顏色較繽紛，應注意藥品存放位置，以免誤食，甚至引發藥物中毒。老師須有正確的用藥觀念，以確保幼兒健康安全。

壹、認識藥品

一、藥品是什麼

　　藥品係具有治療疾病、緩解症狀、維持生理機能、預防疾病、診斷疾病等功能。

二、藥品的分級

　　為了保障用藥安全，我國將市售藥品分為三級：處方藥、指示藥、成藥，說明如下：

1. 處方藥：在藥品分級中屬於「限制級」藥品，必須經由醫師診斷後，開立處方箋，再經過藥師確認處方、調製、覆核後，交給病患使用，例如：血壓藥、血糖藥、降膽固醇藥等。家長在委託老師給藥時，老師不受理委託未經醫師開立之處方藥，以維護給藥安全。
2. 指示藥：在藥品分級中屬於「輔導級」藥品，不需醫師處方，可在藥局購買，但需經由醫師、藥師、藥劑生指導，並依照藥品說明書

之方法用藥,例如:某些止痛藥、腸胃藥、綜合感冒藥、含酒精之內服液劑等。
3. 成藥:在藥品分級中屬於「普通級」藥品,安全性較指示藥高,藥理作用緩和,民眾可以自行購買使用,但是使用之前仍需閱讀藥物說明書與標示,例如:某些昆蟲咬傷、一般外傷、止癢的皮膚軟膏、外用液劑等。

三、藥品的種類

依照不同藥品的使用途徑,可分為口服藥、外用藥、注射藥,說明如下(衛生福利部食品藥物管理署,2016,頁 4-5):
1. 口服藥:可經由腸胃道吸收藥物,分為錠劑、膠囊、液劑、粉劑等。
2. 外用藥:分為鼻腔噴劑、鼻腔滴劑、耳朵滴劑、眼睛滴劑、眼睛藥膏、皮膚外用藥、直腸肛門塞劑等。
3. 注射藥:以注射途徑施與藥物,分為靜脈注射劑、肌肉注射劑、皮下注射劑等。

在用藥量上,若是以給藥途徑來看,靜脈注射需要的劑量最少,接下來是肌肉注射、皮下注射,然後是口服給藥,最後才是直腸肛門給藥。

貳、給藥注意事項

給藥對於幼兒而言是具威脅性的措施,對老師而言則是一大挑戰。首先,老師必須對不同年齡層的幼兒發展特性有所了解,並且清楚各種不同用藥方式的應注意事項,再與幼兒及家長互相配合之下,將正確的藥物服下。老師給藥的注意事項如下所述:
1. 給藥前,告知幼兒所給予的藥物名稱及為何使用,不可以把藥物當成糖果。
2. 吃藥不抗拒的幼兒,可將藥物放在藥杯,再協助其服下,並喝水吞下。遇到害怕吃藥的幼兒時,可直接用湯匙、口部藥水注射器、餵

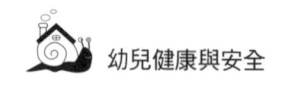

藥吸管或餵藥空針給藥。
3. 無法自行服藥的幼兒，給藥時可抱在懷中，從嘴巴兩側，慢慢注入藥水。建議採分段給藥，單次勿給太多藥水，看到幼兒吞下藥水後，再給第二次，以免幼兒嗆到。
4. 避免在幼兒哭泣時，捏鼻子吞藥，如此可能會導致幼兒被液體嗆到，而造成吸入性肺炎。
5. 可用各種遊戲及教學策略，了解幼兒服藥的感覺，並進行討論。
6. 當幼兒哭鬧不休或處於睡眠狀態時，皆不適合用藥。
7. 準備一個舒服、不勿促的環境和氣氛餵藥，過程中給予鼓勵和讚美。
8. 給藥後，多予以讚美合作行為。
9. 與家長討論目前服用藥物的困境，需要時向醫師或藥師詢問是否調整用藥。

參、給藥的時間與方法

一、用藥的時間

1. 一天 1 次：每天固定一個時間。
2. 一天 2 次：於早、晚餐二時段。
3. 一天 3 次：於早、中、晚餐三時段。
4. 一天 4 次：於早、中、晚餐、睡前四時段。
5. 飯前：通常是指飯前 30 分鐘。
6. 飯後：一般是指飯後 30 分鐘至 1 小時之內。
7. 每幾個小時（如每 4 小時）：通常是要維持血中的濃度，例如：抗生素；這樣的處方需要按照時間服用。
8. 需要時使用：係指有症狀時再使用，例如：止痛藥或止瀉劑等。

二、用藥的方法

當幼兒就醫看診後，醫師將藥品名稱、用法及用量開立於處方箋（藥單）上交給家長，再拿去藥局領藥。幼兒園老師需依照藥袋或詳讀外盒說明、藥品說明書標示的用法、用量及服用時間給幼兒用藥（依醫囑給藥）。用藥方式，請見表6-1。

表6-1 用藥的方法

藥品形式	使用方法
發泡劑	需溶於水後服用。
液劑（糖漿、懸液劑）	服用前先振搖均勻，使用所附量器，依用法用量服用。
散劑（散劑、粒狀）	應搭配溫開水服用。需倒入溫開水攪拌均勻、完全溶解後再服用。
外用製劑	請均勻塗抹於患部。

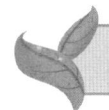

第二節 幼兒常用的給藥方式

壹、口服藥

口服給藥因安全簡便，所以是最常用的給藥方式。一般口服藥物分為藥水及固體藥物（錠劑和膠囊），其經由腸胃道吸收後，會進入血液循環，然後經過肝腎代謝。但是，因口服藥物較容易對腸胃道造成刺激，餵食後必須提供大量開水，以減少腸胃道刺激，降低幼兒用藥後可能會產生的噁心嘔吐情況。老師給藥時，應依照醫師開立的種類、時間、方式，可分為飯前、飯後、睡前、隔天、需藥時或幾小時為一單位，不論是飯前、飯後或其他時段的藥物，都應該要看清楚藥袋上的說明。

一、給藥的方式

1. 較小幼兒可以洗淨雙手將藥粉抹在舌頭上、兩頰內，或上顎，讓其吞下。
2. 將藥粉倒入 2～3 毫升的水中攪拌直到溶解後，利用藥局給的藥杯或自行購買的餵食器、注射針筒等，將藥物餵給幼兒。液體狀的藥物應注意使用刻度精準之量杯。

二、吞服藥物的注意事項

（一）錠劑、膠囊

1. 為了避免嗆到，不可以讓幼兒躺著吃藥。
2. 搭配定量的溫開水服用藥品，不可以乾吞。
3. 避免與果汁（如葡萄柚汁）、牛奶、茶、酒等飲料一起服用，以免與許多藥物產生對抗或干擾藥物的反應，降低藥效，甚至產生毒性副作用。
4. 服完藥粉後要多喝開水，服完藥水後則是 30 分鐘後再喝開水。
5. 禁止協助幼兒服用非依醫療處方所開立的成藥或民俗用藥。
6. 若是抗生素，應遵照時間服用，勿自行調整時間。
7. 4 歲以下幼兒吞服錠劑、膠囊時，應該避免吞服整粒錠劑或膠囊，以免噎到。
8. 一般而言，5 歲以上幼兒已可吞服錠劑或膠囊。
9. 在排除藥品不適合磨碎的情況，必要時可用冷開水將藥品軟化、用湯匙壓散服用，或切成一半或四分之一，以利吞服，或是剝開膠囊將藥粉搭配開水或加入少量點心中，一併服用。

（二）粉劑

1. 磨粉的藥物蘊藏一些風險，例如：粉劑易受汙染、多種藥品研磨後易變質，或產生交互作用、有效日期短、安定性差等，因此避免將

藥物磨粉分包，可請醫師開立兒童製劑，以取代粉劑，例如：液體、糖漿劑、懸浮劑等。
2. 已分包粉劑時，應注意是否有潮濕、變色、凝塊的情形。
3. 未加水的藥粉及乾燥的喉嚨皆不適合餵藥，所以勿直接將藥粉倒入幼兒口中，以免藥粉造成吸入性肺炎。
4. 藥粉可以用少量溫開水調勻餵食，或是灑在蘋果泥、草莓果醬等食物上服用。

（三）液劑

1. 液劑是最適合幼兒服用的劑型，包含糖漿、懸浮液。
2. 餵服液劑藥物時，應以滴管、餵藥器分次給予，不要使用湯匙或茶匙取藥，因無法量得正確劑量。
3. 使用藥量小於 5 毫升者，可用滴管或餵藥器較為準確；大於 5 毫升者，可以用小藥杯；若用滴來計算，可以使用有刻度的滴管（20 滴 = 1 毫升）。
4. 注意藥水的使用期限及保存方式，使用前應看瓶身說明，確認注意事項，例如：有些懸液劑須先加入適量冷開水才能服用，且使用前一定要搖勻；有些藥物使用後要冷藏等。
5. 倒藥水時，一手握著藥瓶，另一手持著小藥杯，視線朝藥與藥杯刻度的水平液面之凹點最低點對齊。
6. 各種不同種類的藥水是否可以混合使用，應詢問醫師或藥師，以免產生交互作用。

貳、外用藥

一、眼睛用藥

眼睛用藥以滴劑及眼藥膏兩類最為常用,老師應依照醫師處方箋(藥袋)的用量予以給藥。以下說明給藥方式及注意事項。

(一)給藥方式

1. 給藥者準備藥物,將雙手用肥皂清洗乾淨。
2. 讓幼兒平躺或半坐,頭往後仰。
3. 用藥前,先將幼兒眼睛周圍的分泌物清潔乾淨。
4. 給藥者一手將幼兒的下眼瞼往下拉,請幼兒眼睛往上看,另一手將眼滴劑(膏)點在眼白與下眼瞼之間的凹溝內。通常眼滴劑為1～2滴、藥膏擠出約1公分長。
5. 請幼兒輕輕閉眼1～2分鐘,先不要眨眼,以免藥物流出。同時,給藥者可以用手指按壓內眼角近鼻端處1～2分鐘,可以防止藥物經鼻淚管流入喉嚨而造成不適。
6. 下眼瞼及眼球的空間有限,只能接受少量藥水,多餘的藥水流出時,可用棉球或紙巾擦拭多餘的藥水。

(二)注意事項

1. 若醫師開立眼滴劑及眼藥膏,應先點眼滴劑(眼藥水),間隔5～10分鐘後,再點眼藥膏。
2. 使用兩種以上的眼睛用藥時,需要間隔5～10分鐘以上,以免第二種藥物把之前點的藥物沖掉。
3. 懸浮藥劑在使用前要先搖均勻。
4. 若雙眼皆需點藥,應由未感染的眼先點。

5. 單眼感染時,頭應該側向患側點藥,以避免健康眼受到感染。
6. 點藥時應避免瓶口碰到眼睛。
7. 眼滴劑或眼藥膏在開封後一個月內若未用完,應予以丟棄。注意藥物的使用期限及保存方式。
8. 注意藥物副作用。

二、鼻腔用藥

幼兒使用的鼻噴劑多半是過敏性鼻炎用藥,由鼻腔黏膜為主要吸收藥物之處,使用前須將藥劑搖勻,並按壓藥瓶數次,以確保噴出的藥量均等。

(一)給藥方式

1. 洗淨雙手準備藥物。
2. 先請幼兒把鼻子擤乾淨,或用棉花棒將鼻腔分泌物清潔乾淨。
3. 使用鼻噴劑時,可用手指壓住一個鼻孔,將噴頭放入另一個鼻孔,頭稍微往前傾,用鼻子吸氣,吸氣時用手按壓噴嘴將藥物壓至鼻內。使用鼻滴劑時,可讓幼兒平躺或坐臥,頭向後傾斜。
4. 請幼兒用口呼氣,點完一個鼻孔後換手,重複操作一次。
5. 給藥後,請幼兒以頭往後仰的姿勢數分鐘。

(二)注意事項

1. 每次給予藥物之後,宜等候 3～5 分鐘才能擤鼻子。
2. 給藥後,需將噴頭及滴管用熱水清洗乾淨,不可與他人共用藥瓶。

三、耳朵用藥

耳滴藥通常用於軟化耳垢或治療中耳炎,當幼兒使用耳朵用藥時,必須考慮不同年齡層的耳道有所差異,給藥時必須將耳道拉直且維持耳朝上的姿勢,以利藥物吸收。給藥方式如下:

1. 洗淨雙手準備藥物。
2. 讓幼兒側躺，患耳朝上。
3. 先用手掌將藥物握在手中數分鐘，將藥物加溫至體溫或室溫才可使用。若為懸浮液，使用前需充分搖勻。
4. 固定好頭部，為了使耳滴藥順利流至耳內，要將耳道拉直（3歲以上的耳翼向上向後拉、3歲以下的耳翼向下向後拉）。
5. 距離耳朵1公分左右的距離，將1～2滴耳藥滴入耳朵，然後輕拉耳朵使藥液流入。
6. 滴完耳藥後，需維持原姿勢10分鐘，使藥物停留在耳朵內。

四、皮膚外用藥

幼兒皮膚的角質層薄、通透性好，對於藥物吸收的效果較好，塗抹的劑量不可太多，所以使用劑量時要特別小心，切勿任意塗藥。常見的皮膚用藥為類固醇藥物及抗生素藥物。

（一）給藥方式

1. 洗淨雙手準備藥物。
2. 用無菌棉花棒沾少許藥物。
3. 將藥物以薄薄一層輕輕地塗抹在皮膚表面，保持透氣。

（二）注意事項

1. 懸浮液使用前應先搖均勻，再塗抹患部。
2. 擠出或倒出過多的藥物時，應予以丟棄，以免有汙染之虞。
3. 若皮膚為感染性炎症、尿布疹、脂漏性皮膚炎等，都應注意清潔，勿直接接觸皮膚。

五、直腸肛門栓劑

直腸給藥是經由局部靜脈吸收，因為直腸肛門用藥的吸收較難預測，

所以通常是幼兒無法口服藥物時，才會使用此種栓劑，也通常使用在退燒藥及止吐藥的給予。

（一）給藥方式

1. 洗淨雙手準備藥物，使用前先剝除栓劑的外膜。
2. 依照醫囑的劑量及數量給藥，切勿自行決定。
3. 戴手套，將栓劑前端塗抹少量凡士林或少量冷開水，作為潤滑用途。
4. 讓幼兒側躺，呈現下方腿部伸直、上方腿部彎曲狀，用手輕推臀部，露出肛門口。
5. 將栓劑尖端溫和塞入肛門約3公分（一指節深度）。
6. 用手將幼兒臀部夾5～10分鐘，避免栓劑流出。

（二）注意事項

1. 栓劑遇到熱才會融化、產生藥效，若已經軟化，可放置於冰箱恢復原狀。
2. 若因為糞便或腹瀉導致藥物尚未被吸收就排出，則須考量其他給藥方式
3. 腹瀉、肛裂幼兒不得使用。

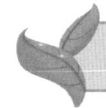

第三節　委託給藥的處理原則

老師時常面臨到面對一群幼兒同時給藥，因此應特別注意給藥的時間、給藥的對象、給藥的劑量是否正確，以及是否有家長餵託給藥單，避免給錯藥。以下說明「三讀五對」給藥原則、家長託藥制度，以及補服藥物的注意事項。

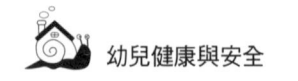

壹、「三讀五對」給藥原則

在臨床上給藥有所謂的「三讀五對」給藥原則，三讀是指三個時機，也就是從藥櫃取出藥品時、從藥盒中拿出藥品時、將藥盒放回藥櫃時。五對是指病患姓名對、藥物對、藥品劑量對、服藥時間對、服藥途徑對。老師應確認藥袋上的藥名與藥盒一樣，在打開藥袋給病人時也應再次確認。

在幼兒園給藥時可以這樣做，一讀：從藥盒（籃）拿出藥袋，並核對委託給藥單上的姓名是否一致；二讀：拿出藥包時，再次核對一次委託給藥單的姓名、藥品、服用時間、劑量、服用方式；三讀：最後叫喚幼兒姓名，確認給藥對象無誤，再撕開藥包給予藥品。老師需符合給藥的三讀五對原則，以避免將藥物給錯幼兒、給錯劑量或給錯時間。最好的方式是採取交叉比對方式，由另一名老師比對資料及用藥資料。

貳、家長託藥制度

在幼兒園中，依照《幼兒教保及照顧服務實施準則》第 11 條第 2 項至第 4 項之規定，由園方制定託藥制度措施（如表 6-2 所示）。幼兒服用藥物時，家長需準備當天幼兒服用的藥品，以及填妥之委託給藥單（如表 6-3 所示）。當老師完成餵藥後，需於回執聯上寫上餵藥時間及餵藥者姓名（如表 6-4 所示）。

表 6-2　○○幼兒園托藥制度措施（範例）

○○幼兒園○○○學年度託藥制度措施

○○幼兒園訂立以下的託藥措施，並告知幼兒之父母、監護人或實際照顧幼兒之人。老師受幼兒之父母、監護人或實際照顧幼兒之人委託協助幼兒給藥，應以醫療機構所開立之藥品為限，其用藥途徑不得以侵入方式為之。老師協助幼兒用藥時，應確實核對藥品、藥袋之記載，並依所載方式用藥。

1. 幼兒在園期間如需園方協助用藥，需填寫委託給藥單，包括用藥時間、方式、份量等，以作為老師給予藥物的依據。
2. 請家長備好當日幼兒需服用之藥物份量，並填寫委託給藥單，讓老師替幼兒餵藥。
3. 為顧及幼兒用藥安全，託藥以「醫師處方藥」為限，老師不代給任何自購藥物／保健食品，以及侵入性之藥品。
4. 老師需依照醫師指示勾選給藥時間，勿自行調整時間，以免影響幼兒用藥安全。
5. 家長未填委託給藥單，老師不得為幼兒餵藥；若委託給藥單登記不清楚時，老師務必聯絡家長確定後，才予以協助用藥。
6. 家長需先填妥委託給藥單，敬請家長詳閱並遵守相關規定。
7. 若需用藥，需以填寫聯絡簿內的「委託給藥欄」告知老師為原則，若幼兒聯絡簿未帶回家時，則影印「委託給藥單」並於填寫後，交給老師處理。

表 6-3　託藥同意書（範例）

○○幼兒園○○○學年度託藥同意書

1. 本委託給藥單係依據○○幼兒園訂定之託藥制度措施辦理。
2. 幼兒在園期間如需園方協助用藥，須填寫委託給藥單，包括用藥時間、方式、份量等，以作為老師給予藥物之依據。
3. 幼兒用藥請家長依「委託給藥單」備好當日所需的份量。
4. 為顧及幼兒用藥安全，託藥應以醫師處方藥為限。

本人已詳讀園方之託藥同意書，並願意遵守相關規定。

班別：　　　　　　　　　　　　　　幼生姓名：
立書人（法定代理人）：　　　　　　日　期：
　　　　　　　　　　　　　　　　　○○幼兒園關心您

表 6-4　聯絡簿委託給藥欄（範例）

日期	今日記事	委託給藥	老師簽名
第　週　月　日　星期		★服藥原因： □感冒　□過敏　□其他 ★用藥時間： 早上點心－　　□前 □後 中午午餐－　　□前 □後 下午點心－　　□後 ★份量：藥水____cc 藥包____包 家長簽名_____ ※給藥紀錄※（託藥以醫師處方藥為限） | 時間 | 給藥者簽名 | |---|---| | | | | | | | | |	家長簽名

參、補服藥物的注意事項

一、補服藥物的時機

　　幼兒若在服藥後 30 分鐘內嘔吐時，或是無法判定藥品是否已服用，可以詢問醫師或藥師是否補服藥品。若服用藥品後 30 分鐘後才嘔吐或只是輕微嘔吐，則不需要再補服藥品。

二、如何補服藥用

　　在兩次正常服用時間的中間點，即為補服時間點，在時間點前都可以補服（如圖 6-1 所示）。若錯過補服時間，則不須再補服藥物，只要等到下

圖 6-1　補服時間點

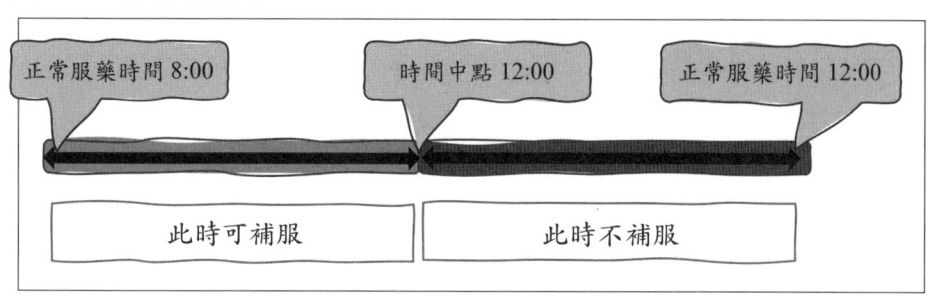

正常服藥時間 8:00　　時間中點 12:00　　正常服藥時間 12:00

此時可補服　　此時不補服

次服藥時再服用正常劑量即可，切勿服用兩次劑量。

　　治療用的藥品，若未服用藥物的時間還未超過下次服藥的中間點，就應儘快補服。若已接近下次服用時間，就跳過那次劑量不必吃，依照下次服藥時間即可。

三、藥物要怎麼使用才正確

　　少數藥品在症狀減輕或沒有症狀時可以停用，醫師或藥師會特別告知，例如：(1)退燒藥及止痛藥；(2)止咳化痰及流鼻水的感冒藥；(3)止吐、止瀉的藥物。依醫師指示，一定要吃完的藥物有：(1)治療細菌感染的抗生素；(2)治療病毒感染的抗病毒藥。

　　服用退燒藥之目的，是讓生病的人感覺舒服，在服下藥品約半小時左右才會開始有退燒作用產生，藥效持續 4～6 小時，因此不要太頻繁使用此種藥物，亦不可同一時間使用口服退燒藥與肛門栓劑，兩者需要間隔 1 小時。若體溫愈來愈高，或兩次發燒間隔時間愈來愈短，應儘速回醫院檢查治療，以免延誤病情。一般當耳溫達 38.5°C 以上時，才服用退燒藥（以醫師指示為主）。當老師發現幼兒體溫升高且身體不適，應立即通知家長接回休息或是就醫，遵守「發燒不到園」、「生病不上學」原則。

四、藥品保存與存放原則

1. 因幼兒的藥品色彩及口味與糖果相似，若未妥善存放，容易造成幼兒誤食。

2. 藥品應存放在原來的包裝內，不要分裝到別的容器中，避免混淆。
3. 使用安全包裝，避免幼兒輕易打開藥罐。
4. 發生誤食藥品事件時，別急著催吐，也不要嘗試用其他藥物或飲料去中和已吞服的藥物，應先觀察幼兒狀況，撥打藥袋上的諮詢電話詢問處理方式。若有異狀發生，需緊急送醫，就醫時應攜帶疑似幼兒誤食藥品、藥袋至醫院，讓醫療人員掌握緊急處理方式。

常見藥品專用劑型的保存原則如下：

1. 藥水：(1)未開封藥水：依藥罐上的保存期限存放；(2)已開封藥水：除特別說明外，一般只能存放 1 個月；(3)已泡製的抗生素藥水：需依藥袋上的指示保存。
2. 粉劑：磨粉後的藥品需依照開立天數儘速使用完畢；若已發生潮解、硬塊等情況，切勿再使用。
3. 栓劑：一般置於蔭涼處保存即可，但若有變軟狀況，可放置於冰箱冷藏處保存。

五、剩藥處理

1. 先將藥品分類：依丟棄場所分為兩類，一類是可交由垃圾車清運者，大多數的廢棄藥品屬於這一類；另一類是須交由藥局或醫療院所回收者，包含可能或確認致癌的細胞毒素或其他藥品。
2. 準備一個可封口的夾鏈袋：若未完全封口，容易讓藥品在垃圾處理過程中，燃燒不完全，滲入土壤或水源中造成汙染。
3. 將藥品內容物集中在袋子裡：把膠囊、錠劑及藥膏從原包裝取出或擠出來，集中在袋子裡；再將液態藥品（藥水）倒入袋內，並用少量的水沖洗藥瓶中的殘餘藥液，而沖洗用的水也一併倒進袋中。
4. 吸附液體藥品：將泡過的茶葉、咖啡渣或使用過的擦手紙等放入袋中，吸附液體藥品。
5. 分類回收好環保：盡量將空氣擠出密封袋口，交給垃圾車；藥品外包裝及清洗過的藥瓶，可依種類作資源回收，確實做到「勿倒入水槽、勿隨意亂丟、勿沖入馬桶」的原則。

動腦思考題

1. 老師給予幼兒口服藥應注意的事項為何？
2. 試說明幼兒園「三讀五對」給藥原則？
3. 試說明幼兒園託藥制度規定的內容？
4. 試列舉眼睛用藥的給藥注意事項與原則？

參考文獻

中文部分

張美雲、陳慧玲、曾如敏、沈滿華、陳韻如、林郡儀、賴佳菁、卓美秀、詹惠婷、黃麗錦、周梅如、馬藹屏、黃煒翔、陳惠芳、許瑛真、丁嘉薇、張溢真、蔡明憲、陳淑姬、王資惠（2024）。幼兒健康與安全（六版）。華格那。

新北市政府衛生局（2017）。正確用藥手冊：寶貝照護篇。https://www.health.ntpc.gov.tw/basic/?node=22747

衛生福利部食品藥物管理署（2016）。用藥安全手冊。https://www.fda.gov.tw/tc/siteList.aspx?sid=9522

法規部分

幼兒教保及照顧服務實施準則（中華民國112年11月22日修正發布）。

第七章
幼兒營養

莊蕙嘉

「何謂幼兒的均衡營養？」
「幼兒園的餐點設計有哪些原則？」
「幼兒園如何預防食品中毒？」

3～6歲是幼兒養成良好飲食習慣的關鍵期，老師和家長均需具備正確的營養與食品衛生知識，才能有效落實在教育及日常生活中。本章將介紹幼兒營養現況、每日所需營養、餐點標準，以及預防食物中毒，以確保幼兒能在健康安全的環境中成長。

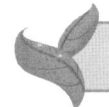

第一節　幼兒的均衡營養

培養幼兒正確的飲食習慣，包括：均衡的飲食、選擇健康的食物、減少甜食及含糖飲料之攝取，除了營養教育之外，幼兒園須供應符合均衡營養的餐點及維護幼兒園食品安全。

壹、均衡營養、健康飲食

一、國內的營養調查狀況

根據 2011 年臺灣嬰幼兒體位與營養狀況調查結果顯示，在熱量與三大營養素的分布上，1～3 歲幼兒每天平均攝取 1,355 大卡，蛋白質 47.4 克（占總熱量 14%）、脂肪 35.2 克（23.4%）、醣類 216.8 克（64%）；而 4～6 歲幼兒每天平均攝取 1,641 大卡，蛋白質 54.1 克（13.2%）、脂肪 41.6 克（22.8%）、醣類 266.6 克（65%）。根據上述調查發現，1～6 歲幼兒的葉酸平均攝取量皆有不足現象，未達三分之二參考攝取量之人數百分比為：1～3 歲 41.5%、4～6 歲則高達 72.7%。還需要特別注意的是，有超過 10%的 1～6 歲幼兒有鐵、鈣、維生素 B1 缺乏之情況（衛生福利部國民健康署，2018a，頁 3）。

另外，在「1993～1996 年臺灣國民營養健康狀況變遷調查」發現，4～12 歲兒童的三餐以米飯為主，蔬菜類以深色蔬菜攝取較多，水果以攝取非柑橘類水果為多。且飲食習慣及攝取食物會受居住地區別影響，如山地地區 4～6 歲幼兒比起其他地區，其牛奶攝取量較低。超過 50%的 4～6 歲幼兒每天都有吃點心、零食的習慣（衛生福利部國民健康署，2018a，頁 6）。

而在 2012 年 4～6 歲幼兒整體飲食品質與肥胖體位之相關性調查顯示，4～6 歲幼兒飲食中的蔬菜類及乳製品攝取量偏低（如表 7-1 所示）（衛生福利部國民健康署，2018a，頁 6）。

二、幼兒每日建議攝取量

幼兒期是人類成長速度最快的時期。當營養素攝取能滿足身體的每日需求及代謝增加時，可維持適當的營養狀態。身體所需的熱量來自六大類食物，1～6 歲幼兒所需的營養素種類相似，但其熱量和食物份量卻有所不

表 7-1　4～6 歲六大類攝取份數調查（單位：份）

食物大類	每日飲食建議攝取份數	4～6 歲幼兒攝取份數
全穀雜糧類	6～12	8.6
豆魚蛋肉類	2～4	3.7
乳品類	2	0.9
蔬菜類	2～3	1.4
水果類	2	1.6

註：引自衛生福利部國民健康署（2018a，頁 6）。

同。在 4 歲以前，男女孩的生長和活動量差異不大；4 歲之後，男女孩隨著體型及活動量差異的增加，所需熱量與食物份量也有所區別（衛生福利部國民健康署，2018a，頁 27）。圖 7-1 為衛生福利部國民健康署參考國際飲食指標趨勢和我國國民飲食攝取狀況，檢討並修正 2011 年公告的《每日飲食指南手冊》內容。新版的《每日飲食指南手冊》強調均衡的飲食，其修正重點如下（衛生福利部國民健康署，2018b）：

1. 將原分類中的「全穀根莖類」改為「全穀雜糧類」，以「雜糧」取代「根莖」，除了原先熟悉的穀類（如稻米、大麥、玉米等），還包括富含澱粉的雜糧類，像是食用其根莖的薯類、食用其種子的豆

圖 7-1　幼兒一日飲食建議量

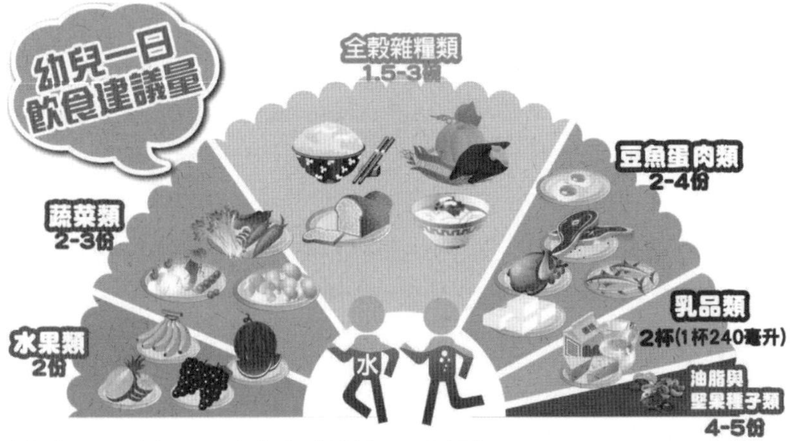

註：引自衛生福利部國民健康署（2018a，頁 27）。

類，以及食用其果實的富含澱粉食物，如紅豆、綠豆、皇帝豆、栗子、菱角等。
2. 將原分類中的「豆魚肉蛋類」改為「豆魚蛋肉類」，強調在選擇蛋白質時，為避免同時吃入不利健康的飽和脂肪酸，選擇這類食物應有其優先順序。近年的研究發現，蛋類與膽固醇和罹患心血管疾病風險較不具關聯性，加上蛋所含的營養價值豐富，故修正優先順序為豆類、魚類、海鮮、蛋類、禽肉、畜肉。
3. 將原分類中的「低脂乳品類」改為「乳品類」，因近年許多研究發現，不會因為攝取全脂乳品而造成體重上升或提升慢性病的風險，故不再強調需要選擇低脂乳品。

三、六大類食物及其營養素

身體所需的熱量和營養素來自多種食物，要攝取足夠且均衡，應注意六大類食物的分配。以下介紹六大類食物的內容（衛生福利部國民健康署2018b），表 7-2 則為六大類食物的主要及次要營養成分表。

（一）全穀雜糧類

1. 全穀雜糧類是主食，主要提供澱粉和熱量，包括各種穀物、薯類及富含澱粉的雜糧。全穀和未精製雜糧含有豐富的維生素B群、E、礦物質和膳食纖維，加工過程會使這些營養大量流失，因此建議以全穀和未精製雜糧為主。
2. 穀類與相關製品：糙米飯、紫米飯、胚芽米飯、全麥麵包、全麥麵、全麥饅頭及其他全麥製品、燕麥、全蕎麥、全粒玉米、糙薏仁、小米、紅藜（藜麥）。薯類：甘藷、馬鈴薯、芋頭、南瓜、山藥、蓮藕。其他類：栗子、蓮子、菱角，以及澱粉含量豐富的豆類，如紅豆、綠豆、花豆、蠶豆、皇帝豆。
3. 精製麵包和點心所含的鹽、糖分及油脂都偏高，要適量吃，以免多了熱量，少了健康。
4. 可製備糙米飯、紫米飯或粥品，取代白飯。

表 7-2　六大類食物的主要及次要營養成分表

食物類別	主要營養成分	次要營養成分
全穀雜糧類	醣類	• 精製米、麵：蛋白質、脂肪、磷 • 未精製之穀類：蛋白質、脂肪、維生素 B1、B2、膳食纖維
豆魚蛋肉類	蛋白質、維生素 B1、B2	• 黃豆及其製品：脂肪、維生素 E、葉酸、鈣、鐵、磷 • 魚：維生素 B2 • 蛋：維生素 A、B12、磷 • 肉（家畜、家禽肉）：脂肪、菸鹼素、維生素 B6、B12、A（內臟類）、葉酸（內臟類）、磷、鐵
乳品類	蛋白質、鈣、維生素 B2	維生素 B12、A、磷
蔬菜類	維生素 C、膳食纖維	• 深色及深黃紅色蔬菜：維生素 A、E、葉酸、鈣、鐵、鉀、鎂 • 淺色蔬菜：鈣、鉀、鎂
水果類	水分、維生素 C	維生素 A、鉀、膳食纖維
油脂與堅果種子類	脂肪	• 植物油脂：維生素 E • 核果及種子類：維生素 B1、鉀、鎂、磷、鐵

註：引自衛生福利部國民健康署（2018a，頁 28）。

（二）豆魚蛋肉類

1. 豆魚蛋肉類是優質蛋白質和維生素的重要來源。過去的調查顯示，人們多攝取高油脂肉類，較少食用豆製品和魚類。《每日飲食指南手冊》因此建議優先選擇豆製品、魚類與海鮮為主要的蛋白質來源，以減少飽和脂肪之攝取。
2. 豆類是指提供植物性蛋白質的黃豆與相關製品，像是豆腐、豆乾、豆皮等。

3. 魚類與海鮮，包括各種魚、蝦、甲殼類、貝類、頭足類（如烏賊、章魚、透抽）。
4. 蛋類主要是指來自家禽的可食用卵，尤以雞蛋最為常見。雞蛋為優質蛋白質來源，其蛋黃富含維生素A、B1及B2，並含有卵磷脂以及鐵、磷等重要礦物質。
5. 植物性蛋白質的來源含有較少的飽和脂肪酸，且不含膽固醇，還有膳食纖維。
6. 應優先挑選白肉（禽肉），適度攝取紅肉（畜肉）。可去皮，減少油脂攝取。
7. 應避免油炸或過度加工的食品，才不會攝取過多的油脂和鈉，可以清蒸、烤、滷、川燙的烹調方式，減少油脂攝取。
8. 減少烤製食物，避免產生雜環胺等致癌物。

（三）乳品類

1. 乳品類包含鮮（羊／牛）乳、保久乳、優酪乳、優格、各種乳酪起司、奶粉等，是鈣質的良好來源，並富含優質蛋白質、脂肪及多種維生素。建議每日於早晚各攝取一份乳製品，例如：飲用一杯鮮奶或無糖優酪乳，亦可選擇一杯無糖優格，不僅有助於達到乳品推薦攝取量，亦可作為含糖飲料或零食的健康替代品。
2. 調味乳多數添加糖分及其他食品添加物，其實際乳含量相對較低。建議優先選擇原味鮮乳或保久乳等未經調味之乳品，以獲取更多純天然的乳製營養成分。對於乳糖不耐的人，可從少量牛奶開始，逐漸增加至腸道適應，亦可改食用優酪乳、起司或羊乳等乳糖較低的產品。若無法吃乳品，可改吃高鈣食物，例如：豆干、傳統豆腐、小魚乾、芝麻、深綠色蔬菜等補充鈣質。

（四）蔬菜類

1. 蔬菜含豐富的膳食纖維，有助於腸道健康和提升免疫力，也是維生素 A、葉酸、鉀、鈣和植化素的重要來源，有益新陳代謝與心血

管。不同顏色的蔬菜提供不同的植化素（例如：橘色含類胡蘿蔔素），黃色有葉黃素。建議每天多吃當季蔬菜，每餐約 1.5 個拳頭量，午晚餐應補足早餐之不足，並確保蔬菜總量多於水果。
2. 臺灣的蔬菜種類依據食用部位，可區分為葉菜類、花菜類、根菜類、果菜類、豆菜類、菇類、海菜類等。部分高澱粉含量的根莖、果實或種子，例如：南瓜、地瓜、玉米、蓮藕、山藥等，歸類於全穀雜糧類，而非蔬菜類。
3. 蔬菜含有較高的膳食纖維，熱量低又可增加飽足感，並刺激腸胃蠕動。
4. 醃製的醬菜類有較高的含鈉量，且添加物較多，建議以新鮮或是冷凍蔬菜為主。

（五）水果類

1. 水果富含膳食纖維、維生素 C 和植化素（如花青素與類胡蘿蔔素），具抗氧化效果，有助於腸道健康並預防便祕、腸癌和部分代謝疾病。建議每餐吃一個拳頭大的水果或半碗切片水果，多選擇當季、多元品種即可。
2. 臺灣盛產多種水果，包括：木瓜、鳳梨、香蕉、芭樂、椪柑、番茄、芒果、火龍果、美濃瓜等。
3. 水果外皮含有豐富的膳食纖維和植化素，洗淨後可連皮食用。水果本身含有較高糖分，食用果乾及果汁則較容易攝取過量糖分，且果汁因缺乏膳食纖維，無法完全替代整顆水果的營養成分。

（六）油脂與堅果種子類

1. 每天烹調油（以植物油為主）不超過 4〜5 茶匙，每餐建議加 1 茶匙堅果種子類（約 2 顆腰果、2 顆杏仁或 1 顆核桃）。堅果提供不飽和脂肪酸、維生素 E、B1 及多種礦物質。可以撒芝麻在飯上，也可將堅果作為餐後點心。

2. 堅果種子類食物，包括：花生、瓜子、葵花子、芝麻、腰果、杏仁、核桃、夏威夷豆等。
3. 市售的堅果產品，大多有調味或是油炸過，含糖、含鈉量偏高，反而對健康不利，應盡量挑選無調味的堅果。
4. 因堅果種子類較硬，若不方便咀嚼，可以敲碎或磨粉後再食用。
5. 儲存時宜密封存放，並留意保存期限，因為堅果容易氧化、產生油耗味，挑選時要注意有無發霉。

四、營養素建議攝取量

2022 年，衛生福利部完成「國人膳食營養素參考攝取量」（Dietary Reference Intakes [DRIs]）第八版的修訂，為 1～6 歲幼兒新增碳水化合物、膳食纖維、鈉、鉀的建議量，並提高了鈣、鎂的上限。

嬰幼兒的營養素攝取量，依年齡分為：嬰兒期（0～6 月、7～12 月）、幼兒期（1～3 歲）、學齡前兒童期（4～6 歲），並提供不同建議。出生至 1 歲為生長最快時期；1～3 歲男女生的成長與活動量相似，因此熱量與營養建議皆相同；4 歲之後，男女生的發育速度開始不同，部分營養素如熱量、維生素 B1、B2 與菸鹼酸的建議量則區分性別（如表 7-3 所示）。

五、幼兒的一日飲食建議量及份量

若同類食物的蛋白質、脂肪和醣類含量相近，但維生素和礦物質卻可能不同，因此每天應攝取六大類食物，並在每類中多樣選擇，以獲得全面營養。衛生福利部曾針對幼兒期，在 2010 年時修正 4～6 歲男孩的每日熱量攝取為 1,550～1,800 大卡、女孩為 1,400～1,650 大卡，並依照年齡、性別、活動量之強度差異，搭配出 1～6 歲幼兒的每日飲食建議量，如表 7-4 所示。

六、六大類食物提供的熱量及主要營養素含量

六大類食物的分類主要依據蛋白質、脂肪、醣類三種營養素的含量，這三種營養素為熱量的主要來源，其中醣類及蛋白質每公克可以產生 4 大卡的熱量，脂肪每公克可以產生 9 大卡的熱量（如表 7-5 所示）。

表 7-3　1～6 歲幼兒的膳食營養素參考攝取量

營養素	1～3 歲	4～6 歲
蛋白質（公克）	20	30
碳水化合物（公克）	100	130
碳水化合物（總熱量%）	50～65%	50～65%
膳食纖維（公克）	活動量稍低：1 活動量適度：19	活動量稍低 男：22、女：20 活動量適度 男：25、女：23
脂質（總熱量%）	30%～40%	20%～30%
飽和脂肪酸（總熱量%）	<10%	<10%
n～6 多元不飽和脂肪酸（亞麻油酸）（總熱量%）	4%～8%	4%～8%
n～3 多元不飽和脂肪酸（次亞麻油酸、EPA、DHA）（總熱量%）	0.6%～1.2%	0.6%～1.2%
反式脂肪酸（總熱量%）	<1%	<1%
維生素 A（微克）	400	400
維生素 D（微克）	10	10
維生素 E（毫克）	5	6
維生素 K（微克）	30	55
維生素 C（毫克）	40	50
維生素 B1（毫克）	0.6	男：0.9、女：0.8
維生素 B2（毫克）	0.7	男：1、女：0.9
菸鹼酸（毫克）	9	男：12、女：11
維生素 B6（毫克）	0.5	0.6
維生素 B12（微克）	0.9	1.2
葉酸（微克）	170	200
膽素（毫克）	180	220
生物素（微克）	9.0	12.0
泛酸（毫克）	2.0	2.5

表 7-3　1～6 歲幼兒的膳食營養素參考攝取量（續）

營養素	1～3 歲	4～6 歲
鈣（毫克）	500	600
磷（毫克）	400	500
鎂（毫克）	80	120
鐵（毫克）	10	10
鋅（毫克）	5	5
碘（微克）	65	90
硒（微克）	20	25
氟（毫克）	0.7	1.0
鈉（毫克）	1300	1700
鉀（毫克）	1500	男：2100、女：1900

註：1. 活動量稍低：是指生活中常做輕度活動，例如：坐著畫畫；聽故事；看電視；一天約進行 1 小時不太激烈的動態活動，像是走路、慢速騎腳踏車、玩翹翹板、盪鞦韆等。

2. 活動量適度：是指生活中常做中度活動，例如：遊戲；帶動唱；一天約進行 1 小時較劇烈的活動，像是跳舞、玩球、跑來跑去的活動等。

3. 引自衛生福利部國民健康署（2022）。

表 7-4　1～6 歲幼兒的一日飲食建議量及食物示例

年齡	1～3 歲		4～6 歲			
活動量	稍低	適度	男孩稍低	女孩稍低	男孩適度	女孩適度
食物種類＼熱量（大卡）	1,150	1,350	1,550	1,400	1,800	1,650
全穀雜糧類（碗）	1.5	2	2.5	2	3	3
未精緻	1	1	1.5	1	2	2
其他	0.5	1	1	1	1	1

食物示例及份量說明：
1 碗（碗為一般家用飯碗、重量為可食重量）
＝糙米飯 1 碗或雜糧飯 1 碗或米飯 1 碗
＝熟麵條 2 碗或小米稀飯 2 碗或燕麥粥 2 碗
＝米、大麥、小麥、蕎麥、燕麥、麥粉、麥片 80 公克
＝中型芋頭 4/5 個（220 公克）或小番薯 2 個（220 公克）
＝玉米 2 又 2/3 根（340 公克）或馬鈴薯 2 個（360 公克）
＝全麥饅頭 1 又 1/3 個（120 公克）或全麥吐司 2 片（120 公克）

年齡	1～3 歲		4～6 歲			
活動量	稍低	適度	男孩稍低	女孩稍低	男孩適度	女孩適度
食物種類＼熱量（大卡）	1,150	1,350	1,550	1,400	1,800	1,650
豆魚蛋肉類（份）	2	3	3	3	4	3

食物示例及份量說明：
1 份（重量為可食部分生重）
＝黃豆（20 公克）或毛豆（50 公克）或黑豆（25 公克）
＝無糖豆漿 1 杯
＝傳統豆腐 3 格（80 公克）或嫩豆腐半盒（140 公克）或小方豆干 1 又 1/4 片（40 公克）
＝魚（35 公克）或蝦仁（50 公克）
＝牡蠣（65 公克）或文蛤（160 公克）或白海參（100 公克）
＝去皮雞胸肉（30 公克）或鴨肉、豬小里肌肉、羊肉、牛腱（35 公克）
＝雞蛋 1 顆

表7-4　1～6歲幼兒的一日飲食建議量及食物示例（續）

年齡	1～3歲		4～6歲			
活動量	稍低	適度	男孩稍低	女孩稍低	男孩適度	女孩適度
食物種類＼熱量（大卡）	1,150	1,350	1,550	1,400	1,800	1,650
乳品類（杯）	2	2	2	2	2	2

食物示例及份量說明：
1 杯 = 240 毫升全脂、脫脂或低脂奶 = 一份
= 鮮奶、保久乳、優酪乳 1 杯（240 毫升）
= 全脂奶粉 4 湯匙（30 公克）
= 低脂奶粉 3 湯匙（25 公克）
= 脫脂奶粉 2.5 湯匙（20 公克）
= 乳酪（起司）2 片（45 公克）
= 優格 210 公克

年齡	1～3歲		4～6歲			
活動量	稍低	適度	男孩稍低	女孩稍低	男孩適度	女孩適度
食物種類＼熱量（大卡）	1,150	1,350	1,550	1,400	1,800	1,650
蔬菜類（份）	2	2	3	3	3	3

食物示例及份量說明：
1 份為可食部分生重約 100 公克
= 生菜沙拉（不含醬料）100 公克
= 煮熟後相當於直徑 15 公分盤 1 碟或約大半碗
= 收縮率較高的蔬菜如莧菜、地瓜葉等，煮熟後約占半碗
= 收縮率較低的蔬菜如芥藍菜、青花菜等，煮熟後約占 2/3 碗

表 7-4　1～6 歲幼兒的一日飲食建議量及食物示例（續）

年齡	1～3 歲		4～6 歲			
活動量	稍低	適度	男孩稍低	女孩稍低	男孩適度	女孩適度
熱量（大卡）／食物種類	1,150	1,350	1,550	1,400	1,800	1,650
水果類（份）	2	2	2	2	2	2

食物示例及份量說明：
1 份為切塊水果約大半碗～1 碗
＝可食重量估計約等於 100 公克（80～120 公克）
＝香蕉（大）半根 70 公克
＝榴槤 45 公克

年齡	1～3 歲		4～6 歲			
活動量	稍低	適度	男孩稍低	女孩稍低	男孩適度	女孩適度
熱量（大卡）／食物種類	1,150	1,350	1,550	1,400	1,800	1,650
油脂與堅果種子類（份）	4	4	4	4	5	4

食物示例及份量說明：
1 份（重量為可食重量）
＝芥花油、沙拉油等各種烹調用油 1 茶匙（5 公克）
＝杏仁果、核桃仁（7 公克）或開心果、南瓜子、葵花子、黑（白）芝麻、腰果（10 公克）或各式花生仁（13 公克）或瓜子（15 公克）
＝沙茶醬 2 茶匙（10 公克）或蛋黃醬 1 茶匙（8 公克）

註：1.「未精緻」主食品，例如：糙米飯、全麥食品、燕麥、玉米、番薯等。
　　2.「其他」指白米飯、白麵條、白麵包、饅頭等，這部分全部換成「未精製」更好。
　　3. 2 歲以下兒童不宜飲用低脂或脫脂乳品。
　　4. 引自衛生福利部國民健康署（2018a，頁 29-30、32）。

表 7-5　六大類食物提供的熱量及三大營養素含量（1 份）

六大類食物	熱量及三大營養素含量			
	熱量（大卡）	蛋白質（克）	脂肪（克）	醣類（克）
全穀雜糧類	70	2	+	15
豆魚蛋肉類	75	7	5	+
乳品類	150	8	8	12
蔬菜類	25	1	－	5
水果類	60	+	－	15
油脂與堅果種子類	45	－	5	－

註：1.+表示微量；－表示不含。

　　2.引自衛生福利部國民健康署（2018a，頁 31）。

七、「我的餐盤」

衛生福利部國民健康署（2018c）將每日飲食指南的概念繪製成餐盤圖案，設計了「我的餐盤」，把六大類食物之飲食建議份數圖像具體化，並搭配簡易口訣。「我的餐盤」有兩個重要概念，可引導幼兒學習：(1)更能了解食物與其所富含的營養素；(2)依照「我的餐盤」上各種食物的比例，知道要吃多少食物，輕鬆將健康飲食融入每一餐中（口訣如圖 7-2 所示）。

圖 7-2　我的餐盤

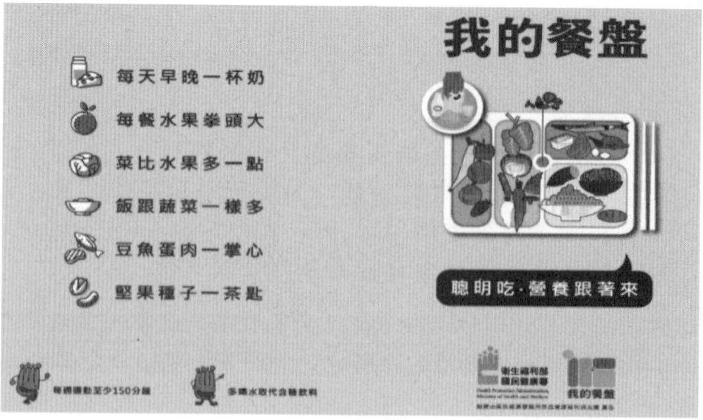

註：引自衛生福利部國民健康署（2018c）。

重點如下（衛生福利部國民健康署，2018c，頁9）：
1. 全穀雜糧類：國人通常是右撇子，將此類放置在餐盤右下角，符合吃飯習慣。
2. 豆魚蛋肉類：可並排放置於格子上，以便對照比較。
3. 蔬菜類：全穀雜糧類、豆魚蛋肉類、蔬菜類緊密並排，形成方形構圖，延伸出方型餐盒落實於生活中。
4. 水果類：國人的水果攝取量太少，放入餐盤中可提醒水果的重要性，置於蔬菜類旁也可互相對照比例和份量。
5. 乳品類：國人易忽略的乳品類，緊密連結在餐盤的左上方，成為餐盤以外的重要主角之一，以提醒國人別忘記乳品攝取。
6. 油脂與堅果種子類：此類是最容易忽略的，將堅果和種子置於餐盤中，有呼籲每餐都要攝取，並且入菜的意涵，灑在飯上、燉煮、灑在蔬菜上都是方便攝取的方式。

貳、幼兒營養教育的重點方向

衛生福利部國民健康署（2018a，頁8-26）針對幼兒提供了十二項營養飲食建議，說明如下。

一、均衡攝取各種新鮮食物

1. 飲食應根據幼兒的「一日飲食建議量」，依年齡和活動量選擇合適的熱量需求，均衡攝取六大類、多樣化的食物，以獲得完整營養。
2. 多選擇新鮮食物，避免攝取添加過多食品添加物之加工食品。加工食品常加入過多的鹽、糖、味精等調味料，對幼兒健康無益，容易養成口味較重的飲食習慣。
3. 幼兒時期的飲食營養狀況及飲食習慣對幼兒目前及日後的健康影響深遠，是奠定一生飲食行為及健康的關鍵時期。老師應為幼兒營造良好的飲食環境，家園合作，讓幼兒從小養成均衡飲食的好習慣，打好健康的根基。

二、攝取足夠熱量與適當體能活動，以維持健康體位

1. 定時測量幼兒的身高和體重，注意幼兒的生長情形。兒童生長曲線百分位圖包括身長／身高、體重、頭圍等三種生長指標（讀者可參閱第三章），其落在第 3～97 百分位之間都屬於正常範圍。
2. 減少靜態活動，例如：看電視、玩電腦等，盡量培養幼兒從事中等費力的身體活動，例如：丟球遊戲、帶動唱等。另外，每天應安排約 1 小時（可分段）中等費力至費力的活動，例如：跳舞、跑來跑去、爬上爬下的活動。也要避免長期久坐，增加肥胖的風險。
3. 幼兒飲食宜適量，避免過量及強迫餵食。根據研究指出，肥胖兒童有 50%的機率變成肥胖成人，因此老師可了解幼兒體重及身高的生長情形，並計算身體質量指數（BMI），當幼兒的 BMI 為「體重過重或肥胖」時（請參閱第三章），應通知家長並調整生活型態。

三、每餐吃米飯或全穀雜糧類，其中三分之一為全穀類

食品之精製過程去除了有利人體的微量元素，未精製穀類富含維生素、礦物質、膳食纖維，以及各式各樣之植化素成分，因此三餐應以全穀雜糧類為主食。

四、每天攝取深色蔬菜及新鮮水果

蔬菜類食物烹煮後的味道較特殊，是許多幼兒不喜歡的原因，可以利用種植及觀察植物，培養其對蔬菜的喜好，由老師加以引導及鼓勵，改善幼兒對蔬菜的偏食。攝取較多的蔬菜、菇類、水果類可以增加葉酸攝取量，有助於改善幼兒葉酸的營養狀況。選擇新鮮水果，以充分攝取微量營養素，但不能用果汁替代水果，飲用果汁也要適量。

五、持續攝取乳製品的習慣

乳品含有蛋白質、維生素 B2、鈣等營養成分。國內調查顯示，1～6 歲幼兒的乳品類攝取量隨年齡增加而下降（由 73.22%降至 54.53%），部分研

究認為乳品類攝取減少可能與國內幼兒的鈣質攝取不足有關。乳品被視為提供成長中幼兒的鈣質來源之一，在幼兒不再以母乳或嬰兒配方奶粉作為主要食物後，有建議指出，每天攝取約兩杯乳品（如牛奶、原味或低糖優酪乳、乳酪），可協助補充所需的鈣質與蛋白質。2歲以下幼兒不宜飲用低脂或脫脂乳品，以免營養素和熱量不足而妨礙生長。

六、以黃豆及其製品取代部分的肉類

優先選擇植物性食物有益健康，也有助於節能減碳，並減緩全球暖化。黃豆及其製品富含蛋白質，但甲硫胺酸較少，因此可與其他植物性食物（如穀類、堅果）一起食用，達到營養互補的效果。

七、減少攝取甜食及高油脂食物

高熱量密度食物，如巧克力、糖果、汽水、可樂、冰淇淋、甜點、蜜餞、洋芋片等，容易導致體重增加並影響營養攝取，建議家中避免存放這些食品。

甜食容易對健康產生負面影響（如齲齒、肥胖、慢性病），幼兒園更應加強健康環境的營造，建議如下：

1. 教室內不要存放零食，以免幼兒想吃。
2. 不要用零食、甜點作為獎勵或是要求孩子的條件。
3. 老師也應該以身作則，不吃零食及油炸食物。
4. 可提供營養的點心來取代甜食、糕點、油炸食物。
5. 老師態度宜溫和堅定，不應以威脅或責罵方式要求幼兒。

八、減少使用調味料及沾料

清淡飲食被認為對健康有益，飲食習慣多於幼年時期建立，因此對於幼兒飲食，一般要減少調味料、沾醬，以及辛辣香辛料（如辣椒和咖哩）的使用，以呈現食物的原味。有研究指出，重口味飲食可能與日後高血壓等慢性病風險增加相關。

九、喝白開水,避免含糖及咖啡因的飲料

白開水是健康又經濟的補水選擇,應養成多喝的習慣。含糖飲料的營養少,喝多容易肥胖,也會減少正餐攝取而造成營養不良,還可能讓幼兒偏愛甜食。含咖啡因的飲料,如可樂、紅茶、奶茶,會刺激腸胃和中樞神經,影響幼兒的情緒與發展。學齡前兒童若攝取過多咖啡因,可能會影響生長及健康。茶飲中的單寧成分會抑制鈣和鐵的吸收。研究顯示,奶茶是幼兒最常喝的茶飲,但市售奶茶多含大量奶精和反式脂肪,因此建議減少飲用。

十、注意飲食衛生安全

購買食品時,可以觀察標示、外觀、產地、有效日期。飲食期間注意清潔與衛生,並將食物妥善儲存及烹調,有助於維護食品安全。發霉、腐敗或受汙染的食物通常不建議食用。在製作餐點過程中,保持食品衛生與安全也很重要,例如:將生食和熟食分開處理。

十一、選用加碘鹽及適量攝取含碘食物

碘被認為是腦部發育所需的重要營養素。根據世界衛生組織(WHO)的建議,缺乏碘可能影響智力發展,進而對兒童的學習能力產生影響。幼兒的碘攝取不足也可能對身高及運動神經功能產生影響。一般建議可選擇添加碘的食鹽代替普通鹽,以及適量攝取含碘食物,如海帶和紫菜等海藻類,以補充身體所需的碘量。

十二、均衡攝食各類魚產品,減量攝取大型魚類

魚類富含優質蛋白、多元不飽和脂肪酸及多種營養素,但大型魚(如鯊魚、旗魚、鮪魚、油魚等)易累積甲基汞,恐影響幼兒的神經發育。建議均衡攝取各類魚類,減少大型魚的食用。

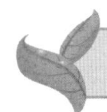

第二節　幼兒園餐點設計原則

根據《幼兒教保及照顧服務實施準則》（民國112年11月22日修正發布）第7條第2項和第3項規定：「幼兒園應視幼兒身體發展需求提供其點心，對於上、下午均參與教保活動課程之幼兒，應提供其午餐，並安排午睡時間。幼兒園點心與正餐時間，至少間隔二小時；午睡與餐點時間，至少間隔半小時。」多數幼兒在幼兒園的時間約為4～7小時或更長，因此幼兒園須提供至少三分之一或一半的幼兒飲食建議攝取量，通常包含早點、午餐和午點，以符合幼兒的營養需求。

2023年3月27日，教育部訂定了《幼兒園餐點食物內容及營養基準》，內容包括蛋白質占總熱量16%、脂肪占熱量不超過30%、醣類占熱量55%～60%，並規定食物份量、內容及餐點應注意事項，作為幼兒園供膳的依據。說明如下。

壹、幼兒園餐點食物內容及營養建議量

幼兒園餐點食物內容及營養建議量，如表7-6、表7-7所示。

貳、幼兒園餐點應注意事項

依據《幼兒園餐點食物內容及營養基準》（2023），幼兒園餐點應注意下列事項。

一、餐點設計方面

（一）六大類食物

1.一律採用國內在地豬肉、牛肉之生鮮食材，多選擇當季、在地、多

表 7-6　營養建議量

	2～3 歲	4～6 歲
熱量（大卡）	550	700
熱量的基準：以男女 DRIs 稍低～適度熱量平均值乘上 4/9		
蛋白質（公克）	21	26
蛋白質的基準：以幼兒期營養之飲食建議量推算，約占總熱量之 16%		
脂肪（公克）	18	23
脂肪的基準：占熱量平均值≦30%		
醣類（公克）	77	96
醣類的基準：占熱量平均值 55%～60%		
鈣（毫克）	220	270
鈣的基準：以男女 DRIs 建議量之 4/9		
鈉（毫克）	550	700
鈉的基準：以 1 卡熱量 1 毫克計算		

註：1. 幼兒園餐點之營養建議量是依據幼兒一天於幼兒園食用之餐次而定，故上述營養建議量包含早點、午餐、午點。

2. 熱量計算依據為將一天分為三個時段，每時段占每日熱量之 1/3，而點心熱量應為正餐的 1/2，故幼兒園供應的早點、午餐、午點占每日熱量之 4/9。

3. 引自《幼兒園餐點食物內容及營養基準》（2023）。

樣化食材，並鼓勵幼兒嘗試新食物。

2. 乳品為鈣質主要來源，若以豆漿代替，須注意其餘餐點的設計，如增加小魚乾、豆腐、深綠色蔬菜等含鈣量較高的食材，以避免幼兒鈣質攝取不足。

3. 設計餐點時，應盡量避免供應油飯、米血糕、培根、甜不辣、醃漬醬瓜、罐頭麵筋、肉鬆等高油糖鹽食品，每週不超過 2 次。

（二）點心類

1. 設計點心時，應盡量避免甜甜圈、沙其瑪、薯條及薯餅、牛角麵包、可頌麵包、夾心餅乾、菠蘿麵包、市售布丁、仙貝等高油糖鹽

表 7-7　食物份量及內容

食物類別	2～3 歲	4～6 歲	食物內容說明
全穀雜糧類	3.5 份 *2.5 份 **1 份	5 份 *3 份 **2 份	未精製 1/3 以上（包括糙米、全大麥片、全燕麥片、糙薏仁、紅豆、綠豆、芋頭、地瓜、玉米、馬鈴薯、南瓜、山藥等）。
豆魚蛋肉類	1.5 份 *1 份 **0.5 份	1.5 份 *1 份 **0.5 份	豆製品包括毛豆、黃豆、黑豆或其製品，例如：豆干、干絲、非油炸豆皮、豆腐等，每週供應 1 份以上。
			魚類（包括各式海鮮），每週供應至少 1/2 份。
			豆魚蛋肉類半成品，例如：各式丸類、蝦捲、香腸、火腿、熱狗、培根、臘肉、鹹豬肉、重組雞塊、麵筋泡、炸豆皮、仿肉製品等，每週供應不超過 2 份。
乳品類	0.5 份 **0.5 份	0.5 份 **0.5 份	供應鮮奶、原味優酪乳、保久乳、奶粉沖泡，可 2 天供應 1 份。 不含調味乳、調味優酪乳與稀釋乳酸飲料。
蔬菜類	1 份 *0.5 份 **0.5 份	1.5 份 *1.5 份 **0.5 份	深色蔬菜必須超過 1/3。
水果類	1 份 **1 份	1 份 **1 份	以供應新鮮水果為原則，減少供應 100%果汁。
油脂與堅果種子類	1.5 份 *1 份 **0.5 份	2 份 *1.5 份 **0.5 份	

註：1.依據「國人膳食營養素參考攝取量」第八版（2020 年）及幼兒期營養之幼兒一日飲食建議量。

2.提供符合幼兒園餐點營養基準的食物份量：*=午餐（份），**=早點及午點（份）。

3.引自《幼兒園餐點食物內容及營養基準》（2023），以及衛生福利部國民健康署、臺灣兒科醫學會、臺灣肥胖醫學會（2019）。

食品，每週不超過 1 次。
2. 甜品應以低糖之全穀雜糧類為宜，例如：綠豆湯、地瓜湯、紅豆湯、八寶粥、紫米粥、燕麥粥、南瓜粥、香芋湯、蓮子湯等。
3. 鼓勵幼兒多喝白開水，不提供含糖飲料及含咖啡因飲品，例如：可可、麥芽飲品、紅茶、奶茶、各式茶凍及咖啡凍。

（三）其他

1. 提供易咀嚼、易消化、少刺激的食物。
2. 供應給具過敏體質之幼兒，應依衛生福利部公告「食品過敏原標示規定」於菜單標示注意易引起過敏的食物（如甲殼類、芒果、花生、牛奶、羊奶、蛋、堅果類、芝麻、含麩質之穀物、大豆、魚類、使用亞硫酸鹽類等及其製品）。
3. 考量實際菜單設計之可行性及方便性，每類食物供應量可於每週間調整，平均每日供應量在建議值正負 10%。
4. 食材應優先採用符合《食品安全衛生管理法》等相關法令，並具政府或公正專業機構認、驗證之標章；無驗證標章者，應具有工廠登記食品業者產製或檢附一年內有效之食品衛生標準檢驗、來源或合格證明。

二、製備方面

1. 製備時避免幼兒造成哽塞危險之食物（如水晶餃、麻糬、蒟蒻、果凍）、含骨頭肉類、有籽的水果（如荔枝、龍眼、葡萄）等，並注意食材體積應適中，堅果種子類應注意供應型態（如花生）。
2. 盡量選擇如蒸、涮、燙、煮、拌炒、滷、烘烤等少油的烹調方法，且應充分加熱，避免生食，例如：涼麵、蛋沙拉、壽司等。

三、環境與教育方面

1. 幼兒進食的時候，應營造安靜放鬆的環境。
2. 教導幼兒細嚼慢嚥，但盡量不要以菜湯拌飯，以訓練咀嚼能力。

3. 幼兒較易排斥陌生食物，供應從少量開始，循序漸進訓練幼兒對各種食物的接受度。
4. 老師宜配合飲食教育，鼓勵幼兒嘗試吃不喜歡的食物，才能飲食均衡多樣化。
5. 不宜以食物作為獎勵方式。
6. 公布菜單時，除菜名外，應列出菜餚之食材內容，並請家長配合，供應幼兒園未提供的食物，使幼兒能獲得適量、均衡、多樣化的健康飲食。
7. 若發生疑似食品中毒案件，請依據「教育部校園食品事件處理作業標準說明書」之流程辦理，並立即通知教育局（處）、地方衛生單位、校安通報說明情況、確認處理流程，避免自行處置、送驗檢體等行為。

參、幼兒園餐點設計策略

依據《幼兒園餐點食物內容及營養基準》（2023），幼兒園應根據其資源、人力與設備，規劃適合幼兒需求的餐點策略並設計菜單。以下為新北市某幼兒園的實例說明。

一、設計理念

1. 增加幼兒膳食纖維的攝取量。
2. 多提供優質蛋白質。
3. 避免加工及油炸食品。
4. 採用低糖、低油、低鹽製備餐點。

二、飲食策略

1. 星期一：早點以醣類（如全穀饅頭、白饅頭）為主。
2. 星期二：午餐添加未精緻穀類（如薏仁、糙米、燕麥）。

3. 星期三：早點為水果點心供應（如蘋果、香蕉、芭樂）。
4. 星期四：午餐採用蔬食餐。
5. 星期五：地瓜飯作為主食。
6. 每月 1 次無糖豆漿或無糖優酪乳。
7. 每週至少 3 次乳品供應，使用全脂奶粉沖泡。
8. 雜糧甜品點心使用低糖製備。
9. 飲用水及烹飪用水使用 RO 水製備餐點。
10. 每日至少提供一份有機蔬菜或深色蔬菜。
11. 不使用油炸物及油炸製備餐食。
12. 採用低鹽、低糖、低油脂製備原則。

肆、幼兒園的健康飲食策略

根據「幼兒園教保活動課程大綱」（教育部，2016）中的「身體動作與健康」領域，課程目標身-1-3「覺察與模仿健康行為及安全的動作」與營養有關，其中 4～5 歲的學習指標（身-中-1-3-2）為「辨識食物的安全，並選擇均衡營養的飲食」，範例如表 7-8 所示。老師可以檢視幼兒是否覺察健康食物，透過平日觀察，引導幼兒選擇均衡的飲食。

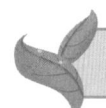

第三節　預防食品中毒

常見疑似食品中毒的症狀，包括：噁心、嘔吐、腹痛、腹瀉、發燒等。當幼兒園出現疑似食品中毒事件時，應依據相關規範進行妥善處置，以降低健康風險。為預防食品中毒，建議遵循「五要二不」原則：要洗手、要新鮮、要生熟分開、要徹底加熱、要注意保存溫度、不飲用山泉水、不食用不明的動植物，應可有效提升食品安全，保護個人健康。本節闡述食品中毒常見的成因及防治重點，以有效降低事件發生率。

表 7-8　幼兒園中如何養成健康飲食行為（範例）

	小幼班（2～3.5歲）	中大班（4～6歲）
健康行為	正確洗手 能手握湯匙、扶好碗 在位子上坐好吃飯 選擇可以吃的食物 用餐前等待 細嚼慢嚥 每一樣食物都吃 用餐不說話	座位乾淨，不會掉飯菜 正確使用廚餘桶、不汙染食物 可以自己練習添飯菜 用餐前等待 練習盛裝飯菜 戴口罩保持距離 可以不挑食 餐後擦碗、擦桌子、整潔
學習指標	身-1-2 模仿各種用具的操作 身-幼-1-2-1 察覺器材的操作方式 身-小-1-2-2 模仿抓、握、扭轉的精細動作 身-1-3 覺察與模仿健康行為及安全的動作 身-幼-1-3-1 模仿日常生活的健康行為 身-幼-1-3-2 模仿良好的飲食行為	身-1-2 模仿各種用具的操作 身-大-1-2-2 覺察手眼協調的精細動作 身-1-3 覺察與模仿健康行為及安全的動作 身-中-1-3-1 覺察與模仿日常生活的健康行為 身-中-1-3-2 辨識食物的安全，並選擇均衡營養的飲食
圖示	扶好碗自己吃 坐好吃，細嚼慢嚥	會整理桌子 等待用餐

壹、食物中毒的定義

根據衛生福利部食品藥物管理署（2017）所述，食品中毒具有下列三種定義：

1. 2人或2人以上攝取相同的食品而發生相似的症狀，稱為一件食品中毒案件。
2. 因肉毒桿菌毒素而引起中毒症狀且自人體檢體檢驗出肉毒桿菌毒素，或由可疑的食品檢體檢測到相同類型的致病菌或毒素，或因攝食食品造成急性食品中毒（如化學物質或天然毒素中毒等），即使只有1人，也視為一件食品中毒案件。
3. 經流行病學調查推論為攝食食品所造成，也視為一件食品中毒案件。

貳、造成食物中毒的成因

一、病因物質

此種物質是導致疾病的來源，包括病毒、細菌、天然毒素，例如：諾羅病毒、金黃色葡萄球菌、仙人掌桿菌、沙門氏桿菌、腸炎弧菌。

1. 諾羅病毒：傳播快，常因個人衛生差或食物未煮熟所造成。
2. 金黃色葡萄球菌：會產生耐熱毒素，多因手部傷口未包紮或衛生不良導致交叉感染。
3. 仙人掌桿菌：因食品不潔或放置在室溫過久所引起。
4. 沙門氏桿菌：多見於禽肉和雞蛋，來源通常是清洗或加熱不充分。
5. 腸炎弧菌：常見於海鮮，因清洗不徹底或生熟食交叉汙染。

二、原因（媒介）食品

是指因為吃了某食品而引起身體不適，例如：複合調理食品。

參、常見的原因食品及加強防治重點

一、細菌類

病因物	腸炎弧菌	金黃色葡萄球菌	仙人掌桿菌
常見原因食品	海鮮、魚貝類	即時食品生菜沙拉	米飯、澱粉類製品、香腸、肉汁等肉類
加強防治重點	1.充分以自來水沖洗 2.冷藏7°C以下保存 3.避免交叉汙染 4.徹底加熱不生食	1.衣帽穿戴整齊 2.傷口妥善包紮、隔絕 3.保持良好衛生習慣	1.保持環境衛生 2.置於室溫運輸、暫存或冷卻時間不可過長 3.食用前徹底加熱 4.保存應該注意熱藏60°C以上、冷藏7°C以下

病因物	產氣莢膜桿菌	肉毒桿菌	沙門氏桿菌大腸桿菌
常見原因食品	牛肉、禽肉及肉汁、燉菜等含肉類產品	低酸性、無氧包裝之常溫食品	肉、蛋類
加強防治重點	1.置於室溫運輸、暫存或冷卻時間不可過長 2.食用前徹底加熱 3.保存應注意熱藏60°C以上、冷藏7°C以下	1.食用前徹底加熱 2.避免自製之醃製、真空、調氣食品 3.配合pH值降低儲存溫度，提高鹽度等方式	1.徹底加熱 2.避免交叉汙染 3.保持勤洗手等良好習慣

病因物	病原性大腸桿菌	李斯特菌
常見原因食品	生牛（絞）肉、受汙染的水源	生鮮蔬果即時食品
加強防治重點	1. 徹底加熱 2. 避免交叉汙染 3. 保持勤洗手等良好習慣 4. 應有乾淨水源	1. 蔬果徹底洗淨、不生食損傷的蔬果 2. 避免交叉汙染 3. 徹底加熱

註：引自衛生福利部食品藥物管理署（2022）。

二、病毒類

病因物質	諾羅病毒	A 型肝炎病毒
常見原因食品	即時食品、沙拉、生鮮魚貝類	即時食品、沙拉、生鮮魚貝類
加強防治重點	1. 徹底加熱，不生食 2. 注意人員健康管理、保持良好衛生習慣	1. 徹底加熱，不生食 2. 注意人員健康管理、保持良好衛生習慣

註：引自衛生福利部食品藥物管理署（2022）。

三、動物天然毒

病因物質	河豚毒	熱帶海魚毒	組織胺
常見原因食品	河豚	珊瑚礁魚類	鮪魚、鯖魚、鰹魚等鯖魚科魚類
加強防治重點	1. 避免食用來路不明或不知名的水產品及加工產品 2. 避免食用河豚	1. 避免食用來路不明或不知名的水產品及加工產品 2. 避免食用珊瑚礁魚類	1. 避免食用來路不明或不知名的水產品及加工產品 2. 選擇信譽良好的供應商，並落實驗收及供應商管理 3. 落實低溫保存

註：引自衛生福利部食品藥物管理署（2022）。

四、植物天然毒

病因物質	姑婆芋	綠褶菇
常見原因食品	姑婆芋	綠褶菇
加強防治重點	1.避免隨意摘採不明植物食用 2.落實驗收及供應商管理 3.除了不可食用菇婆芋，也要避免使用其葉片盛裝食品或作為擺飾	1.避免隨意摘採不明植物食用 2.落實驗收及供應商管理

註：引自衛生福利部食品藥物管理署（2022）。

動腦思考題

1. 試說明幼兒一日飲食建議量？
2. 試說明六大類食物及其主要營養素為何？
3. 試說明「我的餐盤」口訣？
4. 試列舉幼兒營養教育的重點涵義？
5. 試列舉幼兒園供應餐點的應注意事項？

參考文獻

中文部分

教育部（2016）。幼兒園教保活動課程大綱。作者。

衛生福利部食品藥物管理署（2017）。食物中毒定義。https://www.fda.gov.tw/tc/sitecontent.aspx?sid=2275

衛生福利部食品藥物管理署（2022）。110 年食物中毒發生與防治年報。https://www.fda.gov.tw/tc/publicationsContent.aspx?id=155

衛生福利部國民健康署（2018a）。健康均衡的飲食 快樂成長的童年：幼兒期營養參考手冊（第二版）。https://reurl.cc/NxZz6n

衛生福利部國民健康署（2018b）。每日飲食指南手冊（第二版）。https://www.hpa.gov.tw/Pages/EBook.aspx?nodeid=1208

衛生福利部國民健康署（2018c）。我的餐盤：聰明吃・營養跟著來。https://www.hpa.gov.tw/Pages/EBook.aspx?nodeid=3821

衛生福利部國民健康署（2022）。國人膳食營養素參考攝取量（第八版）。https://www.hpa.gov.tw/Pages/Detail.aspx?nodeid=4248&pid=12285

衛生福利部國民健康署、臺灣兒科醫學會、臺灣肥胖醫學會（2019）。肥胖 100 問+。https://www.hpa.gov.tw/Pages/EBook.aspx?nodeid=4087

法規部分

幼兒園餐點食物內容及營養基準（中華民國 112 年 3 月 27 日訂定）。

幼兒教保及照顧服務實施準則（中華民國 112 年 11 月 22 日修正發布）。

第八章
幼兒的心理健康與培養原則

蔡春美

「幼兒心理健康的涵義為何？」
「幼兒的心理如何發展？其影響因素為何？」
「如何培養幼兒的心理健康與良好的社會適應能力？」

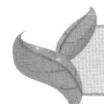

本章旨在探討幼兒的心理健康與社會適應能力，說明幼兒心理的發展歷程與良好社會適應能力的培養原則。首先，說明幼兒的心理健康與社會適應能力；其次，敘述幼兒的心理發展歷程與影響因素；最後，列舉如何培養幼兒心理健康與良好適應能力的原則，以供讀者對幼兒心理健康、發展歷程、影響因素及其培養原則有基本的認識。

第一節　幼兒的心理健康與社會適應能力

健康的幼兒並不是只要生理健康就好，還要具備心理健康。如果一位幼兒的生理發育都很健全，但每天都在為一些小事亂發脾氣，雖然外表看起來非常健康，卻不能和其他幼兒和睦相處，常常鬱鬱寡歡，如此仍不能算是健康的幼兒。所謂健康的幼兒必須身心都健康，也就是生理和心理兩方面都健全才可以。心理健康與情緒能力息息相關，而社會適應的能力大

部分受情緒能力影響,且直接左右孩子長大後的生活幸福與否。茲將幼兒心理健康與社會適應的涵義分述如下。

壹、幼兒心理健康的涵義

世界衛生組織(WHO)對健康的定義是:生理、心理及社會適應三方面全部良好的一種狀況,而不僅是沒有生病或體質健壯。到了 1990 年,世界衛生組織又加上一項內容,改為「健康不只是不生病,健康是身體、心理、社會適應和道德四方面皆為健全」。因此,健康需涵蓋身心、環境、社會及道德等面向,且這四者之間也會相互影響(趙偉勛等人,2015)。如單以心理健康來說明,則是指幼兒心理不生病,表現於其行為是情緒穩定、社會適應良好。

貳、幼兒社會適應能力的涵義

如上所述,一位幼兒心理健康是表現出情緒穩定、社會適應良好的狀態。社會適應良好必須具備社會適應能力,亦即幼兒能適當處理自己的情緒,不僅能面對自己,也願意面對挫折,與他人互動,表現健康身心(教育部,2016,頁 91)。換言之,社會適應能力是指人們進行社會參與時的完好狀態(MBA 智庫・百科,無日期),亦即:
1. 每個人的能力應在社會系統內充分發揮。
2. 作為一個健康人,應有效地扮演與其身分相適應的角色,並執行相關任務,發揮有效的功能。
3. 人的行為與有關的社會、道德規範相一致。

總之,幼兒適應能力乃指幼兒適應其社會環境(如家庭、幼兒園、社區等群體)的能力,具備良好社會適應能力的幼兒:在家庭裡是人人喜愛的孩子;在幼兒園裡能與同學和睦相處、遵守班級規則,也能適應幼兒園生活;在社區裡,遇到鄰居能打招呼、遵守交通規則,快樂安全地過日子。從「幼兒園教保活動課程大綱」(教育部,2016)的社會與情緒領域

目標中,亦可期待幼兒在社會與情緒方面適應需達到的狀態。

「幼兒園教保活動課程大綱」的社會領域目標有五:
1. 肯定自己並照顧自己。
2. 關愛親人。
3. 樂於與他人相處並展現友愛情懷。
4. 樂於體驗文化的多元現象。
5. 親近自然並尊重生命。

「幼兒園教保活動課程大綱」的情緒領域目標有四:
1. 接納自己的情緒。
2. 以正向態度面對困境。
3. 擁有安定情緒並自在地表達感受。
4. 關懷及理解他人的情緒。

幼兒的社會適應能力與其情緒息息相關,情緒指的是個體解讀內外在刺激而產生的生理與心理的整體反應(教育部,2016,頁 91)。幼兒因生理與心理仍在發育階段,所以不會與健康的成人一樣能圓滿適應社會,其社會適應能力是隨著年齡而逐漸發展。下一節說明幼兒心理發展的過程及其影響因素。

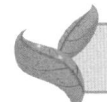

第二節　幼兒的心理發展與其影響因素

幼兒的心理發展範圍很廣,包括覺知、記憶、認知、想像、思考、語言、個性、情緒、氣質等。兒童的心理健康與其自我認知(self-concept)有高度的正相關(Marotz, 2014/2015),就是透過與同儕間的行為來定義自己,例如:「小明比我跑得快」、「我比小花會摺紙」,而與幼兒健康最有關係的應該是情緒發展。情緒在幼兒心理活動中具有非常重要的作用,其行為充滿色彩,學者 Muhina(1985)甚至認為幼兒是「情緒的俘虜」(引自陳幗眉,2018)。在日常生活中,情緒對幼兒的心理活動和行為直接產生動機作用,愉快的情緒讓他們願意學習,不愉快的情緒則導致消極的行為。幼兒的情緒是隨著年齡發展的,愈長大、愈複雜而豐富。以下說

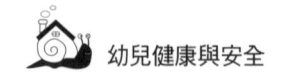

明幼兒心理的發展與影響因素。

壹、幼兒的心理發展歷程

幼兒的年齡是指 2 至 6 歲，但談到發展，則必須從 0 歲甚至從懷孕期談起。我們可以發現嬰幼兒的身心不斷變化，這種變化就稱為發展。心理學對人類的發展分期，眾說紛紜，常見的發展分期像是 0～2 歲為嬰兒期、2～6 歲為幼兒期、6～12 歲為兒童期、12～20 歲為青年期（也是成熟期的開始），之後為成年期（盧素碧，1990）。若只以嬰幼兒期來區分則更細，像是 0～1 個月、2～3 個月、3～6 個月、6～12 個月、12～18 個月等，年齡愈大、間隔愈拉長，可見發展有其趨勢。本章不細說各分期的發展狀況，只說明發展的原則：幼兒的心理發展有其必然的原則與趨勢（陳幗眉，2018），如下。

一、從簡單到複雜

最初的心理活動只是非常簡單的反射運動，之後就愈來愈複雜化，例如：想像力、思考力等現象，從不齊全到齊全、從籠統到分化。從圖 8-1 的情緒分化模式亦可看出這種趨勢。

二、從具體到抽象

幼兒的最初心理活動是感官的感覺，慢慢發展為知覺。從圖 8-1 來看，其情緒的發展也是如此。

三、從被動到主動

幼兒初期的心理活動是無意象的，是原始的本能活動，稍後才出現有目的的、有意識的活動。慢慢地，從受生理制約的心理活動發展到自己主動調節，例如：嬰兒因尿布濕不舒服而哭，到後來會因要大人注意他、抱他，而有意向的哭。

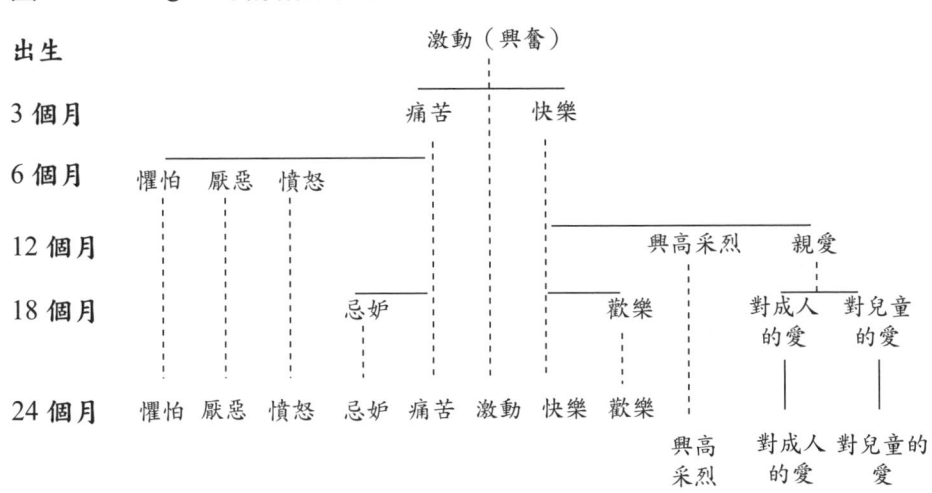

圖 8-1 Bridges 的情緒分化模式

出生					激動（興奮）				
3 個月				痛苦		快樂			
6 個月	懼怕	厭惡	憤怒						
12 個月							興高采烈	親愛	
18 個月				忌妒		歡樂		對成人的愛	對兒童的愛
24 個月	懼怕	厭惡	憤怒	忌妒	痛苦	激動	快樂	歡樂	興高采烈	對成人的愛	對兒童的愛

註：引自 Bridges（1932, p. 340）。

四、從凌亂到成體系

幼兒初期是零散混亂的，心理活動之間缺乏有機聯繫，非常容易變化，例如：7、8 個月的嬰兒離開媽媽時心情凌亂，哭得很傷心，有人拿玩具吸引他時，又馬上破涕為笑。幼兒的心理活動是隨生長逐漸系統化、組織化的。

五、先快後慢

幼兒發展的速率非固定一致，且有很大的個別差異，各種特性發展的速度也不一致，例如：智力的發展、情緒的發展、人格氣質的發展等，都不是齊步發展的（盧素碧，1989）。

幼兒期是人生發展中最重要的時期，也是奠定基礎的重要時期。幼兒期的心理特徵主要是情緒性、不分化性、自我中心性，也是最富模仿、好奇、探索、可塑性高的時期。

總之，生命發展的歷程是連續性的、繼續不斷循序漸進的，而不是跳

躍與突變的。幼兒的發展有一定程序，父母不能要求超越孩子的能力，而應尊重孩子的發展模式（盧素碧，1990）。

貳、影響幼兒心理發展的因素

影響幼兒心理發展的因素很多，一般可分為主觀因素與客觀因素兩部分。

一、主觀因素

影響幼兒心理發展的主觀因素，乃指幼兒心理本身的內在因素（陳幗眉，2018），籠統的說是包含幼兒全部心理活動，具體的說是包括幼兒的需要、興趣愛好、能力、性格、自我意識、心理狀態等，其中最活躍的因素是需要，例如：對食物的需要、與人互動的需要、遊戲的需要、愛與安全的需要等，這也是一般所說的生長或遺傳因素，而這些因素會受到外在環境與教育的因素影響。

二、客觀因素

影響幼兒心理發展的客觀因素，乃指外在的環境與教育因素。幼兒的主觀因素與客觀因素是互相聯繫的，它們之間又互相影響，這是相當複雜的過程，例如：情緒緊張和長期不愉快的兒童，其健康水準會下降，甚至會導致生理發育延滯；活動積極性較高的兒童，其身體發育較好。由心理原因造成的偏食會導致營養不良，過分任性兒童的飲食起居不規律也會使健康受損，而影響正常的生長發育（陳幗眉，2018）。

兒童的心理也會對環境產生影響，某個研究報告指出：嬰兒的微笑引起成人微笑的可能性是46～88%，其微笑或咯咯的笑聲使父母對他們更加鍾愛。兒童在沒有學會改變外在物體狀態之前，已經學會用情緒影響成人對他們的態度，因為從出生後就已經開始有情緒表現，此遠遠早於動作的發展（陳幗眉，2018）。

總之，幼兒的心理發展受主觀因素（生長與遺傳）和客觀因素（環境與教育）相互影響，而主觀因素與客觀因素之中的各種因素也相互有著交叉作用；在不同時期，幼兒與成人的相互作用也不相同。各種主觀因素，在不同年齡兒童心理發展中產生的具體情況不同，父母、老師及幼兒周遭成人的態度也會影響幼兒的心理發展，而幼兒的心理反應也會影響成人的心理與態度。童年時期的心理壓力可能會影響其一生的健康。

第三節　培養幼兒心理健康與社會適應能力的原則

　　前兩節已詳細說明，幼兒的健康包含身體與心理的健康，也說明心理健康與社會適應能力的定義及其發展歷程。大部分的家長比較容易關心幼兒的身體健康，而忽略其心理健康。隨著幼兒年齡漸長，才發現孩子到幼兒園後不懂如何與同伴相處，才注意到孩子的社會適應能力不佳。幼兒園的教育除了教導幼兒外，也要進行親職教育，也就是教導幼兒家長如何教出身心健康又能適應社會的健全幼兒。本節就如何培養幼兒心理健康與良好社會適應能力提出一些原則，供相關人員參考。

壹、幼兒園方面

　　幼兒園的老師包括員教師與教保員，還有其他成人，像是辦公室的老師、廚房阿姨、司機伯伯等，都是幼兒每日接觸的人，其喜怒哀樂與這些人息息相關，而老師在促進幼兒的社會情緒發展中扮演關鍵角色（Marotz, 2014/2015, pp. 1-21）。不管是老師或家長，都希望幼兒健康、開朗，與同伴和睦相處，遇到困難或挫折不是只有哭鬧，而是能面對挫折、解決問題。在此提出幼兒園方面可以注意的五項原則如下。

一、教保服務人員的態度要維持正向

人與人相處，態度最重要，若希望幼兒身心健康，則教保服務人員就要以正向態度對待小朋友。正向態度就是不苛求，能從幼兒角度看待問題，例如：幼兒尿褲子，不是一味責罵，而是要找出原因、安慰幼兒，想出解決方法，或是請父母帶幼兒去看醫生，或教導幼兒下課時一定要先去上廁所。

二、幼兒園應提供充滿支持氣氛的環境

幼兒園的園區、教室都要氣氛良好，能引導幼兒正向學習，例如：教具的擺放位置能讓幼兒自己歸位，教室中有足夠的教具供幼兒操作，幼兒在操作中能培養自信心，老師的言語和藹正向，能鼓勵幼兒嘗試的動機，也能提供練習與同伴溝通的機會。

三、教保服務人員應注意自己的身心健康

要培養身心健康的幼兒，老師自己也要先有健康的身心，修養口德與行為。因為老師的一言一行都是幼兒模仿的對象，希望每位教保服務人員都能情緒穩定地正向對待幼兒，凡事不慌亂地解決問題，給幼兒良好示範。

四、幼兒園提供的課程設計宜注意培養幼兒的情緒能力

在「幼兒園教保活動課程大綱」（教育部，2016）的六大領域中包含社會與情緒領域，顯示老師在課程設計時要納入社會與情緒領域的學習指標，選擇相關的繪本能讓幼兒學習管理自己情緒的活動，在日積月累的過程中，自然而然地培養幼兒待人處事都能控制情緒、正向思考、面對挫折、解決問題。

五、教保服務人員要與家庭密切合作

培養身心健全的幼兒需要幼兒園與家庭充分合作,所以家長與老師要常溝通討論幼兒的狀況。老師要將幼兒在幼兒園的生活情形讓家長了解,如遇到幼兒有狀況時,也應該坦誠地討論,一起來解決。幼兒園有時也需舉辦親職教育活動,請家長參加,以溝通觀念。

貳、幼兒家庭方面

家庭是孕育幼兒最基本的地方,從母親懷孕到嬰兒出生,逐漸成長為幼兒的過程中,父母或養育幼兒成長的家人,對其人格的養成、健全身心的鍛鍊都有極大的責任與貢獻。從家長的立場來看,他們對幼兒的期望不外乎是希望孩子成為獨立自主、樂觀開朗、有耐性、能與他人合作的身心健康之人。在此提出下列五項原則供家長參考。

一、給孩子安全感但不能過分保護

嬰兒出生後事事須依賴父母,而父母則希望孩子能早日獨立。其實要培養幼兒的獨立性,首先要給予安全感,讓幼兒知道父母會陪伴他,但這類陪伴要適度,只要孩子能做的事,就要鼓勵他自己做,做對了記得要讚美。孩子的行為會往讚美的方向走,也就不會過度保護,讓孩子有信心地逐漸成長。

二、視年齡教導幼兒能自理自己的物品

孩子的發展有一定的歷程,我們不能要求 2 歲的孩子做 4 歲的事,所以要看幼兒的年齡(也就是發展階段)要求其行為。因為孩子在自理物品的過程中,成功了就有信心,所以要讓孩子有事做,讓他知道自己能做的事要盡量自己做,並給予成就感,讚美他、鼓勵他。

三、要提供機會讓幼兒與友伴相處

現代社會已進入少子化時代，每個家庭的孩子可能只有一個或兩個，孩子很容易任性、自私，所以家長應常帶孩子到公園或親友家，讓其有機會與相近年齡的孩子相處，能上幼兒園的年齡就要去上學，讓幼兒學習團體生活的經驗。

四、家長本身注意勿情緒化，要以正向態度對待幼兒

由於許多家長第一次當父母，以為孩子是自己生的應該會聽自己的話，其實並非如此。每一個孩子都有其個性，孩子是未成熟者，而父母應該是成熟者，所以父母首先要情緒穩定、有耐心地包容不成熟的幼兒，凡事正向教導幼兒，不能以暴制暴，通常打孩子的父母容易養出有暴力行為的孩子，因為孩子的行為是模仿父母的。

五、家長在幼兒上學後要常與老師聯絡正向溝通

當孩子上幼兒園後，父母應該多與幼兒園老師聯絡，若孩子有身體上的問題也要及早告知老師。萬一孩子從幼兒園回來時，發現有些小傷口也不要馬上去幼兒園興師問罪，應該平心靜氣地去問老師事情的來龍去脈，理性地解決。只有親師合作、家園同心，才能培育出身心健全的幼兒。

實例一：為何父母打罵孩子會養成孩子暴力行為？

國雄（化名）在家很調皮常打破碗，每次闖禍，爸爸就會把國雄痛打一頓。後來，國雄上了幼兒園，有一天他看到前座小英的橡皮擦是很可愛的兔子造型，就伸手拿來看，小英認為國雄搶了她的橡皮擦，就馬上拿回來。這時國雄又用力拿一次，小英又搶回來，國雄就一拳打過去，打到小英流鼻血。小英報告老師，老師來了解事由，國雄說：「我只是想看那小兔橡皮擦，小英就不給我看。」老師問國雄：「你有跟小英說『小英，你的橡皮擦借我看好嗎？』」國雄搖搖頭，他習慣誰不如他的意，就會一拳打過去，因為他的爸爸也是如

此。因此，老師就教國雄以後看別人的東西時，要用「借的」，很有禮貌的借，就不會發生這種打人的事。後來，還請國雄的爸爸來，希望他改掉以暴力處理孩子問題的習慣，因為孩子會模仿家長的行為。可見教孩子「社交語言與行為」比打罵孩子更重要。

實例二：遇到不肯認輸的幼兒怎麼辦？

小明（化名）從小就不能輸，什麼事他都要贏，只要輸了就會哭鬧不休，他的爸爸想要改掉他這種個性，就想了辦法。小明爸爸常和他玩簡單的撲克牌比大小，每次都假裝輸給小明，讓他開心。有一天他到幼兒園，老師告訴爸爸，小明在幼兒園很任性，不能與同伴好好相處，玩遊戲輸了就耍賴，於是爸爸想了一個方法：在與小明玩牌時，這次就依規則爸爸輸了，請小明注意爸爸有沒有哭鬧？小明說：「爸爸沒有哭鬧。」於是爸爸教小明：「我們再玩一次，如果你輸了，也要像爸爸一樣不哭鬧，因為玩牌不會每次都贏，長大了要勇敢，玩輸了也要勇敢才是好孩子。」如此再玩一次，小明卻輸了，快要哭出來時，爸爸趕快說：「小明長大了，玩牌輸了也不會哭，下次再贏回來就好了。」如此實際示範演練多次以後，小明就學會控制自己的情緒，學習如何面對挫折。可見家長的示範與讚美策略，並在實作中教導而不是空口說白話，是很有用的，只有教訓是不能正向指導孩子行為的。

動腦思考題

1. 試說明幼兒心理健康的涵義。
2. 試說明幼兒心理發展的原則。
3. 試說明幼兒心理發展的影響因素為何？
4. 試說明幼兒園應如何培養幼兒的心理健康與良好的社會適應能力。

參考文獻

中文部分

MBA 智庫・百科（無日期）。社會適應能力。https://wiki.mbalib.com/zh-tw/社會適應能力

教育部（2016）。幼兒園教保活動課程大綱。

陳幗眉（2018）。幼兒心理學。五南。

趙偉勛、汪雅婷、徐珮娟（2015）。幼兒健康與安全。五南。

盧素碧（1989）。嬰幼兒保育。文景。

盧素碧（1990）。幼兒的發展與輔導（增訂二版）。文景。

Marotz, L. R.（2015）。幼兒健康與安全：含營養與健康的概念〔鍾志從、楊麗齡、駱明潔、陳淑貞、孫自宜、鐘梅菁、唐紀絜、張美雲、吳君黎、謝佳倩、陳惠芳、卓美秀、黃齡瑩、張麗君譯〕。華騰文化。（原著出版年：2014）

英文部分

Bridges, K. M. (1932). Emotional development in early infancy. *Child Development, 3*(4), 324-341.

第九章
幼兒安全防護網

廖藪芬

「幼兒人身安全的意涵為何？」
「幼兒遊戲／運動的安全注意事項為何？」
「幼兒安全教育如何實施？」
「緊急事件處理的方式為何？」

　　本章旨在探討幼兒安全防護網，分為四節說明：首先，說明幼兒人身安全之保護；其次，敘述幼兒遊戲／運動安全；接續，列舉如何實施幼兒安全教育；最後，說明緊急事件處理的相關事項。期待讀者在閱讀完本章之後，能對幼兒人身安全、幼兒遊戲／運動安全、幼兒安全教育的實施，以及緊急事件處理有基本的了解。

第一節　幼兒人身安全之保護

　　幼兒從一出生開始，即應受到安全保護、健康成長。然而在近幾年，他們卻常面對家庭生活、幼兒園場域、社會生態等的潛在危險，以及因家庭結構、多元化幼兒園類型、社會型態的轉變，或是大人疏忽不慎，而造成幼兒人身安全的憾事（廖藪芬，2021）。以下從家庭生活、幼兒園場域、社會生態等三方面，說明如何保護幼兒的人身安全。

壹、家庭生活

　　因家庭、婚姻出現問題，發生大人互罵、拳頭相向的暴力行為，導致孩子陷入擔心、害怕與恐懼；或是夫妻離異，爭奪監護權，孩子深陷兩難之痛的情況下。幼兒園教保服務人員在面對孩子有家暴、單親家庭（離婚）、隔代教養等的狀況時，應該如何因應？以下就案例說明、個案基本資料，以及幼兒園應變處理方式，分述如下。

一、家暴

案例：老師，我的耳朵很痛！

> 　　10月25日，凱凱（化名）一入園即表示耳朵很痛，老師關心想詢問送他來上學的爸爸，但爸爸一下子就騎車離開了，於是打電話詢問凱凱媽媽，她說：「因為凱凱吵著要買糖果，一氣之下用書丟他，結果書打到耳朵了。」10月29日，老師發現凱凱到園時左邊臉頰有三隻手指印的傷痕，經詢問凱凱後，他表示：「昨天晚上媽媽打我的臉，因為我不睡覺。」老師在傾聽凱凱的詳述後，輕輕抱抱安撫了凱凱，並請護理師擦藥，之後打電話與凱凱媽媽聯繫。凱凱媽媽表示：「昨晚凱凱因為不睡覺，一直吵鬧不聽話，想要開門往外找爸爸，一氣之下，就動手打了凱凱。」

個案基本資料

凱凱（中班幼兒），與父母同住，領有原住民餐點補助與學費減免。

幼兒園應變處理方式

以下的「個案事件紀錄」係結合社工人員（家庭暴力暨性侵害防治中心）來訪彙整記錄，說明如下：

1. 通報單位：(1)教育部校園安全暨災害防救通報處理中心（https://csrc.edu.tw/）；(2)社會安全網-關懷 e 起來（https://ecare.mohw.gov.tw/）。
2. 紀錄與追蹤輔導：個案事件紀錄（如表9-1所示）、教學週誌（如表9-2所示），或親師聯繫表（如表9-3所示），此係依據《教保服務人員輔導與管教幼兒注意事項》（民國112年10月5日訂定）的規定辦理：

　　第9條：「教保服務人員應視實際需要，對幼兒實施輔導，必要時作成紀錄；遇有幼兒身心狀況特殊，需要專業協助時，教保服務人員應主動協調及連繫相關單位協助。」

　　第11條：「教保服務人員基於導引幼兒發展之考量，衡酌幼兒年齡及身心狀況後，……列入親師溝通紀錄或以其他方式通知法定代理人或實際照顧者，說明幼兒情形，協請處理。……」

表 9-1　個案事件紀錄

○○幼兒園○○○學年度○○個案事件紀錄／社工人員訪談紀錄

一、訪談日期／時間：○○○年○○月○○日（○）上午○：○○～○：○○
二、地點：○○○
三、紀錄者：○○○
四、參與人員：○○○、○○○、○○○（○○市家庭暴力暨性侵害防治中心社工人員）

項目	個案：凱凱
事發經過	・10月25日早上，凱凱表示「媽媽因為我吵著要買糖果，媽媽生氣就用書丟我」。於是，老師打電話詢問凱凱媽媽，她說：「因為凱凱吵著要買糖果，一氣之下用書丟他，結果書打到耳朵了。」 ・10月29日，老師發現凱凱到園時左邊臉頰有三隻手指印的傷痕，經詢問凱凱後，凱凱表示：「昨天晚上媽媽打我的臉，因為我不睡覺。」打電話與凱凱媽媽聯繫，凱凱媽媽表示：「昨晚凱凱因為不睡覺，一直吵鬧不聽話，想要開門往外找爸爸，一氣之下，就動手打了凱凱。」
訪視紀錄	因為經過二天假日後，凱凱今日已說不出受傷原因，社工人員確認傷口及凱凱心理狀況後表示還好，請老師之後再多留意，亦分享凱凱的部落家人、居民的教養方式需要較多的協助。之前，家訪時觀察凱凱父母對凱凱的日常生活照顧還算正常。
在園行為	在園生活作息正常，只有一、兩次提到爸媽有吵架，但沒有詳細說明內容。剛開學時，有幾次易於與同學起肢體衝突，但經提醒後，目前較少有肢體衝突的行為。
情緒表現	正常，樂觀愛笑的孩子。

表 9-1　個案事件紀錄（續）

項目	個案：凱凱
輔導策略	1.觀察留意凱凱身上是否有異樣的傷口。 2.關心注意凱凱的情緒及行為表現。 3.不定時與凱凱互動對話，了解其在家狀況。
未來處遇方向	1.老師多關心與留意凱凱在家的生活情況及在園情形。 2.藉由上下學時間多與家長對話，了解家長與凱凱的互動情形，並適時提供正向的教養資訊。
其他 （追蹤紀錄與輔導）	教學週誌或親師聯繫表。
訪視照片	

註：作者整理。

表 9-2　教學週誌

○○幼兒園○○○學年度第○學期教學週誌

主題名稱		週次	第　　週	日期	月　日至　月　日
活動名稱		班級		教學者	
學習指標					
學習指標	活動計畫				
	活動流程： 一、引起動機 二、發展活動 三、綜合活動				
學習指標	活動紀錄				
教學省思					
1.教學前：活動計畫是否了解幼兒的發展狀態？ 2.教學中：提問與回應、引導的方式是否合宜？ 3.教學後：幼兒的能力是否提升？如何調整修正下次的教學活動？					

207

表 9-2　教學週誌（續）

大肌肉活動／議題教育／其他

- 大肌肉活動
- 議題教育：☐健康教育☐生命教育☐安全教育☐品德教育☐性別平等教育
- 其他

1. 10 月 25 日 8:50，凱凱爸爸送凱凱來上學，老師看到孩子耳朵受傷想詢問爸爸，但爸爸一下子就騎車離開了。老師問凱凱怎麼了？凱凱說：「媽媽因為我吵著要買糖果，媽媽生氣就用書丟我。」於是 9:30 打電話詢問凱凱媽媽，她說：「因為凱凱吵著要買糖果，一氣之下用書丟他，結果書打到耳朵了。」
2. 10 月 29 日 9:00，老師發現凱凱到園時左邊臉頰有三隻手指印的傷痕，經詢問凱凱後，他表示：「昨天晚上媽媽打我的臉，因為我不睡覺。」打電話與凱凱媽媽聯繫，一直到 9:30 凱凱媽媽接電話表示：「昨晚凱凱因為不睡覺，一直吵鬧不聽話，想要開門往外找爸爸，一氣之下，就動手打了凱凱。」
3. 10 月 30 日 9:00、9:50 還未上學，以電話聯絡通話中，有留訊息但未讀。
4. 此事已告知組長／主任與園長，日後須特別留意與關懷輔導。

日期／星期	／（一）	／（二）	／（三）	／（四）	／（五）
班級人數					
出席人數					
事病假紀錄	事　病	事　病	事　病	事　病	事　病

教學紀錄者：　　　　　組長／主任：　　　　　園長：

註：作者整理。

表 9-3　親師聯繫表

○○幼兒園○○○學年度第○學期親師聯繫表

日期：○○○年○○月○○日　班級：○○班（中班）　紀錄者：○○○、○○○

1.郭○○	
2.林○○	
3.高凱凱	★10月25日 8:50 爸爸（送來上學）、9:30 媽媽（電話） ・8:50 凱凱爸爸送凱凱來上學，老師看到孩子耳朵受傷想詢問爸爸，但爸爸一下子就騎車離開了。 ・凱凱說：「媽媽因為我吵著要買糖果，媽媽生氣就用書丟我。」於是9:30打電話詢問凱凱媽媽，她說：「因為凱凱吵著要買糖果，一氣之下用書丟他，結果書打到耳朵了。」 ★10月29日 9:30 媽媽（電話） 老師發現凱凱到園時左邊臉頰有三隻手指印的傷痕，經詢問凱凱後，他表示：「昨天晚上媽媽打我的臉，因為我不睡覺。」打電話與凱凱媽媽聯繫，一直到9:30凱凱媽媽接電話表示：「昨晚凱凱因為不睡覺，一直吵鬧不聽話，想要開門往外找爸爸，一氣之下，就動手打了凱凱。」 ★10月30日 9:00、9:50 還未上學，以電話聯絡通話中，有留訊息但未讀。
4.黃○○	
5.劉○○	

註：作者整理。

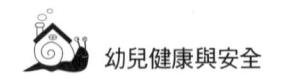

二、單親家庭（離婚）

案例：請開門，讓我看我女兒！

> 9月26日11:00，凡凡（化名）媽媽在幼兒園門口按電鈴，園內行政人員表示無法讓她入園。凡凡媽媽大聲咆哮表示：「我很想念凡凡，請讓我看我女兒，拜託拜託！」行政人員表示：「很抱歉，目前她的監護權是在凡凡爸爸，而凡凡爸爸表示不能讓你看她。」凡凡媽媽哭泣說：「我要找警察，請警察來處理。」同時，園方也聯絡凡凡爸爸，但他因工作無法前來幼兒園處理，因此請凡凡爺爺來幼兒園。

個案基本資料

凡凡（小班幼兒）原本與父母同住，因父母協議離婚後，現在與父親同住。有時，凡凡父親忙碌，凡凡爺爺和奶奶會協助照顧她或接她回家。

幼兒園應變處理方式

1. 溝通協商：園內行政人員、班級老師、凡凡爺爺、凡凡媽媽、警察坐下來協商溝通：
   (1) 警察表示不能讓凡凡媽媽探視凡凡，但可以協助她看看凡凡的身心狀況如何，再決定如何處理此事。
   (2) 班級老師先入班，個別和凡凡聊一聊，讓她知道等一下會有一位警察叔叔會來看她，和她聊天，要凡凡有心理準備。
   (3) 凡凡在班級老師陪同之下和警察見面聊一聊。
   (4) 警察告知凡凡媽媽，凡凡的身心狀況很好，人也乾乾淨淨，被家人照顧得很好，請凡凡媽媽放心離園，並請遵守雙方協議，切莫為難幼兒園。
   (5) 凡凡媽媽在班級老師與園內行政人員陪同下，一面走、一面哭著離園。
2. 通報單位：教育部校園安全暨災害防救通報處理中心。
3. 紀錄與追蹤輔導：個案事件紀錄、教學週誌，或親師聯繫表（略）。

第九章 幼兒安全防護網

以上個案為「家長持有監護權」，若是「家長持有保護令」，園方也須妥善處理幼兒的探視權，確認「保護令的正本」（園方應留存影本）是否含括幼兒，避免造成糾紛困擾，保護幼兒與校園安全。

三、隔代教養

案例：摔、摔、摔，發生了什麼事？

亮亮（化名）經由「學前特殊教育需求幼兒申請優先入園鑑定安置」而優先入園，9月1日入班就讀時，老師即察覺亮亮對班級物品很好奇，常會東翻翻西翻翻、拿起物品看一看又隨意丟掉，完全沒有生活規範；或是餐點用餐坐不住，沒吃完，人就到處走動，影響班級作息。

9月2日，亮亮入班如廁，將馬桶水箱蓋子往下摔，摔破了馬桶水箱蓋；接續到健康中心量測身高、體重時，卻拿起旁邊物品用力砸壞電子身高體重機。午餐後，老師一人餵藥、一人在廁所協助幼兒刷牙，突然傳來幼兒大叫聲，原來亮亮打了其他幼兒。老師立即介入處理，並請園內行政人員入班協助幼兒的安全。

個案基本資料

亮亮（小班幼兒）疑似發展遲緩（特教生），與母親、外婆同住。平時接送、照顧與聯繫都是外婆，領有「弱勢兒童少年生活扶助」津貼。

幼兒園應變處理方式

1. 家庭訪問：
   (1) 9月2日，與亮亮媽媽、亮亮外婆聊聊家庭結構及問題。目前，亮亮家中有媽媽及外婆，亮亮媽媽未婚即生下亮亮，有邊緣性智能不足，日常生活適應困難，且無工作都待在家中，主要經濟來源是靠亮亮外婆扶養與維持家庭開銷，領有「弱勢兒童少年生活扶助」津貼。
   (2) 老師委婉告知亮亮在9月2日對同班幼兒的暴力行為，造成同儕受傷。在互動對話中，覺察家中成員時常爭執吵架、存有單親及

隔代教養問題。平時對亮亮採打罵管教權威式教育，並要求聽話，很少帶亮亮到戶外公園遊樂場玩耍，幾乎都關在家中，讓他玩手機、看電視。
2. 通報單位：(1)教育部校園安全暨災害防救通報處理中心；(2)社會安全網-關懷 e 起來。
3. 社工人員（○○市社會福利服務中心）於 9 月 5 日入園訪視、關懷其就學狀況。
4. 紀錄與追蹤輔導：個案事件紀錄、教學週誌，或親師聯繫表（略）。

貳、幼兒園場域

幼兒園場域不僅有設施設備的安全考量，也有幼兒同儕、師生之間的安全問題。若幼兒園的設施設備不當，例如：遊具設計不良，或因毀損造成幼兒頭卡住、手夾傷、腳跌倒骨折等意外事件（案例請詳見第二節「幼兒遊戲／運動安全」）；幼兒同儕間相處爭執而發生危險受傷；老師疏忽或情緒失控而對幼兒施暴等事件，讓家長感到震驚和擔憂。以下從幼兒同儕間相處問題、老師疏忽，以及老師情緒失控等三部分，分述如下。

一、幼兒同儕間相處問題

案例一：請不要讓丹丹來班級上課

5 月 18 日下午放學時間，約 16:30 左右，行政辦公室接到晴晴（化名）媽媽打電話來，告知自己的孩子（晴晴）受到丹丹欺負的情形，當時晴晴搬椅子不慎打到丹丹，丹丹就用腳踢晴晴的臉。晴晴媽媽請園方告知丹丹家長此事，並希望園方不要讓丹丹再到幼兒園上學，避免影響班級同學的安全。

個案基本資料

丹丹（大班幼兒）父母有著高學歷、高收入，平時忙碌於工作。丹丹喜歡看卡通、玩手機，常會模仿刀劍打來打去，或是以粗暴咆哮語言大

叫，父親看到會權威命令式地大聲喝止或責打，形成親子關係冷淡疏離。

幼兒園應變處理方式

（一）行政端

1. 溝通協商：在過程中，同理家長的情緒化語句，是因不捨自己的孩子受傷與宣洩心情上的難受，並非在責備園方。行政人員應以同理心的角度面對處理，勿在個人的觀點下批判斷言，方能避免滋生不必要的理解問題。以下為溝通協商過程：
   (1) 面對晴晴媽媽的要求，園長委婉同理方式應對，並告知「教育單位」是要接納個別差異不同的孩子，而無法拒絕任何符合入園資格的孩子就讀，僅能轉知丹丹家長此事，以及晴晴媽媽的感受。
   (2) 與丹丹媽媽聯繫時，園長轉達晴晴媽媽的感受，而丹丹媽媽也很難過地哭泣，認為該班幼兒從小班到大班歷經拆班重新組合、換過不同老師等問題，造成該班幼兒的不穩定性，並非單獨是丹丹個人的行為問題。園長表示理解丹丹媽媽的想法，面對老師去留影響班級經營的穩定性甚感抱歉，而現階段僅能負責、積極地面對與解決。之後，園長書寫了一張卡片，鼓勵丹丹媽媽一起加油努力！
2. 親職教育：行政人員除了安撫家長情緒反應，並告知園方針對丹丹（電話中僅以「孩子」代替丹丹的名字，保護丹丹的個資安全）以正向積極性的協助方式，處理如下：
   (1) 善用專業或慈善福利機構資源，例如：若○○醫院或○○中心辦理親職講座時，鼓勵丹丹家長參加有關的情緒親職講座。
   (2) 班級老師與丹丹媽媽溝通討論「解決策略」，例如：以出汗性大肌肉活動消耗丹丹好動的體力、調整家庭教育與互動模式、尋求醫療機構的協助，並進行評估與療育。
3. 通報單位：教育部校園安全暨災害防救通報處理中心。
4. 高關懷巡堂：園長、主任／組長與職員每天排班巡堂，早上 2 次、下午 1 次，入班關懷與觀察紀錄。

（二）班級端

1. 班級老師的反思與協同：
   (1) ○○老師：班級經營步調放慢，反思協同教學合宜的方式，如何兼顧班務瑣事與課程教學品質。
   (2) ○○老師：班級孩子有時不聽話，令人生氣與挫折，學習接納與調整情緒，以溫和堅定語氣多多引導與提醒幼兒，避免師生情緒失控，說話音量高亢，隨時保持情緒穩定性。
2. 班級經營與協同教學方式：
   (1) 以關懷式班級經營策略，營造正向溫暖的親師互動關係。考量該班幼兒從小班到大班歷經拆班重新組合、換過不同老師等問題，缺乏親師信任與情感，常規秩序建立不易。請○○老師（這學期新進的代課老師）多多鼓勵與讚美幼兒的表現，建立師生良好情誼與信任，且勿用「壓迫性」權威方式管教。
   (2) 專業知能增能，平時假日或寒暑假參加有關正向管教研習、幼兒行為與情緒管理等課程。
   (3) 在協同教學方面，○○老師全心全意專心於幼兒教學，處理幼兒行為與家長反應問題上，做好親師溝通。而○○老師多多觀摩與學習幼兒行為處理及親師溝通技巧，做好班務事情，例如：點心、午餐、黏貼聯絡簿、班級清潔等。
3. 紀錄與追蹤輔導：個案事件紀錄、教學週誌，或親師聯繫表（略）。

第九章　幼兒安全防護網

案例二：兩小無猜，我們一起玩積木

> 11月14日9:00，妮妮（化名）媽媽來電告知，妮妮如廁時有兩位小男孩將門打開，並用玩具戳弄其外陰部，已於11月12日晚上帶至○○醫院驗傷，結果為小擦傷，醫院通報警政及責任通報。11月14日17:00，妮妮媽媽和妮妮爺爺到園長室，生氣地表示要釐清此件事，除了要調閱查看監視器畫面，還要親自看看兩位小男孩為何要欺負妮妮，並責問班級老師知不知道這件事？有沒有即時處理？

個案基本資料

妮妮（小班幼兒）與母親、爺爺、奶奶同住，父親經年累月在別的縣市工作，假日才會回來。家中事務皆由爺爺協助處理，他也會協助照顧妮妮，祖孫感情相當好。

幼兒園應變處理方式

（一）行政端

1. 通報日期／時間：11月14日18:00。
2. 通報單位：(1)社會安全網-關懷e起來（案件編號：SA00000000）；(2)教育部校園安全暨災害防救通報處理中心（事件序號：2500000）。
3. 事件處理：以不公開方式與保密原則，進行如下：
   (1) 11月14日（一）9:00，家長（母親）來電說，已於11月12日（六）到○○醫院開立陰部紅腫診斷書，啟動性侵害案件處理，包含醫療院所、社政單位、警政（女警）單位等協助辦理。
   (2) 11月14日（一）17:00，該生家長（母親、爺爺）到園長室與園長談話，了解案況，同時調閱監視器，釐清當天事件是學習區時間，妮妮和兩位小男孩一起在組合建構區玩螺旋棒、組裝塑膠積木。在玩著玩著的過程中，妮妮到廁所如廁，兩位小男孩之後也到廁所，詢問妮妮還有積木要組合什麼。之後，兩位小男孩和坐

215

在馬桶上的妮妮玩了起來，有塊塑膠積木碰擦到妮妮外陰部，但廁所沒有監視器。因此，護理師和班級老師透過戲劇的表演，鼓勵妮妮和兩位小男孩用扮演討論方式，澄清事件為懵懂嬉戲，以玩具戳弄被害人頭部、肚子、外陰部等身體部位，而兩位小男孩不知其行為已侵害他人的隱私權。

(3) 11 月 15 日（二）10:00，社工人員（○○市家庭暴力暨性侵害防治中心）入園訪談。

(4) 11 月 15 日（二）16:30，召開全體教職員「緊急會議」檢討與改善，並宣達性侵害防治教育、發通知單與家庭教育。

(5) 11 月 15 日（二）17:30，園長邀兩位小男孩的家長入園對話討論，並請配合完成此案的調查程序。

(6) 11 月 16 日（三）10:30，分局警員入園與兩位小男孩的家長及班級老師對談並做筆錄（園長可事先請警員以便服入園調查，避免造成兩位小男孩的害怕與恐懼）。

4. 教育局請園方提出「檢討改善計畫」，同時再次向家長宣達「學習保護自己通知單」，如表9-4所示。

（二）班級端

1. 班級相關紀錄（含幼生平時觀察紀錄、幼生互動情形、與教職員工互動狀況、上課情緒、輔導機制），表格詳見附錄9-1。
2. 親師溝通紀錄。
3. 填寫「意外事件處理紀錄報告」（如表9-5所示）。

表 9-4　學習保護自己通知單

保護自己的身體～貼心小叮嚀～

親愛的家長，您好：

　　孩子在生活中學習保護自己的身體，避免危險的方法，需要我們陪伴與提醒孩子一起來做！提供幾項方法如下：

1. 認識自己身體的隱私處

　　每個人的身體碰觸有舒服和不舒服，舒服是家人的疼愛與擁抱、不舒服是被他人侵犯。因此，穿泳衣遮蔽起來的地方是自己的「隱私處」。保護自己的「隱私處」，以及不隨意（故意）碰觸他人的身體，是很重要的。

　　除了照顧孩子的大人會在幫孩子洗澡時碰觸「隱私處」的地方，以及看醫生時也許會觸碰到，沒有任何人可以任意碰觸他人「隱私處」的地方。

2. 學習保護自己的身體

　　孩子到公共場合上廁所時，一定要有大人陪伴（孩子在幼兒園上廁所時，女生要有同學陪、老師看顧）；家中有人上廁所時，避免孩子從門縫偷看。

　　◎教導孩子上廁所坐馬桶時，若有人跟著進來，可以大聲喊叫「請走開！」並及時告知大人／老師此事，協助處理。

　　◎教導孩子（男生）站著於小便器尿尿時，若有人故意碰觸「隱私處」，可以大聲喊叫「請走開！」並及時告知大人／老師此事，協助處理。

～我們一起關心孩子的健康與安全～

（園戳章）

○○幼兒園　敬上
○○月○○日

註：作者整理。

表 9-5　意外事件處理紀錄報告

事件日期	○○○年○○月○○日	事件時間	■上午 9 時 0 分 □下午　時　分	紀錄者	○○○
事件地點	○○班					

處理流程	處理內容	處理時間	描述情況
處理步驟	意外發生情況	11 月 14 日 9:00	11/14（一）早上，妮妮母親來電告知，11/11（五）22:00 左右，妮妮說尿尿的地方會痛！並說當天早上在幼兒園班級進行運動後，上廁所時被同學（○○○、○○○）用手指弄的。於是隔天 11/12（六）到小兒科診所就診，但小兒科診所無法開立診斷證明。之後到○○醫院檢查並開立診斷證明單，再由女警詢問事發經過與做筆錄。妮妮母親再告知，今天可能會有警員入園查詢此事，請有心理準備與應對措施。
	確定意外事件處理措施及步驟	11 月 14 日 10:00	園長得知此事，即與護理師和班級老師討論處理方式，並以戲劇扮演討論的方式詢問妮妮有關 11/11（五）如廁一事。妮妮表達完整述說被兩位小男孩用玩具觸碰的過程，而兩位小男孩簡述說玩玩具、很好玩。
	聯絡幼兒家屬	11 月 14 日 9:30	園長回電給妮妮母親，詢問與了解事件發生的情形。
	送醫處理	11 月 12 日 上午	妮妮母親於 11/12（六）帶妮妮到小兒科診所就診，但小兒科診所無法開立診斷證明，之後到○○醫院檢查並開立診斷證明單。
	召開緊急會議	11 月 15 日 9:10	園長針對事件發生進行說明，以及檢討班級協同教學人力的分配，改善未來教學方式。

表 9-5 意外事件處理紀錄報告（續）

處理流程	處理內容	處理時間	描述情況
處理步驟	通報主管機關	11月14日 18:00	・社會安全網-關懷 e 起來（案件編號：SA00000000）。 ・教育部校園安全暨災害防救通報處理中心（事件序號：2500000）。
	探視／慰問／協助	11月14日 17:00	妮妮母親與爺爺入園和園長對話，了解現場與事件發生經過，以及園內對於安全教育（性教育／性侵害防治）的實施情形。妮妮爺爺建議園方實施與落實教育（性教育／性侵害防治），亦希望家庭也能重視性教育／性侵害防治教育。再者，希望調閱查看11/11（五）當天 9:00～10:00 的監視系統影片。
○○市家庭暴力暨性侵害防治中心	關懷	11月15日 10:00	社工人員入園了解事件經過，以及關懷幼兒現況與學習情形，並看到園務緊急會議、教學教案、通知單等處理應變措施。
有關刑事責任之處理	配合相關單位事件調查工作	11月16日 10:30	○○分局警員入園分別與兩位小男孩的家長、班級老師詢問做成筆錄。園方並提供 11/11（五）當天早上 9:00～10:00 的監視系統影片檔案。
	確定責任歸屬	月　日	無

表 9-5　意外事件處理紀錄報告（續）

處理流程	處理內容	處理時間	描述情況
事件處理後	檢討與改善	11月15日 14:30	1. 緊急會議：針對全園各班說明事件發生經過，並對班級老師協同教學人力問題做檢討。 2. 班級教學：對於性教育／性侵害防治教學內容與教學資源的運用（提供教案——性別・課程 Easy Go「愛的防護罩」）。 3. 親職教育：以全園通知單告知家長在生活中教導孩子學習保護自己的身體、避免危險的方法、認識自己身體的隱私處，並提供家長「資訊分享——保護自己的身體（隱私處）：我的小雞雞」（https://children.moc.gov.tw/book/215052）。 4. 全園議題教育：因應此事件發生，加強園家性教育／性侵害防治教育之落實，故於期初全園通知單（自我保護）告知家長，提醒家長教導孩子認識自己身體的隱私處／學習保護自己的身體，以及提供「資訊分享——保護自己的身體（隱私處）」。
	建檔存查	11月18日 17:00	建立檔案資料。

註：作者整理。

二、老師疏忽

案例：老師，我的孩子在哪裡？

> 11月3日（五）上午，親師生相約於○○博物館集合進行校外教學（該博物館距離幼兒園約10～15分鐘車程）。元元（化名）媽媽開車帶著元元和元元弟弟一起參加校外教學，在參觀完博物館後，大約於11:50，親師生在戶外的遊樂場，元元和同學一起開心玩溜滑梯，而老師當時不知道元元媽媽已離開元元身邊。12:00時，大家解散準備回到園內，家長有的開車、有的騎摩托車載幼兒回到園內與老師集合。
>
> 大約12:10，元元媽媽心急打電話給班級老師詢問元元在哪裡，老師說大家已從○○博物館戶外的遊樂場離開回到園內。大約12:15，行政辦公室人員接到民眾郭小姐來電告知，在○○博物館戶外的遊樂場對面停車場看到元元啜泣要找媽媽，因身穿幼兒園圍兜，故打電話詢問與告知。班級老師迅速與元元媽媽聯絡，最後元元平安與媽媽回家。

個案基本資料

元元（大班幼兒）與父母同住，媽媽平時在家帶孩子，喜歡參與幼兒園活動，常與老師交流新資訊，與老師無話不說，互動關係良好。

幼兒園應變處理方式

1. 探視慰問：當天園長、主任／組長、班級老師即帶著慰問品前往元元家中探視致歉，並與家長回顧檢討此事，避免日後類似情形發生，改進如下：
   (1) 家長有事要離開孩子身邊時，應告知班級老師一聲，請老師接續陪伴在孩子身邊。
   (2) 老師在結束解散前，應清點幼兒與家長人數，確保每位幼兒都有家長陪伴，再解散回園。
   (3) 加強孩子的安全教育，離開大人身邊要告知老師或家人，避免走失。
2. 通報單位：教育部校園安全暨災害防救通報處理中心。

3. 全園召開緊急事件處理檢討會議。
4. 班級老師填寫「意外事件處理紀錄報告」。

三、老師情緒失控

案例：外套在哪裡？我要提醒幾次呢？

> 2月26日下午放學時，華華老師請傑傑（化名）穿上外套準備回家，但他找不到外套。華華老師提醒了傑傑3次，外套在走廊鞋櫃上面，而傑傑都顧著玩玩具或是和同學說話，根本就不理會老師的提醒。接著，華華老師生氣地走到傑傑面前，雙手緊握住他的雙肩搖晃了幾下，並說：「剛剛一直提醒你穿外套準備回家，而外套在走廊鞋櫃上面，知道嗎？」此時，華華老師雙手緊握住傑傑雙肩搖晃了幾下的畫面被門口的傑傑爸爸看到，傑傑爸爸馬上質疑華華老師的雙手為什麼緊握住傑傑的雙肩搖晃，難道不知道此動作行為並不適當嗎？儘管華華老師善意解釋已用口語提醒傑傑要記得穿外套回家，因外面天氣冷，怕其受涼或忘記帶外套，卻造成傑傑爸爸誤解！儘管華華老師再三地道歉，傑傑爸爸依然告知華華老師請園內主管與他聯絡，接著轉身就帶著傑傑離園。

個案基本資料

傑傑（小班幼兒）與父母同住，父母年輕雙薪，相當重視孩子的教育。平時放學是由爸爸來接，常會詢問傑傑在園內的情形，以及和同儕的互動狀況。

幼兒園應變處理方式

1. 主動聯絡說明：園長當天一得知此事，立即與傑傑爸爸聯絡。傑傑爸爸非常生氣指責園方難道沒有宣導提醒老師對孩子不可以言語和動手霸凌嗎？不知道「不當管教」的罰則嗎？還詢問園長：「華華老師有沒有在看新聞，對孩子可以動手嗎？我看到這一幕，我的孩子驚嚇的樣子，造成身心受傷。」園長致歉後，理解傑傑爸爸當下的情緒與感受，並回覆：「平時華華老師對孩子的教學與照顧，您

也都知道。她是新進老師，工作不到二年，遠從中部北上。她熱愛幼兒教育，難免心急想教好孩子，曾是工作新手的你我，請再給華華老師一次機會。我相信此機會，傑傑爸爸會成為華華老師的貴人，讓華華老師時時刻刻記得這份恩、這份情，化為幼兒教育的行動力，造福更多的幼兒。」

2. 家長理解與釋懷：傑傑爸爸念在平時華華老師對孩子的教學與照顧甚是用心，即原諒華華老師此次的不當行為。之後，華華老師也製作了一張卡片送給傑傑，並讓他理解當下老師的想法，以及可以多多使用口語提醒，而非動作提醒。藉此，傑傑也學習到正確解決事情的方法。
3. 全園召開緊急事件處理檢討會議。
4. 華華老師填寫「意外事件處理紀錄報告」。

♥溫馨小叮嚀♥

通報「不當管教」案件後，會經由各縣市主管機關「審查小組」審查，分為「不予受理結案」和「受理成案」，相關處理流程與裁處（如附錄 9-2～附錄 9-4 所示）如下：

1. 依據：《幼兒教育及照顧法》（民國 111 年 6 月 29 日修正公布）第 50 條、第 58 條第 2 項，以及《教保服務人員條例》（民國 111 年 6 月 29 日修正公布）第 40 條、第 46 條第 2 項規定處理。
2. 通報：依《幼兒教育及照顧法》、《教保服務人員條例》及《教保服務機構不適任人員認定通報資訊蒐集查詢處理利用及違法事件通報辦法》（民國 112 年 2 月 27 日修正發布）規定，教保服務機構之負責人、其他服務人員及教保服務人員，不得對幼兒有身心虐待、體罰、霸凌、性騷擾、不當管教，或其他對幼兒之身心暴力或不當對待之行為；上開人員於執行業務時，知悉任何人有疑似前揭行為者，應向負責人報告，負責人應於 24 小時內向直轄市、縣（市）主管機關通報。
3. 懲處：請教保服務機構依上開規定落實通報責任，且不得與幼兒之法定代理人或實際照顧者簽訂「同意教保相關人員對幼兒身心虐待、體罰、霸凌、性騷擾、不當管教，或其他對幼兒之身心暴力或不

當對待之行為」之切結書或同意書，其尚無法律效力且仍屬違法。教保相關人員如對幼兒有違反《幼兒教育及照顧法》第 30 條第 1 項或《教保服務人員條例》第 33 條第 1 項規定之情形，本局仍得依法裁處。

　　4.公告事項：行為人○○○於○○幼兒園任職期間，對幼兒有非屬情節重大之不當管教行為，違反《教保服務人員條例》第 33 條第 1 項規定，依法處新臺幣 3 萬元罰鍰，並公布姓名及機構名稱。

註：「通報」和「懲處」的部分，引自新北市政府教育局（2023）。

參、社會生態

　　近幾年發生了幾起社會不幸事件，例如：一位 20 歲女性成人連續二天持美工刀闖入校園割傷兩位孩童，造成校園安全危機與驚慌。外人入侵幼兒園不分白天或晚上，園方應以生命安全為主，進行「保→報→撫→輔」的處理程序，「保」是保護學生和老師，「報」是報告校方、其他教職員工、警察、校安通報、督學、家長等，「撫」是撫慰學生、老師、家長，「輔」是輔導被行為人、行為人、相關人。平時需落實演練應變措施，形成校園保護網機制。以下針對「演練」和「真實的不明人士晚上入侵」案例加以說明。

一、演練

　　一般演練分為模擬實際演練和兵棋推演方針策略，說明如下。

（一）模擬實際演練

　　園方擬定「不明人士入侵」演練腳本，全園共同以「大黃蜂」隱喻「不明人士入侵」的暗號進行模擬實際演練（如圖 9-1 所示），簡述如下。

圖 9-1　模擬實際演練——不明人士入侵

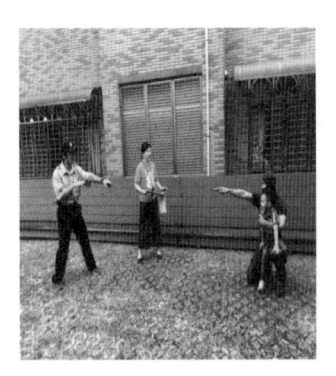

註：新北市立鶯歌幼兒園提供。

・**情境說明**

　　上午 8:45，各班進行大肌肉活動，突然有一名不明人士入侵校園，從本園後門爬牆跳入園內，並持水果刀挾持一名正在運動的蘋果班幼兒。

・**演練內容（動作）**

1. 老師 1：你要做什麼！冷靜下來。（老師與不明人士柔性對話，避免刺激不明人士情緒）

2. 不明人士：我心情不好！你們好吵！吵得我不能睡——氣死我了，都是小孩子，很吵！都是你們害的。（口中一直碎碎唸、罵人）

3. 老師 2：小朋友不要害怕，我們走回教室。（迅速帶其他幼兒離開現場，並請隔壁班老師協助通報辦公室行政人員）

4. 老師 3：蘋果班有一名幼兒在戶外自然步道長椅子上遭到「大黃蜂」攻擊，請求協助支援。（若有老師聽到蘋果班老師的請求協助，請速聯絡辦公室行政人員）

5. 辦公室行政人員：報告園長，蘋果班有一名幼兒在戶外自然步道長椅子上遭到「大黃蜂」攻擊，請求協助支援。（迅速告知園長此事）

6. 老師 1：好、好、好，我們知道，我們會小聲一點，你放心！放輕鬆、放輕鬆、先放開孩子。（老師初步研判此不明人士的精神狀況不好，盡量安撫他的情緒）

　　接續的演練內容因篇幅有限，請參閱附錄 9-5 不明人士入侵演練腳本。

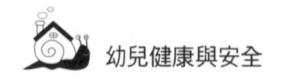

（二）兵棋推演方針策略

　　園方針對「不明人士入侵」之情況，兵棋推演各種可能發生的狀況（如圖 9-2 所示），事先預測、提出討論對話與應變策略，做有效的模擬與預防。全園人員從中親身體認，一一擬寫建立應變能力，簡述如下：

　　1.首先保護幼兒安全、不激怒入侵之不明人士。
　　2.想辦法通報，請求支援協助，成立緊急應變小組。
　　3.盡量安撫幼兒，撤離不相關幼兒，並遠離入侵之不明人士。
　　4.緩和現場氣氛，等待支援協助。
　　5.警員入園協助，解決危機。
　　6.緊急事件通報（教育部校園安全暨災害防救通報處理中心）。
　　7.事件檢討與心靈輔導。

圖 9-2　兵棋推演——不明人士入侵

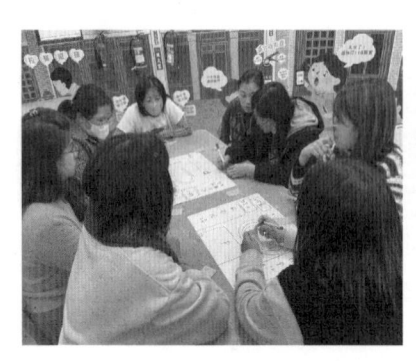

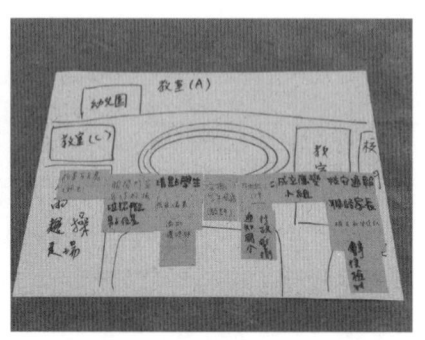

註：引自新北市幼兒園防災教育與安全知能工作坊（新北市防災教育輔導團提供）。

二、真實的不明人士晚上入侵

案例：幼兒園有不明人士入侵

> 5月6日凌晨3:19，某位不明人士（女性）大力拉開幼兒園玻璃大門入侵本園，赤腳趴在地墊上、自言自語，並向大門做出發功動作，之後呆坐於附近的閱覽區座位。凌晨3:37，從大門口走到班級走廊外的積木區呆坐後趴臥地上。凌晨3:42，打開後門走至○○活動中心。
>
> 當天上午8點多，○○活動中心管理員上班後發現此一不明人士坐在三樓樓梯，眼神散渙、尿濕於樓梯間，立刻報警處理。此次不明人士入侵校園事件，無財損、設備硬體未遭破壞。

個案基本資料

該幼兒園緊鄰○○活動中心，大門入口有管理員（上下班時間為8:00～22:00）。幼兒園內外設有監視系統，玻璃大門是以門閂拴上。

幼兒園應變處理方式

1. 主動聯絡當地派出所，負責處理此案件的警員告知如下：
   (1) 該名女性當天（5月6日）有服用精神類藥物。
   (2) 當天（5月6日）依據醫療需求請救護車送醫就診。
   (3) 該名女性為外縣市人，其戶籍皆無親屬關係之人。
   (4) 待清醒確認現況為何，以及警員與其家人聯繫後再告知。
2. 通報單位：教育部校園安全暨災害防救通報處理中心。
3. 報案：園方到當地派出所報案：該名女性因於5月6日凌晨3:19～3:42入侵本園（共23分鐘），須確保該名女性日後不再入侵本園，保留報案追訴之權（時效6個月以內）。
4. 檢討與改進：每天下班前確認玻璃大門是否鎖好，加強大門設備的維護與管理。

綜合以上，有關幼兒的人身安全係以「幼兒園」的角度論述，如有不足或疏漏之處，讀者可參考新北市政府教育局的「校園危機事件處置案例彙編」（如附錄9-6所示）。

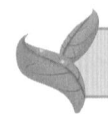

第二節　幼兒遊戲／運動安全

幼兒園透過遊戲／運動培養幼兒身心健康，從中學習注意自己的安全，以及自己與他人相處的安全，保護自己避免發生危險。因此，對於幼兒遊戲／運動安全，分為「前、進行中、後」的注意事項，分述如下。

壹、遊戲／運動前的檢查

遊戲／運動前的檢查，是大部分老師常會忽略的事情，若能針對場地環境、遊樂設施或器具謹慎檢查與確認安全，將能減少幼兒受傷事件的發生。其實施方式分為遊戲／運動環境的安全、遊戲／運動器具的檢查、幼兒的身體狀況與服裝，說明如下。

一、遊戲／運動環境的安全

對於遊戲／運動環境的安全，在此融入劉玉燕（無日期）所提出的遊戲環境安全觀點，簡略歸納如下：

1. 地面是否濕滑？下雨後的遊戲場地或遊具濕滑，是否會造成幼兒滑倒？
2. 地上有無危險的物體碎片？
3. 環境設施設備有無突出物？是否會絆倒幼兒？
4. 環境設施設備有無銳角的地方？幼兒是否會因寬鬆衣服、裙襬、鈕扣等被扣住，而導致窒息事故的發生？
5. 環境設施設備有無一些危險的開口，會引起幼兒想鑽或用手指去挖的地方。
6. 設施設備之間的動線是否有相互重疊的地方，易導致幼兒相互衝撞？
7. 需考量場地空間與幼兒人數的平衡，避免空間小、人數多，若進行跑跳活動時，容易造成衝撞受傷。

8. 若天氣過於炎熱，遊具是否曝晒過熱、燙人？幼兒是否容易過熱中暑？
9. 注意空氣品質指標（air quality index [AQI]）對學生健康之影響與活動建議，如表 9-6 所示。

表 9-6　空氣品質指標（AQI）對學生健康之影響與活動建議

顏色	AQI 值	空氣品質	活動建議
綠色	0～50	良好	正常戶外活動。
黃色	51～100	普通	
橘色	101～150	對敏感族群不健康	仍可進行戶外活動，但建議減少長時間劇烈運動。
紅色	151～200	對所有族群不健康	應避免長時間劇烈運動，進行其他戶外活動時應增加休息時間。
紫色	201～300	非常不健康	應立即停止戶外活動，並將課程調整於室內進行。
褐紅色	301～500	危害	

註：引自環境部（無日期）。

二、遊戲／運動器具的檢查

　　事先檢查遊戲場設施或運動用具器材，才能確保幼兒於遊戲與運動時的安全。依據《兒童遊戲場設施安全管理規範》（民國 112 年 11 月 17 日修正），兒童遊戲場設施管理人員應「每月」定期依兒童遊戲場設施自主檢查表，進行遊戲場設施檢查工作；幼兒園管理單位應針對遊戲場「鋪面」不分室內外，「每三年」檢驗一次；**室外遊具「每三年」檢驗一次，室內遊具「每六年」檢驗一次**。由取得我國簽署國際實驗室認證聯盟（International Laboratory Accreditation Cooperation [ILAC]）相互承認協議（Mutual Recognition Agreement [MRA]）認證機構核發 CNS 17020 或 ISO／IEC 17020 認證證書之檢驗機構，進行備查前檢驗，並開立具有認證標誌之合格檢驗報告。

幼兒健康與安全

以上事項，除了配合定期檢查，凡是每一次於遊戲／運動之前，老師對於遊樂場設施與運動器具務必再檢查一次，避免稍有疏忽不慎而造成意外事件發生（如圖 9-3 所示），案例說明如下。

案例：老師，我的手好痛！

> 5月26日上午，天氣晴朗，在遊戲場進行大肌肉活動的中班幼兒自由自在奔跑、玩溜滑梯、攀爬架，充滿歡樂與笑聲。突然間，聽到芝芝（化名）大叫一聲：「好痛喔！我的手好痛！」老師一看，芝芝的右手被攀爬繩裸露的繩索鋼條刮傷，於是將芝芝帶到健康中心擦藥，並速與家長聯繫此事。

圖 9-3　遊樂設施意外事件發生圖

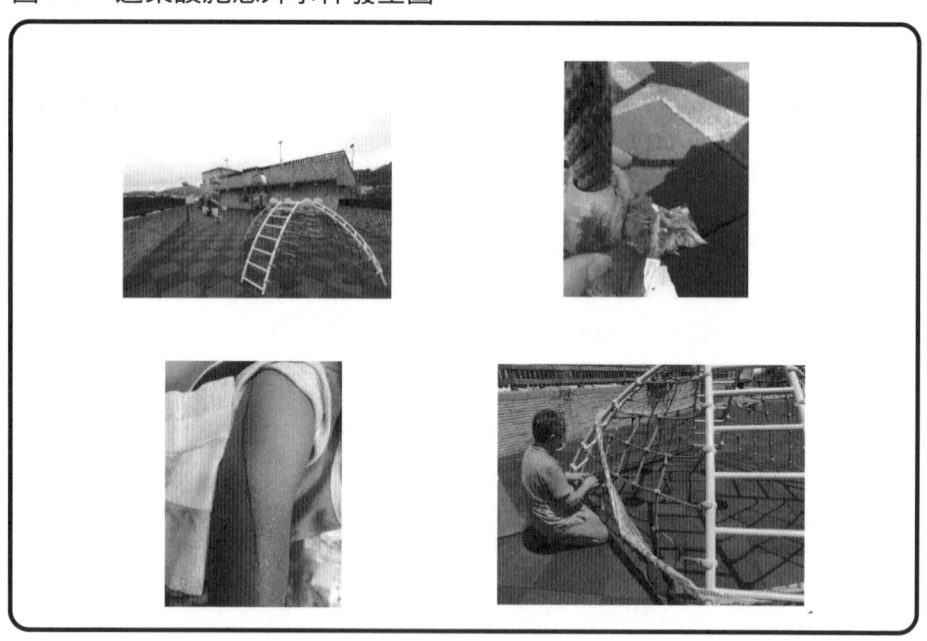

註：新北市立鶯歌幼兒園提供。

幼兒園應變處理方式

1. 以安全警示帶封鎖攀爬架，並速請遊具廠商維修。
2. 釐清芝芝意外事件發生的過程，並對家長致歉。

3. 通報單位：教育部校園安全暨災害防救通報處理中心。
4. 全園召開緊急事件處理檢討會議。
5. 班級老師填寫「意外事件處理紀錄報告」與後續關懷輔導。

三、幼兒的身體狀況與服裝

（一）幼兒的身體狀況

1. 觀察幼兒的精神狀況、活動力如何？
2. 避免餐點後激烈地遊戲／運動，至少 1 小後再進行。
3. 活動進行前後鼓勵幼兒多喝水。

（二）幼兒的服裝

1. 幼兒應穿著合適的運動衣褲及鞋襪，避免穿裙子，或是穿著過大或過緊的衣褲；不要佩戴飾物，也要避免帽 T 的繩子勾住遊具而受傷。
2. 若穿著圍兜或別有手帕，需脫下圍兜與手帕，避免影響身體肢體動作伸展或弄髒手帕而無法使用。
3. 鞋子以布鞋為主，避免穿著涼鞋或拖鞋遊戲／運動。
4. 陽光強烈時，需戴帽子遮陽護眼。

貳、遊戲／運動的進行

在遊戲／運動進行時，應注意如下幾項。

首先，在遊戲／運動進行前要有足夠的暖身運動後，再續做伸展運動 5～10 分鐘。

其次，要進行遊戲／運動的安全規則說明，並依據「幼兒園教保活動課程大綱」六大領域中的身體動作與健康、社會領域，了解活動的設計方向，鼓勵培養幼兒遊戲／運動器材用具的安全操作、遵守活動規則、保護自身安全，以及避開環境危險的人事物等（如表 9-7 所示）。

表 9-7　遊戲／運動的安全規則說明（學習指標）

身體動作與健康	社會
身-幼/小-1-2-1 覺察器材的操作方式	社-中-1-3-1 辨別生活環境中能做或不能做的事
身-中/大-1-2-1 覺察各種用具安全的操作技能	社-大-1-3-1 辨認生活規範和活動規則的理由
身-幼/小-2-1-2 遵守安全活動的原則	社-小/中-1-5-3 覺察自身的安全，避開危險的人事物
身-中/大-2-1-2 在團體活動中，應用身體基本動作安全地完成任務	社-大-1-5-3 辨識生活環境中的危險，維護自身安全
	社-大-2-3-3 與他人共同訂定活動規則，遵守共同協議

註：作者整理。

最後，考量幼兒發展，宜適齡適性漸進引導。關注幼兒身體動作的發展與健康促進，而非訓練幼兒在極短秒數內跑完某個距離，或是重複不斷往返跑步成為體能高手，而應有更多學習的機會，適齡適性漸進引導。依據王宗騰（2023，頁 33-37）對於幼兒遊戲／運動「漸進引導」鍛鍊動作技能與養成運動習慣，簡略整理敘述如下：

1. 目的性：遊戲／運動要有目的性，再結合器材用具，例如：「玩球」時要思考，球除了可以投之外，還能做出什麼動作？像是以接、踢、滾、運、盤等方式進行球類運動。
2. 調整方法：投球除可投出高飛球，如何再將球傳給對方呢？例如：平飛球、彈地球、滾地球等，可依幼兒發展能力而調整方法。
3. 正確動作的要領：指導幼兒每一個動作都有正確要領，例如：投球時，需要具備的動作技能有跑、跳、丟、投等。幼兒必須熟練這些**單一動作**，才能將**動作組合**，完成更複雜的運動技能。
4. 拆解動作：在引導幼兒做出正確的動作過程中，當發現幼兒的動作或姿勢怪怪的，此時只要將手、腳和身體動作拆解，便容易發現問題出在哪裡，並協助幼兒修正。

5. 遊戲化或口訣化：在指導幼兒時，一次只專注一個動作，並使用遊戲化或口訣化方式，幫助幼兒記憶與理解，例如：在跳躍時，雙臂要向前、向上擺動手臂，以便跳得更高、更遠。但有些幼兒只顧著雙腳跳躍，並沒有透過手臂擺動來帶動，此時可以請幼兒想像猴子前後擺動雙手的樣子，先練習「擺手」，接著模仿兔子「跳」的動作，再將兩者結合「屈膝手後擺＋跳」向前。
6. 調整動作難度：幼兒在進行遊戲／運動時，可觀察其動作表現，適當改變動作的難易程度，幼兒會比較容易完成動作，例如：在傳球時，可縮短與幼兒投接球的距離、改變給球的方式，或是將高飛球、平飛球改成彈地球或滾地球；或是將過肩丟出的「高手給球」，改為由下往上拋的「低手給球」，或是換大一點的球，都可以讓幼兒更容易接到球，且更有成就感。

參、遊戲／運動後的注意事項

遊戲／運動後的身體肌肉與情緒之緩和是很重要的，以下簡略說明注意事項：
1. 活動後宜進行緩和運動，舒緩幼兒身心與平穩情緒。
2. 觀察幼兒遊戲／運動後的身體狀況。
3. 引導幼兒回顧與分享進行遊戲／運動時的感覺與發現。
4. 引導幼兒收拾整理與歸位器材的好習慣。
5. 提醒幼兒補充水分與如廁。
6. 協助幼兒擦汗、換衣服與吹乾頭髮。

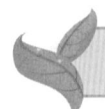

第三節　如何實施幼兒安全教育

依據《幼兒園與其分班設立變更及管理辦法》（民國 112 年 2 月 27 日修正發布）第 40 條：

「幼兒園應依相關規定，訂定公共安全與複合型防災計畫及事故傷害防制規定，並對園內相關人員及幼兒實施安全教育，定期辦理防火、防震、防汛、防海嘯、防核、人身安全、避難逃生及事故傷害處理演練。幼兒園應保存前項演練及園內事故傷害相關之紀錄，以備查考。」

因應臺灣位居獨特的地理環境，並歷經 921（集集）大地震的重大災害，為提升全民防災意識及國家防災應變能力，我國將每年的 9 月 21 日訂為「國家防災日」，學校各單位必須依規定進行「地震」防災演練，此即形成校園以「地震」為最主要的防災教育推廣工作。再者，事故傷害長期高居兒童死因的前三名，而在事故傷害的分析中，「交通事故」占了極大的比重（林月琴，2023）。茲此，本節以「地震」和「交通安全」說明幼兒安全教育的實施，分述如下。

壹、地震

幼兒園實施「地震」防災教育，係依據《教育部主管各級學校及所屬機構災害防救要點》（民國 109 年 7 月 22 日修正發布）第 4 點：「學校及機構應結合所在地區災害潛勢特性，訂定災害防救計畫及相關具體作為。……」以下分為校園災害防救計畫、校園防災地圖、地震防災演練、家庭防災卡、地震防災教育課程等五項加以說明。

第九章　幼兒安全防護網

一、校園災害防救計畫

　　有關校園災害防救計畫，教育部提供合法立案的幼兒園登入「防災教育資訊網」（如圖 9-4 所示），其登入帳號是園方「全國教保資訊網填報系統」的帳號，「密碼」須向「防災教育資訊網」電話聯絡（02-23931122 分機 661）申請。幼兒園有權限進入後，即可下載：(1)「幼兒園校園災害防救

　　圖 9-4　防災教育資訊網

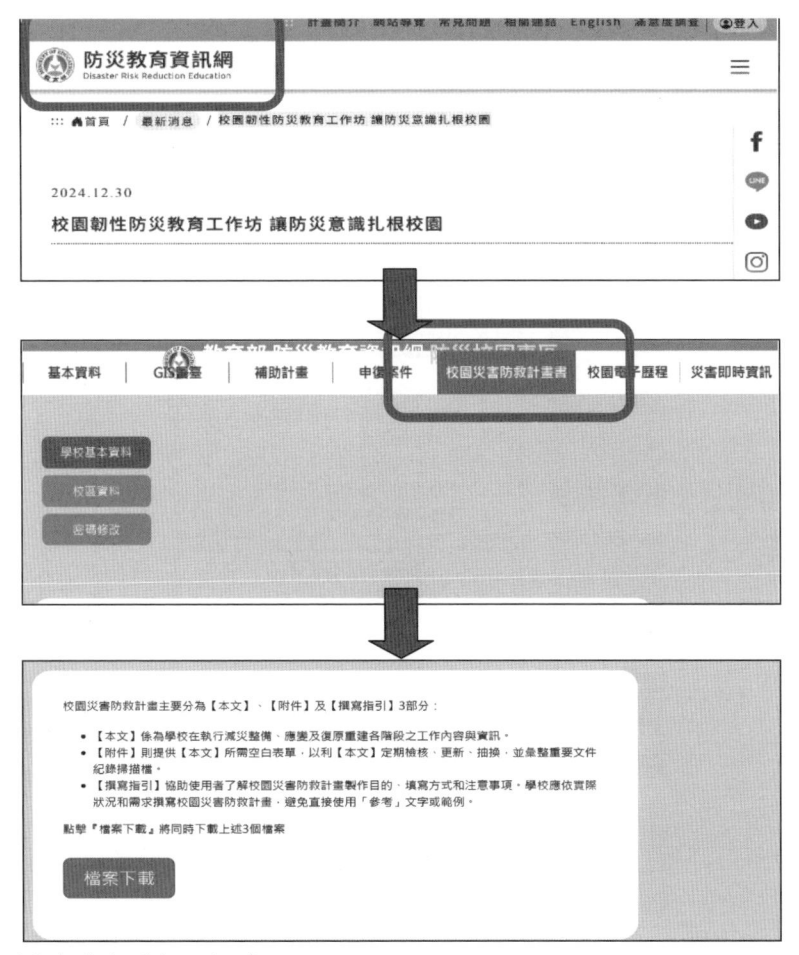

註：引自教育部（無日期 a）。

235

計畫書-本文」；(2)「幼兒園校園災害防救計畫書-附件」；(3)「幼兒園校園災害防救計畫書-撰寫指引」，分述如下。

(一)「幼兒園校園災害防救計畫書-本文」

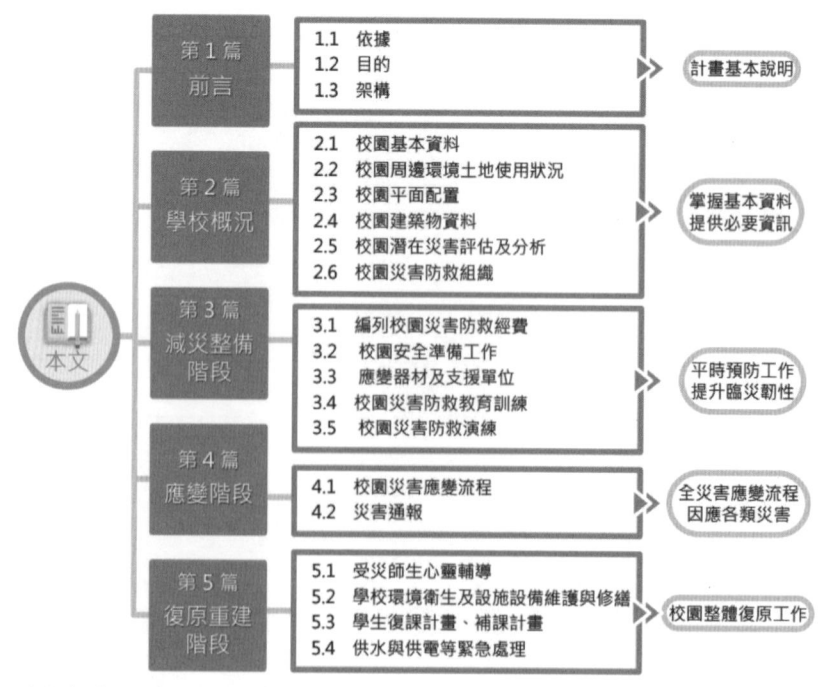

幼兒園在擬定「校園災害防救計畫書」時，可下載「幼兒園校園災害防救計畫書-本文」（請參閱附錄9-7），即有「空白」表格可以填寫。依據「災害管理」，分為減災、整備、應變、復原重建等四個階段，本文則分成五篇，即前言、學校概況、減災整備階段、應變階段、復原重建階段（如圖9-5所示）。本計畫書之目的在建構校園災害防救體系，釐清各階段所須辦理之工作內容（含所需表單）及專責人員／單位之聯繫方式，預期透過一致性的應變架構、專責化的災害管理、整合性的專業合作，妥善運用和靈活調度資源／支援，確保在面臨不同災害時，各項緊急應變程序得

圖 9-5 「幼兒園校園災害防救計畫書-本文」之架構

第1篇 前言
1.1 依據
1.2 目的
1.3 架構
→ 計畫基本說明

第2篇 學校概況
2.1 校園基本資料
2.2 校園周邊環境土地使用狀況
2.3 校園平面配置
2.4 校園建築物資料
2.5 校園潛在災害評估及分析
2.6 校園災害防救組織
→ 掌握基本資料提供必要資訊

第3篇 減災整備階段
3.1 編列校園災救經費
3.2 校園安全準備工作
3.3 應變器材及支援單位
3.4 校園災害防救教育訓練
3.5 校園災害防救演練
→ 平時預防工作提升臨災韌性

第4篇 應變階段
4.1 校園災害應變流程
4.2 災害通報
→ 全災害應變流程因應各類災害

第5篇 復原重建階段
5.1 受災師生心靈輔導
5.2 學校環境衛生及設施設備維護與修繕
5.3 學生復課計畫、補課計畫
5.4 供水與供電等緊急處理
→ 校園整體復原工作

註：引自教育部（無日期b）。

以順利運作，以提升全體教職員工生之防災知識、技能及態度，保障教職員工生之生命安全，減輕災害造成的衝擊和損失。

教育部亦有提供「災害防救計畫-撰寫說明」供參，請參閱附錄 9-8。

（二）「幼兒園校園災害防救計畫書-附件」

「附件」（請參閱附錄 9-9）主要提供「幼兒園校園災害防救計畫書-本文」使用的檢查表及應變使用等，幼兒園可直接複印填寫抽換和使用，亦可依園方特性進行內容修改。

（三）「幼兒園校園災害防救計畫書-撰寫指引」

「撰寫指引」（請參閱附錄 9-10）主要在協助幼兒園擬寫「幼兒園校園災害防救計畫書」之目的、填寫方式、注意事項，有助於完成該計畫書。

「幼兒園校園災害防救計畫書」中有關「災害潛勢」特性，分別有淹水、坡地、海嘯、輻射、地震等，登入教育部「防災教育資訊網」中的「GIS 圖臺」，即可搜尋該園的災害潛勢（如圖 9-6、附錄 9-11 所示）。該「GIS 圖臺」每年 9 月更新公告，因此新設立幼兒園須等到 9 月份才能使用「GIS 圖臺」。

圖 9-6 災害潛勢圖

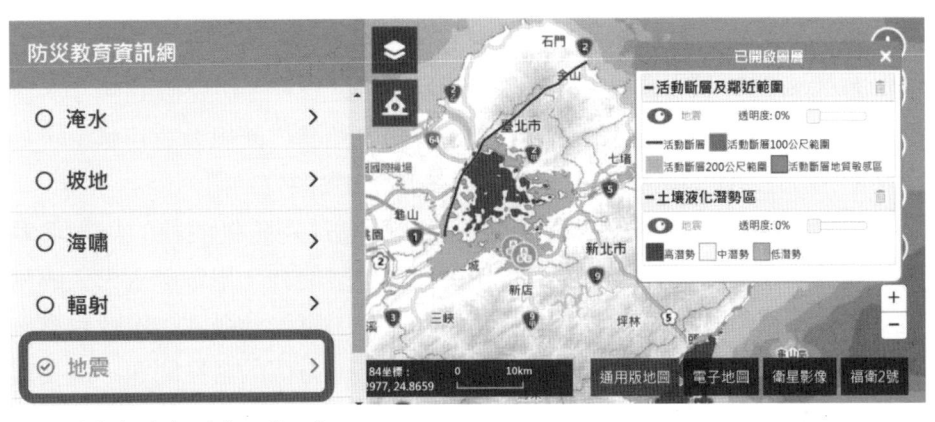

註：引自教育部（無日期 a）。

除了透過「防災教育資訊網」的災害潛勢特性，一般民眾亦可登入「3D災害潛勢地圖」（https://dmap.ncdr.nat.gov.tw/），再依地址或座標查詢「淹水潛勢」、「土石流、山崩」、「斷層與土壤液化」、「海嘯溢淹及海岸災害」等潛勢資料，利用圖層套疊，了解所在位置之災害潛勢。

二、校園防災地圖

校園防災地圖主要是依據教育部公告「校園防災地圖繪製作業說明」（教育部，2020b）繪製，而幼兒園著重的是地震災害的繪製，須留意：避難路線規劃考量、避難路線標示、避難路線確認宣導、避難疏散集結點、返家（家長接回家）的規劃。校園防災地圖的功能如下：

1. 在緊急災害事件發生時，是教職員工生避難疏散方向之重要依據。
2. 平時提供幼兒園教職員工生了解校園周邊環境，並增進防災的基本概念。
3. 於災害發生時，提供避難疏散路線指引，以確保生命安全。

圖 9-7 為校園防災地圖示例，附錄 9-12 為防災地圖範例版型與圖例。

三、地震防災演練

幼兒園需配合行政院「國家防災日活動」政策、相關法令與教育部計畫，推行「全國各級學校及幼兒園地震避難掩護演練」，藉模擬實作強化各級學校及幼兒園師生災害防救、自救救人與應變能力，養成幼兒在地震發生時有正確的本能反應，並在地震發生時保護自己，以做好全面防震準備，有效減低災損，維護幼兒園教職員工生安全。從幼兒園到國小、國中、高中至大學，建構與修訂核心能力指標，培養「防災教育目標」（如圖 9-8 所示），而幼兒園首重「安全意識」的防災教育目標。

再者，幼兒本身屬於弱勢族群，幼兒園應透過防災演練的規劃與執行，減低幼兒面對災害的恐懼與害怕，增加應變能力，學會尋求大人的幫忙。依據洪福財（2010）針對全國北、中、南、東等幼兒園防災教育實施現況之調查研究結果，提出若干幼兒園防災整備方面的常見問題，以及廖藪芬（2021）的研究，發現幼兒園有「**先天性環境和作息**」的限制如下：

第九章　幼兒安全防護網

圖 9-7　校園防災地圖示例

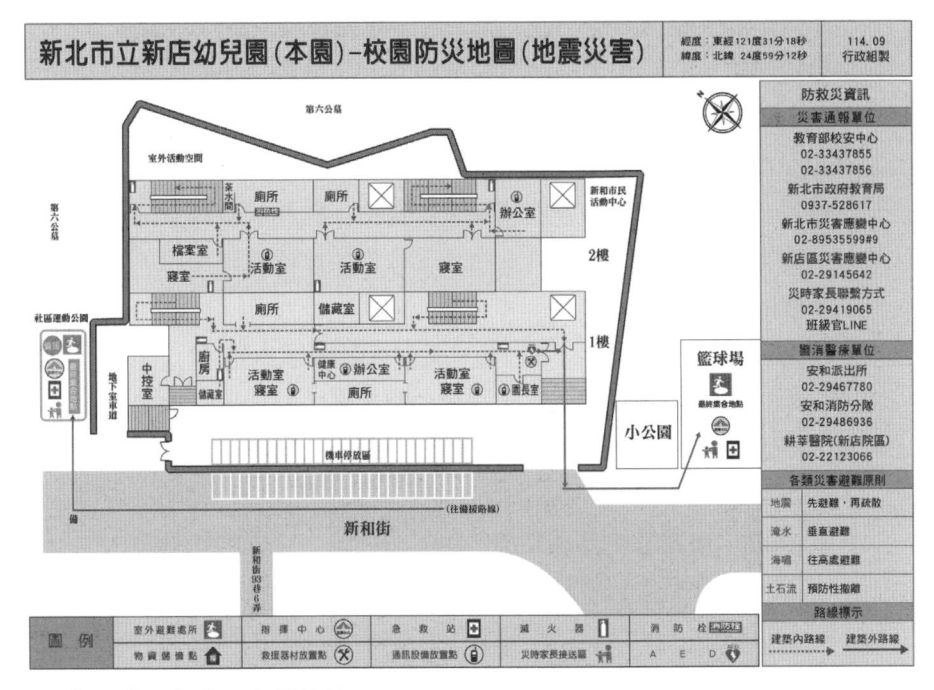

註：新北市立新店幼兒園提供。

圖 9-8　防災教育目標圖

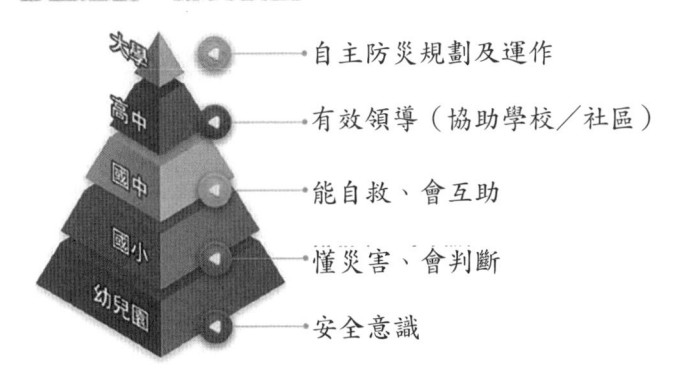

註：引自教育部（2020a，頁 5）。

239

1. 園舍建築環境：為避免受外界干擾，或是讓幼兒獨自走出園外，故在園區前後通道設柵門並上鎖，會影響避難疏散路線的暢通。
2. 學習場域：設置學習區教具櫃與教具，當就地掩蔽時，每位幼兒不一定有固定桌子能躲進桌底下抓住桌腳。
3. 幼兒作息生活：幼兒活動的三合一活動室（教室上課、午休、餐點）及園內都沒有設置儲藏室可供儲物，物品或教具只能往教具櫃上端堆放，當地震搖晃時，物品或教具易掉落砸傷幼兒，以及如下幾個問題：
    (1) 鞋子：幼兒在教室內赤足，或穿拖鞋、室內鞋等。當避難疏散時，幼兒需即時穿上鞋子到戶外集結區。
    (2) 午休：熟睡中的幼兒不易叫醒，只能進行就地掩蔽，沒有辦法避難疏散逃生。
    (3) 餐點：用餐時，若遇到突然性災害發生，在就地掩蔽過程中，幼兒可能會有不慎打翻餐點或想吃完餐點再掩蔽之困擾。

因著幼兒園有「先天性環境和作息」的限制，平時的防災演練更顯得重要。附錄 9-13 為各類災害情境模擬與演練腳本規劃，演練腳本一般分為序列式演練腳本和矩陣式演練腳本，說明如下：

1. 序列式演練腳本：依據時間順序進行演練，例如：先進行「園舍建物及設施安全檢核」，之後再進行「緊急搜救與傷患救助」。
2. 矩陣式演練腳本：同一個時間內可能發生多個狀況，例如：「園舍建物及設施安全檢核」和「緊急搜救與傷患救助」需要同時應變處理；或同一個災害，卻發生在不同時間點或不同地點，可能產生不同的影響需要同時立即應變處理。因此，災害「情境想像」有助於全園教職員工預想各種最壞的狀況，預先防範和準備。

在此針對地震演練腳本（請參閱附錄 9-14），表 9-8 列出其演練內容與重點。當地震來臨時，第一時間需「就地掩蔽」，趴下、掩護、穩住（抓住桌腳），保護身體（頭頸部）的安全非常重要。圖 9-9 為地震應變原則，附錄 9-15 為新地震震度分級表。

作者兼任新北市防災教育輔導團團員，多年入園訪視輔導的經驗，將現場常見問題彙整為防災演練小叮嚀（如表 9-9 所示），提供讀者參考。

表 9-8　地震演練內容與重點

項次	演練內容	演練重點
1	災害發生與察覺	就地掩蔽（趴下、掩護、穩住，抓住桌腳）
2	災情發布、啟動應變組織	應變組織啟動及運作、急救站設立
3	疏散避難引導	引導疏散與避難演練：不語（不喧譁）、不推擠、不跑（快步走）、不回頭（不返回災源區）
4	人員清點	教職員工生（含應變組織）及校外人士
5	園舍建物及設施安全檢核	園舍災害巡檢（危險與安全設施區域劃定管理）
6	緊急搜救與傷患救助，或其他各種狀況處置	緊急搜救、初級救護（救助）、運送（自助或救護單位車輛協送） 依幼兒園自行設定的災害情境想定進行分工處理
7	幼兒的安撫與緊急安置	指揮官及老師的安撫、安置（緊急避難收容所）
8	災情掌握與通報	了解災情向上通報、災時約定通訊方式（通訊軟體、社群媒體或簡訊）
9	家長接回	家庭防災卡的運用、家長接回
10	發言人採訪	發言人對外發言
11	檢討與改進	演練之檢討與改進

註：引自劉文章（2021）。

圖 9-9　地震應變原則

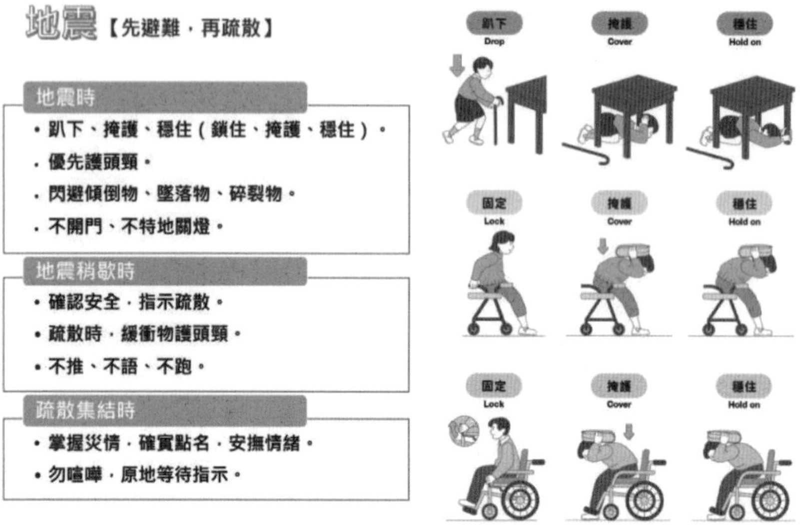

地震【先避難，再疏散】

地震時
- 趴下、掩護、穩住（鎖住、掩護、穩住）。
- 優先護頭頸。
- 閃避傾倒物、墜落物、碎裂物。
- 不開門、不特地關燈。

地震稍歇時
- 確認安全，指示疏散。
- 疏散時，緩衝物護頭頸。
- 不推、不語、不跑。

疏散集結時
- 掌握災情、確實點名、安撫情緒。
- 勿喧嘩，原地等待指示。

趴下 Drop　掩護 Cover　穩住 Hold on
固定 Lock　掩護 Cover　穩住 Hold on
固定 Lock　掩護 Cover　穩住 Hold on

註：引自教育部（無日期c）。

表 9-9　防災演練小叮嚀

項目	注意事項
地震發生、察覺與就地掩蔽	1. 地震來時（預報系統響起），首先即「就地掩蔽」，而不是關燈或開門。因為預警系統響起表示地震即將到達，需先保護自己，避免被地震搖晃掉落的物品砸到受傷。 2. 就地掩蔽的姿勢為何頭頸要比背部低？因為頭頸受傷致死率最高，所以首要保護頭頸安全。 3. 掩蔽考量安全區域，以桌底下為優先，其次是柱子邊、牆角，避免在電風扇、窗戶玻璃、單槍投影機下。
啟動應變組織、執行疏散作業	1. 教職員工應變組織分為三組（搶救組、通報組、避難引導組），人力不足則以「工作任務」為主，個人可身兼數項任務，不受組別限制。 2. 防災頭套平時應放於椅背或出入口易拿取的位置，而非收納於整理箱，演練時才拿出來使用。 3. 教職員工生宜穿好「包覆雙腳的鞋子」，再疏散到戶外集結

表 9-9　防災演練小叮嚀（續）

項目	注意事項
啟動應變組織、執行疏散作業	區。當緊急避難疏散時，幼兒需即時穿上鞋子，或是直接穿室內鞋、拖鞋到戶外集結區（室內鞋有包覆雙足，比拖鞋安全，行走時不易脫落）。
人員清點	1. 應到人數可先填入（在籍人數），綠單包含請假或未到，不需搜救與救護；紅單是人員遺失不見或受傷，需第一時間立即處理。綠單、紅單是需搜救與救護時才使用。 2. 全園教職員工生、代課老師、志工家長、治療師等人員皆須清點人數。
緊急搜救與傷患救助	1. 抬長背板／擔架方式：平地「頭」在前（因抬上救護車，「頭」在前）；下樓梯則是「腳」在前。 2. 詢問與評估傷患狀況，並回報需要的救援人力與器材。 3. 設置「急救站」，並登錄「教職員工生送醫名單」。 4. 急救站增購遮陽或遮雨簡易帳篷，並保護傷患隱私與避免他人看到受傷的場景而產生負面情緒。
危險建物與安全設施區域	1. 至少要有兩人入園巡視，先從目視建築物狀況安全，之後再進入建築物內巡檢。 2. 攜帶「建築物及設施危險判定表」。
家長接回	1. 設置「災時家長接送區」（園門口，以利於家長接孩子）。 2. 備齊「自行接送同意書」簽領，掌握幼生接回人數。
家庭防災卡	使用「家庭防災卡」，有利於聯絡親人或親戚，或告知幼生留置狀況（前往○○區臨時避難收容所）。
通報	1. 通報單位有○○○災害應變中心、○○○政府教育局／處、所在地的○○區災害應變中心，以及上網通報教育部校園安全暨災害防救通報處理中心等。 2. 通報內容包含：防災演練日期（年月日）、園名、人名、簡要災情、停課與否、接領幼兒地點與時間等。 3. 停課標準：依據《天然災害停止上班及上課作業辦法》（民國 112 年 3 月 15 日修正發布）第 13 條，以及《中央災害應變中心作業要點》（民國 114 年 3 月 4 日修正）。

表 9-9　防災演練小叮嚀（續）

項目	注意事項
發言人	針對本次災害，人、事、時、地、物做精簡說明；對外清楚傳達資訊、澄清誤傳資訊。
災後心理輔導	1. 關切與安撫語言。 2. 輕聲唸手指謠或合唱安撫歌曲，平穩大家的心。
演練後檢討	1. 針對演練後檢討，各組（任務）與班級老師提出問題與調整改善方法，並將紀錄存檔。 2. 班級師生針對演練的內容加以討論與分享。
防災器具	1. 認識防災器具用品的功能與名稱，例如：大人使用的「安全帽（安全頭盔）」、「緊急避難包」（包內需放的物品有哪些）、幼兒使用的「防災頭套」。 2. 定期檢查防災器具用品，例如：對講機每週充電一次並練習使用、學期初清點緊急避難包物品。 3. 幼兒園廚房的防災設施設備應有滅火器，並增設「瓦斯洩漏偵測器」及「遮斷器」等。 4. 因應各組或任務所需器具增購，例如：長背板、急救袋、安全警示帶、繩索、哨子等。 5. 「緊急避難包」需標示明細表（如雨衣、班級幼生清冊聯絡表／特幼生身體飲食等特殊需求表、營養口糧、哨子、礦泉水、手電筒、手套、簡易急救藥品、衛生紙、電池等）。

註：作者整理。

四、家庭防災卡

　　幼兒園每學期或每年需定期檢查一次家庭防災卡（如附錄 9-16 所示），其使用與功能說明如下：

1. 家庭防災卡放置於緊急避難包，於突發狀況時能夠使用，以利於聯絡家長或是其他相關的親友。
2. 緊急聯絡人應由法定代理人或監護人填寫，得填寫父母親、親戚或前述之友人，以填寫兩人以上為原則。

3. 約定通訊方式：
   (1) 學校欄位：指學校於災害發生時通知家長的約定通訊方式，該約定方式應請學校統一制定，俾對外通知家長，其中包含採用何種通訊軟體，以及設定通訊軟體群組，於家長群組（或是班級群組、全校對外官方帳號）統一公告，或以簡訊、社群媒體等多元方式告知家長。
   (2) 家庭欄位：指幼兒本人在災害發生時聯繫家長的約定通訊方式。如網路暢通時，可採用通訊軟體；如網路不暢通時，可採簡訊等方式聯繫。約定集合場所以家庭（家人）相約定的地點為主。
4. 每年定期檢查一次家庭防災卡。

五、地震防災教育課程

防災教育為「安全教育」之一，不論是全園性活動計畫、主題課程，或議題教育之實施，主要是透過教學活動設計，鼓勵幼兒在遊戲中操作教具，學習防災知識與應變方式，並培養防災素養於生活中，說明如下。

（一）課程教學規劃：在地化教案

1. 全園性活動計畫：地震演練（詳見附錄 9-17）。
2. 主題課程：來去遊覽十四張（詳見附錄 9-18）。
3. 議題教育：結合環境中的校園防災地圖，進行「防災標誌在哪裡？」活動，如表 9-10 所示。

（二）研發適齡適性的防災教材教具

1. 小班：防災心臟病（如圖 9-10）、我的緊急避難包（如圖 9-11）。
2. 中班：防震立體拼圖（如圖 9-12）、防災知識王（如圖 9-13）。
3. 大班：防災大富翁（如圖 9-14）、防災賓果（如圖 9-15）、太陽班發現十四張歷史公園（機能型防災公園）圖畫書與教具（如圖 9-16、圖 9-17），其教具玩法詳見附錄 9-19。

表 9-10　「防災標誌在哪裡？」活動
　　　　○○幼兒園○○○學年度第○學期議題教育教學活動計畫與紀錄

主題名稱：校園大冒險活動名稱（一）：防災標誌在哪裡？
設計者：廖○○　班級：中班　週次：第二週　日期：○○○.○○.○○～○○.○○

學習指標	1.語-中-1-4-1 **理解**符號中的具象物件內容 2.社-小/中-1-5-3 **覺察**自身的安全，避開危險的人事物		
活動目標	1.**理解**校園防災地圖或相關防災器材中的具象物件內容 2.**覺察**自身在幼兒園的安全，避開危險的人事物		
	學習指標／活動計畫	活動紀錄／學習指標	
語-中-1-4-1 **理解**符號中的具象物件內容	一、引起動機 找一找幼兒園的「校園防災地圖」在哪裡？ 二、發展活動 （一）小組活動 1.邀約幼兒看看「校園防災地圖」，詢問發現什麼？ 2.請幼生想一想這圖案標誌代表什麼？ 　室外避難處所	一、引起動機 老師（以下以 T 表示）：你們知道「校園防災地圖」在哪裡嗎？ 語語：在園長室前面。 晏晏：在鶯歌小將下面。 芷芷：我找到了，在這裡。 二、發展活動 （一）小組活動 T：請問小朋友你們看見了什麼？ 季季：有電話。 仔仔：有閃電。 晨晨：有滅火器。 T：請問這些圖案標誌代表什麼？ 孜孜：他在逃生。 沛沛：他要跑去外面。 T：對！要疏散走到外面，室外避難處所。	語-中-1-4-1 **理解**符號中的具象物件內容

表 9-10　「防災標誌在哪裡？」活動（續）

學習指標／活動計畫		活動紀錄／學習指標	
語-中-1-4-1 理解符號中的具象物件內容	急救站	安安：我看到醫生。 皓皓：是醫藥箱！ T：對！受傷治療的地方，急救站。	語-中-1-4-1 理解符號中的具象物件內容
	災時家長接送區	廷廷：大人牽著小孩。 妍妍：小孩不能亂跑。 T：等待家人來接的地方，災時家長接送區。	
	指揮中心	安安：有國字「中」。 T：集合地方有指揮的人，指揮中心。 季季：有電話。	
	通訊設備放置點	晨晨：我知道警察110、消防車跟救護車是119。 T：放講話連絡器材的地方，通訊設備放置點。 廷廷：有工具。 晨晨：有斧頭。 惠惠：還有錘子。	
	救援器材放置點	T：對！放救人器材的地方，救援器材放置點。	
	滅火器	宵宵：這是救火的。 皓皓：滅火器！ T：對！滅火器。	
	消防栓	言言：這有會噴水的管子。 T：有滅火噴水的水帶，消防栓。	
	警衛	廷廷：警衛室在大門口。	

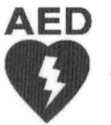

表 9-10　「防災標誌在哪裡？」活動（續）

學習指標／活動計畫	活動紀錄／學習指標
（二）小組討論 1.這圖案是什麼？ 糧↑　物資儲備點 社-中-1-5-3 覺察自身的安全，避開危險的人事物 AED　AED 2.這地圖上綠色的線和紅色的線是做什麼用呢？如何避開危險，保護自己安全？	（二）小組討論 T：園長媽媽辦公室門口的圖案是什麼？ 仔仔：房子裡面有一個字。 T：那個字是糧，旁邊有一個米。 晏晏：園長媽媽辦公室放碗的要吃飯。 T：放吃的、用的東西之地方，**物資儲備點**。 季季：地震！ 言言：打雷！ T：幫助人可以恢復呼吸的器具，AED。 孜孜：綠色的線和紅色的線都是要逃走的方向。要注意不要跌倒受傷。 社-中-1-5-3 覺察自身的安全，避開危險的人事物

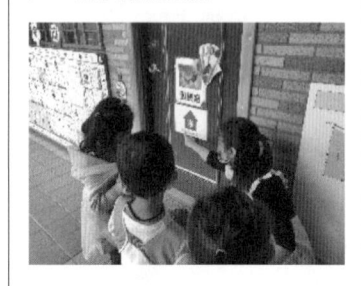

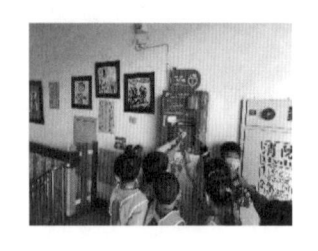

表 9-10 「防災標誌在哪裡？」活動（續）

學習指標／活動計畫	活動紀錄／學習指標
三、綜合活動 （一）分享看到「校園防災地圖」的圖案標誌符號代表什麼。 （二）發表自己在幼兒園如何發現危險，以及保護自己安全的方式。	T：綠色的線是在房子裡面、紅色的線是在房子外面，要小心走不要被東西打到，注意不要撞到跌倒受傷。 三、綜合活動 （一）分享自己看到「校園防災地圖」的圖案標誌符號代表什麼。 惠惠：我有看到**物資儲備點**在園長媽媽辦公室，所以園長媽媽辦公室有放食物的地方。 （二）發表自己在幼兒園發現危險，以及保護自己安全的方式。 沛沛：地震的時候要躲到桌子底下，要保護頭和脖子。
教學省思	
平時以影片、圖畫書或戲劇扮演融入議題教育實施「安全教育」，**忽略真實生活環境的學習教材**。如同「全語文教育」，生活中處處的圖示符號與文字都是語文學習素材，再結合課程大綱的學習指標，學習更有方向與成效。	

註：引自新北市永續環境教育中心（2021）。

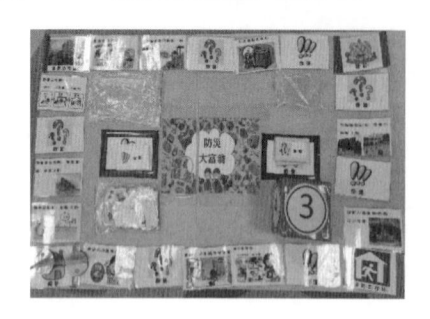

圖 9-10　防災心臟病（教具）

圖 9-11　我的緊急避難包（教具）

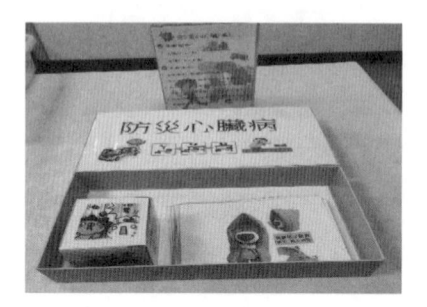

圖 9-12　防震立體拼圖（教具）

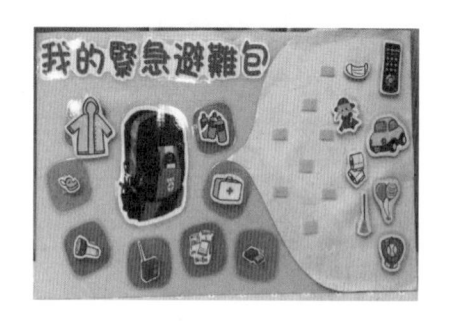

圖 9-13　防災知識王（教具）

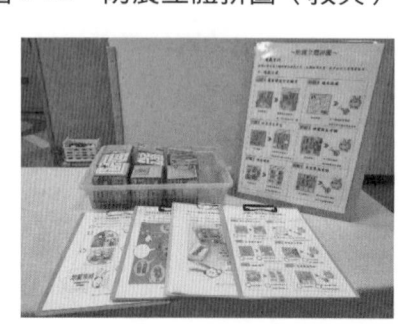

圖 9-14　防災大富翁（教具）

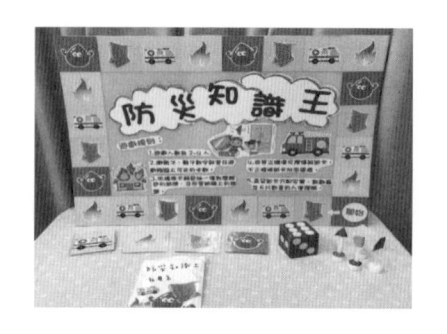

圖 9-15　防災賓果（教具）

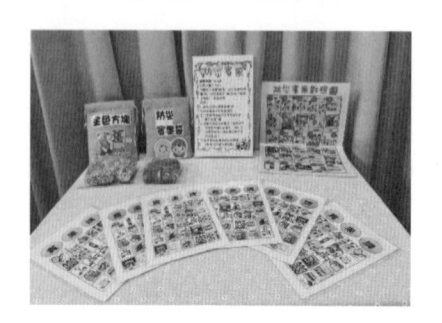

註：圖 9-10～圖 9-15 由新北市立鶯歌幼兒園提供。

第九章　幼兒安全防護網

圖 9-16　太陽班發現十四張歷史公園（機能型防災公園）圖畫書

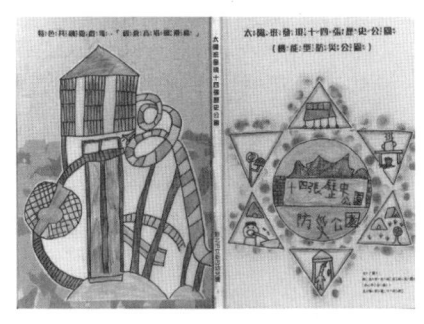

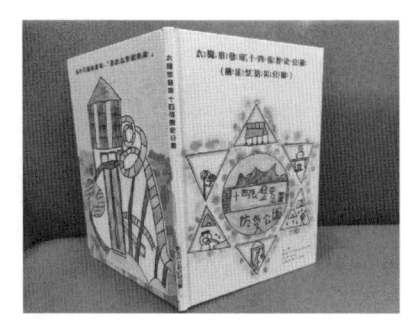

註：新北市立新店幼兒園提供。

圖 9-17　太陽班發現十四張歷史公園（機能型防災公園）教具

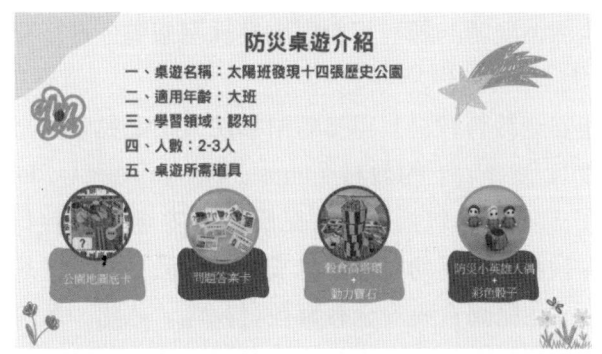

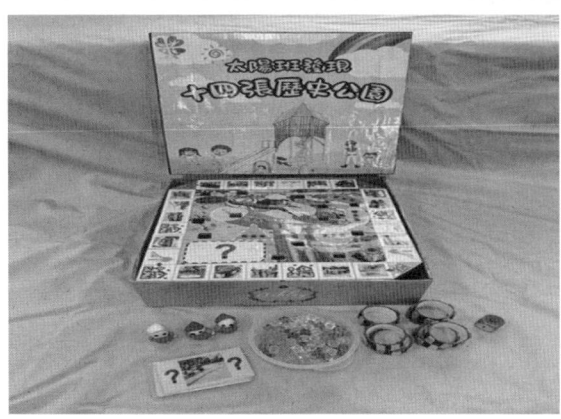

教學影片

註：新北市立新店幼兒園提供。

251

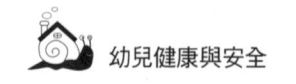

貳、交通安全

幼兒每天上下學，有的乘坐汽機車，有的搭乘大眾交通運輸工具，交通安全尤其重要。幼兒身形小，目標較不明確，容易被來車忽略，且幼兒的認知及判斷力不足，風險意識尚未充分建立，也容易做出讓駕駛人無法預期之行為，而發生憾事。透過幼兒園的學習活動，培養自我照顧的能力，從生活中的體驗引導觀念的建立，不單只靠被動式的倚賴成人照顧，而是引發他們學習自我保護的知能及培養安全用路的能力，更有益於維護幼兒的身心安全。因此，交通安全教育於幼兒園進行教學活動時，宜避免單向灌輸知識，而是著重在日常生活經驗進行引導，藉由多元的體驗來覺察與學習。期許老師能依循建議的課程規劃原則及課程架構，進行交通安全教學活動之規劃（林月琴，2023）。

有關《幼兒園交通安全教育教材》可參考財團法人靖娟兒童安全文教基金會網站有關「刊物與影音」下的教材（https://www.safe.org.tw/downloads/?&index_tag_id=15），另外亦包括：《幼兒園水域安全教育教材》、《幼兒園防墜安全教育教材》、《幼兒園人身安全教育教材》、《幼兒園防災安全教育教材》、《幼兒園食藥安全教育教材》等。茲此，教育部為推廣使用上述之安全教育教材，鼓勵各直轄市、縣（市）政府推動轄內教保服務機構辦理議題融入教保活動課程，訂定「教育部國民及學前教育署補助各直轄市、縣（市）政府辦理議題融入教保活動課程計畫」（新北市幼兒教育資源網，無日期a），其計畫目標如下：

1. 提供幼兒多元學習機會，提升教保活動課程品質。
2. 支持教保服務機構推廣安全教育議題融入教保活動課程。
3. 自學前教育階段落實安全及生命教育，建立幼兒正確的觀念及行為。
4. 引導教保服務人員進行合於課程大綱精神及設計符合幼兒發展需求且具系列性及延續性之安全及生命教育教學活動。
5. 發展多元、合宜之教保服務機構推動安全及生命教育課程與教學方案。

第九章　幼兒安全防護網

再者，衛生福利部國民健康署自 2020 年起推動的「幼兒園健康促進計畫」，其目的是為了及早介入健康觀念及養成健康行為，結合衛生福利部與教育部，以及地方政府共同擴大辦理，期透過教保服務人員及家長、幼兒的全面參與，以提升我國幼兒的健康識能及健康行為（葉郁菁等人，2020，頁 1）。以下分為幼兒園健康促進工具包、幼兒園健康促進的目標、事故傷害防制，以及交通安全實施案例加以說明。

一、幼兒園健康促進工具包

有關此計畫的「幼兒園健康促進工具包」（詳見附錄 9-20），包含了五本工具書：《幼兒園健康促進計畫推動模式》、《視力保健》、《營養》、《健康體能》、《事故傷害防制》，提供幼兒園參考使用，如圖 9-18 所示。

圖 9-18　幼兒園健康促進工具包

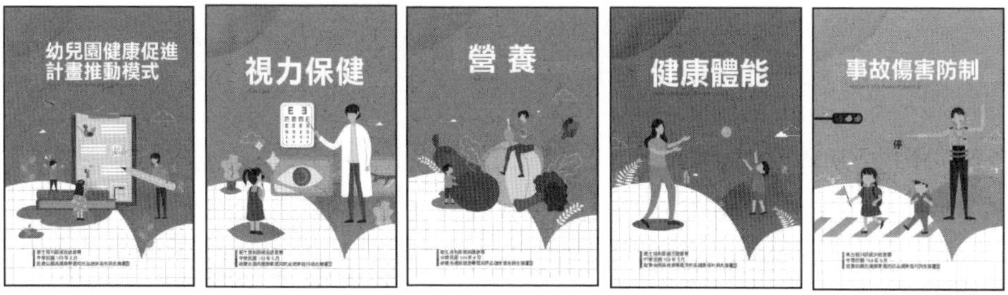

註：引自葉郁菁等人（2020）。

二、幼兒園健康促進的目標

幼兒園健康促進的目標包含三大面向：「幼兒園的健康政策」、「幼兒健康技巧和行為」、「家長溝通和社區資源」，以及四大議題：「營養」、「視力保健」、「事故傷害防制」、「健康體能」（如表 9-11 所示）。希望幼兒園可以和家長、社區共同合作，依據目標，評估目前狀況，思考如何運用現有資源進行規劃，研擬可執行的方案或策略以達到目標（葉郁菁等人，2020，頁 2）。

表 9-11　幼兒園健康促進的目標

三大面向／ 四大議題	幼兒園的健康政策	幼兒健康 技巧和行為	家長溝通和 社區資源
營養	幼兒園重視均衡飲食。	幼兒養成均衡飲食的習慣。	家長提供幼兒健康飲食，避免幼兒體重過重或過輕。
視力保健	幼兒園重視視力保健。	讓幼兒了解視力保健的重要性。	提升家長對於視力保健的認知。
事故傷害防制	幼兒園重視事故傷害防制。	幼兒了解事故傷害防制的重要性。	提升家長對於事故傷害防制的認知。
健康體能	幼兒園重視健康體能活動。	養成幼兒定時定量運動習慣。	養成家庭動態生活的習慣。

註：引自葉郁菁等人（2020，頁 2）。

三、事故傷害防制

　　幼兒園健康促進四大議題中的「事故傷害防制」，其實施執行的目標、策略、指標，如附錄 9-21 所示。

四、交通安全實施案例

　　幼兒園可以依照「事故傷害防制」的「目標」擬定策略和指標內容，依著各園的屬性，例如：地理環境、人力、資源、運作時間等考量彈性調整。作者曾於擔任園長的新北市立鶯歌幼兒園參與「幼兒園健康促進計畫」，透過李駱遜教授入園輔導，啟動四次輔導機制，由園內護理師、班級老師與作者本人共同參與，擬定適合實施的「園本位的事故傷害防制：目標、策略、指標」，如表 9-12 所示。

　　接續，從「園本位的事故傷害防制」，進而擬定「交通安全議題教育」活動實施期程、前後測問卷，以及交通安全宣導，分述如下。

表 9-12 　園本位的事故傷害防制：目標、策略、指標

面向 內涵	幼兒園的健康政策	幼兒健康技巧和行為	家長溝通和社區資源
目標	幼兒園重視事故傷害防制。	幼兒了解事故傷害防制的重要性。	提升家長對於事故傷害防制的認知。
策略	1. 實施交通及環境安全宣導。	1. 理解與分辨環境中交通安全的可能危險因子。 2. 提升交通事故風險感知，不做危險行為。	1. 家長了解交通潛藏的危險因子。 2. 家長建立交通及生活環境安全的正確習慣。
指標	1-1. 幼兒園定期實施交通安全及環境安全宣導。 1-2. 幼兒園採用多元化方式進行交通安全及環境安全宣導。	1-1. 提升幼兒對日常生活中交通規則的認知（在教學中讓幼兒理解和辨識簡單的交通規則，包含行走、騎乘與搭乘各種交通工具）。 1-2. 提升幼兒辨識交通危險因子的能力。	1-2. 提升家長對避免交通事故傷害的認知（包含行走、騎乘、搭乘汽機車及大眾運輸交通工具）。 2-1. 增加家長使用適合幼兒的交通安全配備的人數。 3-1. 提高家長參加交通與環境安全宣導活動的比率。

註：莊蕙嘉整理。

（一）「交通安全議題教育」活動實施期程

　　針對園內實施「交通安全議題教育」融入全園性活動、例行性活動、多元學習活動等，並邀請家長一起共同參與，園家齊心合作實施，如表 9-13 所示。

表 9-13　「交通安全議題教育」活動實施期程

項目	內容／日期	負責人／參與者
10月交通安全月	1.50本交通安全圖畫書借閱共讀。（10/3） 2.發給家長居家檢核表。（9/23） 3.營造交通安全學習環境。（10/3）	○○（護理師） ○○（職員）
提升交通安全知能	1.○○分局交通組入園宣導交通安全。（10/6） 2.交通安全圖畫書共讀：各班。（10/3） 3.交通安全教案設計及執行。 4.交通安全議題教育入班宣導。 （10/4～10/6）	○○（護理師） ○○（職員） 各班老師
假日分享及學習單	1.大班：社區踏查，觀察交通號誌及觀察維護交通安全的人。（10/28） 2.中小班：家長拍下幼兒與學校附近的交通號誌，完成學習單回傳照片。（10/7發學習單、10/8～10/10拍照、10/11～10/12回傳雲端） 3.幼幼班：分享平時搭乘的交通工具。	○○（護理師） 各班老師 家長
交通安全融入課程	1.全園性活動 　(1)交通安全演練。（10/13） 　(2)大班校外教學踏查。（10/28） 2.例行性活動：出汗性大肌肉活動「安全騎乘真有趣」。（櫻桃班與大象班10/11～10/21）。 3.多元學習活動： 　(1)學習區： 　　幼小中大語文區的交通安全圖畫書。 　　幼幼班：語文區自編交通安全歌曲。 　　小班：語文區交通安全音樂律動、聆聽並歌唱交通安全歌曲。	○○（中班） ○○（大班） 蘋果班（幼幼班） 大象班（小班） 企鵝班（中班） 櫻桃班（大班）

表 9-13 「交通安全議題教育」活動實施期程（續）

項目	內容／日期	負責人
交通安全融入課程	中班：美勞區的交通號誌 DIY、數學區的交通安全翻翻牌、組合建構區的樂高組合交通工具。 大班：積木區的行人號誌、人形玩偶、汽車模型等。 (2)紀錄分享：教學週誌、親子閱讀手冊。 4.配合交通安全議題教育入班宣導。（10/4～10/6）	
電子資訊分享	1.配合調查表 QR code。（9/23） 2.各班通知單。（9/23）	
居家檢核	居家檢核表（國健署）、幼兒園環境檢核表（靖娟基金會），提供家長自我檢核居家安全，不回收資料及無計畫具體作為。	
事故傷害	1.以幼兒有至健康中心評估傷勢，作為記錄傷病次數之統計依據。 2.提升教職員對事故傷害防制的知識，如下： (1)工具書（靖娟基金會出版的《幼兒園交通安全教育教材》之教學實例）。 (2)教案設計與實施。 (3)交通安全圖畫書之閱讀。	○○（護理師）
11月成果／後測	幼兒成果 1.幼幼班：自編交通安全歌曲。 2.小中班闖關：運用圖片方式輔助關關。（10/24），例如： (1)怎麼過馬路：左看右看左看舉手揮一揮。	各班 行政老師 每班三名孩子訪談

表 9-13　「交通安全議題教育」活動實施期程（續）

項目	內容／日期	負責人
11月成果／後測	(2)紅綠燈：看到紅燈要怎麼樣？停下來不能通過。 (3)看到綠燈閃爍時要怎麼辦？停下來。 (4)過馬路時要怎麼做才能讓駕駛員看到我們？ (5)過馬路時要怎麼做才會安全？ 3. 大班校外教學（10/28），社區踏查，實施交通繪畫分享。 4. 訪談（實況錄音約一班三位幼兒）。 5. 教學週誌、親子閱讀手冊。	

註：作者整理。

（二）前後測問卷

　　以具體明確的目標、策略、指標為方向，透過「幼兒園健康促進交通安全議題教育」的活動實施，針對「交通安全」設計前後測問卷（如附錄9-22所示），請家長填寫。「前測」是以問卷調查了解家長接送幼兒的現況；「後測」的實施除了家長對交通安全與規則的了解與遵守外，增加對幼兒交通安全的知識是否合宜項目。家長問卷調查結果（前後測兩次比較），如附錄9-23所示。

　　前後測的比較結果發現，危險的交通行為（如5歲以下乘坐機車的比例、幼童站機車前踏板的比例、家長車速超過30公里的比例）都有下降的情形，而家長開車接送幼童乘坐安全座椅的比例則是大幅提高。乘坐幼童車的兩次安全演練都是百分百的通過。家長對於幼兒交通安全的知識普遍答題正確率高達91%以上，足見家長具備合宜的交通安全知識。

（三）交通安全宣導

提升園家交通安全知能最佳的方法，係結合當地社區警察局資源，邀請○○分局交通組警員入園和家長、幼兒宣導交通安全（如圖9-19、圖9-20所示），簡略摘要過程內容如下：

1.警員分享交通安全重點（影片播放與講解）：
　(1)安全帽的重要性。
　(2)安全座椅的類型（汽車）。
　(3)過馬路的方式。
　(4)大型車的視野死角和內輪差。
2.雙向交流：由警員與護理師提問，幼兒回答簡述如下：
　(1)問：與車子靠這麼近會有什麼危險呢？
　　答：車子轉彎時，人靠近就會被車子撞到。（傑傑）
　(2)問：任意穿越車道會發生什麼危險？
　　答：①過馬路沒走斑馬線會被車子撞到。（宸宸）
　　　　②如果沒有注意安全，會被警察抓走，關在派出所裡。（哲哲）
　(3)問：穿越馬路時要注意什麼？
　　答：①如果過馬路沒有牽手，很危險，要跟大人牽手，手要向上揮動。（妡妡）
　　　　②要走斑馬線。（童童）
　(4)問：遇有大貨車轉彎時要注意什麼？
　　答：不行太靠近大車子。（均均）
3.家長提問：騎乘機車帶孩子上下學，若孩子站腳踏板，是否會被取締？後面安裝安全座椅可行嗎？若孩子坐在安全座椅，是否會被取締？

　警員回覆：交通安全的覺知最重要，目前大人騎乘機車帶孩子上下學，若孩子站在腳踏板，或是坐在後座安全座椅，會勸導安全的重要性。根據《道路交通管理處罰條例》（民國114年5月28日修正

公布）第 31 條第 5 項之規定：「機車附載人員或物品未依規定者，處駕駛人新臺幣三百元以上六百元以下罰鍰。」因此，騎機車時「踏板上載人」或是加裝兒童安全座椅都是違法的。

4. 總結：警員再次提醒大家騎乘機車戴安全帽的重要性，以及汽車記得加裝安全座椅，保護孩子坐車的安全。軒軒（幼兒）也以自己的話：「要戴安全帽保護自己、坐汽車要坐安全座椅。」說明交通安全的重要性。

圖 9-19 警員與現場幼兒、家長互動問答圖　　圖 9-20　親師生與警員交通安全宣導合影

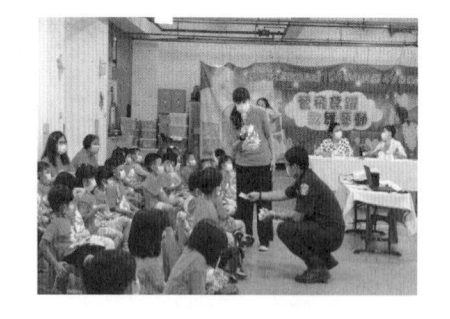

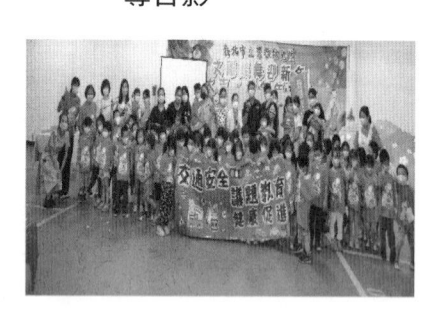

註：圖 9-19、圖 9-20 由新北市立鶯歌幼兒園提供。

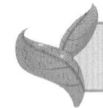

第四節　緊急事件處理

　　幼兒的安全需要你我一起守護，雖說預防重於事件發生的處理，但在處理的過程中，除了遵守法律與相關規定之外，維護校園及幼兒安全，以及相關人員權益受到保障與接受必要的幫助，才能有效減低危害安全事件的繼續發生。因此，增進老師的基本安全知能、緊急事件處理，以及通報系統網的能力，才能確保幼兒安全防護網的建立。以下從老師的基本安全知能、緊急事件處理、通報系統網等三項加以說明。

壹、老師的基本安全知能

有關老師的基本安全知能,以下從基本救命術(緊急救護情境演習)和簡易緊急傷病處理等二方面加以說明。

一、基本救命術(緊急救護情境演習)

依據《教保服務人員條例》第34條:

「教保服務人員每年應參加教保專業知能研習十八小時以上;其實施辦法,由中央主管機關定之。教保服務機構新進用之教保服務人員,應於任職前二年內,或任職後三個月內,接受基本救命術訓練八小時以上;任職後每二年應接受性別平等及勞動權益相關課程各三小時以上、基本救命術訓練八小時以上、安全教育相關課程三小時以上及緊急救護情境演習一次以上。……」

老師應學習下列幾項基本技能:
1. 基本救命術課程+緊急救護情境演習課程:(1)基本救命術的理論與應用;(2)CPR 和 AED 實際操作解說;(3)創傷及常見急症處裡;(4)三角巾包紮的處理原則。
2. 安全教育相關課程三小時以上:(1)幼兒園安全知能與防災素養;(2)防災演練情境與腳本探析(闖關)。

二、簡易緊急傷病處理

新北市政府教育局曾於 2024 年編印《新北市校園緊急傷病處理手冊》(請參閱附錄9-24),提供幼兒園規劃緊急傷病處理機制的指引,系統化建構完善的校園傷病處理機制。對於事前預防、事件發生時的應變機制,以及事後的追蹤、關懷與輔導,希望幼兒園藉由手冊指引,全面檢視校內緊急傷病處理規定、流程、分工、通報等相關措施,建立完善的緊急傷病處

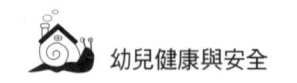

理流程，納入防災教育的重點實施環節，並透過實地演練，加強師生的緊急應變能力。

此手冊對於緊急傷病的檢傷分級及處置有明確指引，協助幼兒園對於第一級（極重度）和第二級（重度）有明確處理方式，可由園方直接聯絡救護車送○○醫院（離園方最近的醫院），第三級（中度）需在4小時內完成醫療處置，並送至園外就醫，由園方送醫或家長送醫，第四級（輕度）的簡易傷病處置與照護由園方自行處理即可。幼兒園可透過調查家長的想法，建立緊急傷病處理流程，周知布達全園。表9-14為家長緊急傷病送醫調查暨同意書，圖9-21為幼兒園緊急傷病處理流程。

貳、緊急事件處理

依據教育部的「幼兒園基礎評鑑指標」類別六「安全管理」，項目6.3「緊急事件處理」之6.3.1「訂有緊急事件處理機制並留有處理通報紀錄」（教育部，2023），有關評鑑方式與檢核資料、查閱緊急事件處理相關規定、緊急事件處理機制等，應包括項目有：(1)幼兒緊急傷病施救注意事項；(2)事故傷害防制規定；(3)傳染病通報作業流程；(4)責任通報作業流程（如家暴、性侵害、身心虐待、體罰、霸凌、性騷擾、不當管教，或其他對幼兒之身心暴力或不當對待之行為等）。以下針對此四項加以說明。

第一項：幼兒緊急傷病施救注意事項

幼兒園需依規定擬定「幼兒緊急傷病施救注意事項」（如表9-15所示），並公布周知。

表 9-14　家長緊急傷病送醫調查暨同意書

○○幼兒園○○○學年度緊急傷病送醫調查暨同意表

親愛的家長，您好：

　　請您針對緊急傷病檢傷分級及處置之第三級（中度）做勾選：

- 一級（極重度）危及生命：需立即處理。指死亡或瀕臨死亡。

　臨床表徵：心搏停止、休克、昏迷、意識不清等。

　→園方直接護送至急救醫院（○○醫院）。

- 二級（重度）緊急：在 30～60 分鐘內處理完畢。指重傷害或傷殘。

　臨床表徵：骨折、撕裂傷、氣喘、呼吸困難、中毒、動物咬傷等。

　→園方直接護送至急救醫院（○○醫院）。

- 三級（中度）次緊急：需在 4 小時內完成醫療處置。指送至校外就醫。

　臨床表徵：脫臼、扭傷、切割傷需縫合、輕度損傷等。

　→以下請擇一勾選：

　□園方直接送醫→急救醫院（○○醫院）

　□由家長送醫→班級導師會聯絡家長

- 四級（輕度）非緊急：簡易傷病處置與照護即可。指擦藥、包紮、休息即可繼續上課者。

　臨床表徵：擦傷、撞傷、切割傷、跌傷、抓傷、灼燙傷、瘀血、流鼻血等。傷病情況老師會電話告知家長。

---------------------------------緊急傷病送醫同意書---------------------------------

　　本人同意就讀○○幼兒園○○班○○○，在幼兒園期間依緊急傷病檢傷分級及處置，以作為緊急傷病送醫及處置之依據。

　　本人已詳閱園方「緊急傷病檢傷分級及處置之第三級（中度）勾選」，同意並願意遵守此規定。

立書人：＿＿＿＿＿＿＿＿＿

日　　期：＿＿＿＿＿＿＿＿＿

～我們一起守護孩子的健康安全～　　（園戳章）

○○幼兒園 敬上

○○○年○○月○○日

註：新北市立新店幼兒園提供。

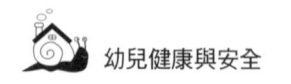

圖 9-21　幼兒園緊急傷病處理流程

○○幼兒園○○○學年度幼兒緊急傷病處理流程

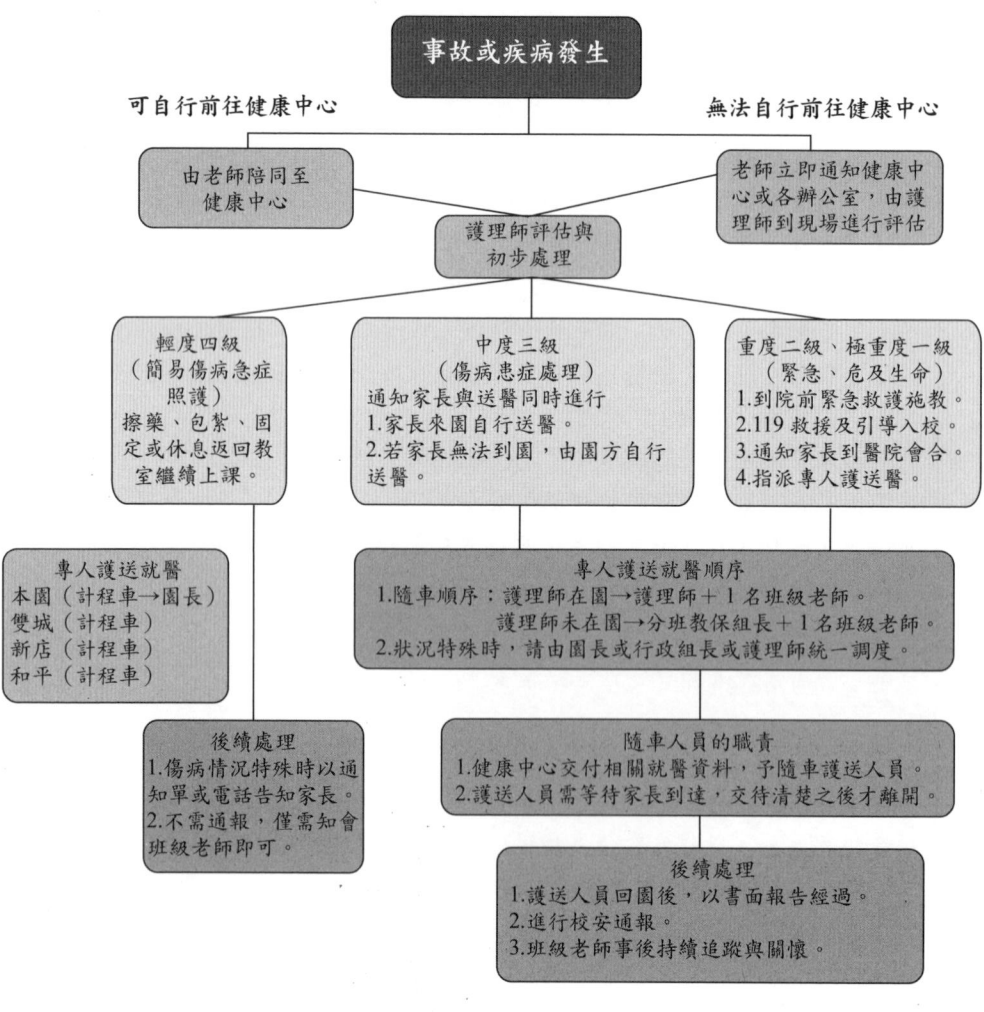

事故或疾病發生

- 可自行前往健康中心 → 由老師陪同至健康中心
- 無法自行前往健康中心 → 老師立即通知健康中心或各辦公室，由護理師到現場進行評估

護理師評估與初步處理

輕度四級（簡易傷病急症照護）
擦藥、包紮、固定或休息返回教室繼續上課。

中度三級（傷病患症處理）
通知家長與送醫同時進行
1. 家長來園自行送醫。
2. 若家長無法到園，由園方自行送醫。

重度二級、極重度一級（緊急、危及生命）
1. 到院前緊急救護施教。
2. 119 救援及引導入校。
3. 通知家長到醫院會合。
4. 指派專人護送醫。

專人護送就醫
本園（計程車→園長）
雙城（計程車）
新店（計程車）
和平（計程車）

專人護送就醫順序
1. 隨車順序：護理師在園→護理師＋1 名班級老師。
　　　　　　護理師未在園→分班教保組長＋1 名班級老師。
2. 狀況特殊時，請由園長或行政組長或護理師統一調度。

後續處理
1. 傷病情況特殊時以通知單或電話告知家長。
2. 不需通報，僅需知會班級老師即可。

隨車人員的職責
1. 健康中心交付相關就醫資料，予隨車護送人員。
2. 護送人員需等待家長到達，交待清楚之後才離開。

後續處理
1. 護送人員回園後，以書面報告經過。
2. 進行校安通報。
3. 班級老師事後持續追蹤與關懷。

註：新北市立新店幼兒園提供。

表 9-15　幼兒緊急傷病施救注意事項

○○幼兒園○○○學年度幼兒緊急傷病施救注意事項

項目	內容
	一、研判緊急傷病類型 1.意外事故：幼兒呼吸道異物哽塞、幼兒發生創傷出血、幼兒鼻出血、幼兒骨折等。 2.傳染病：腸病毒、流行性感冒、水痘、登革熱等。 3.兒少保護事件：家庭暴力、性侵害、兒虐事件等。 4.其他。
施救步驟	二、確定施救步驟 （一）意外事故 1.先觀察與檢視幼兒意外傷病狀況。 2.研判緊急處理措施及步驟。 3.依傷病狀況進行簡單的急救、消毒、止血、固定等處理。 4.疏散與安撫幼兒。 5.通報主管機關。 6.聯絡幼兒家屬。 7.送醫就診。 8.提供協助、探視與慰問。 9.關心與追蹤改善狀況。 10.配合相關單位事件調查工作。 11.確定責任歸屬。 12.檢討與改善、結案建檔。 （二）傳染病 1.疑似傳染病發生。 2.將疑似罹患傳染病幼童隔離。 3.通知幼兒園護理師。 4.聯絡幼兒家屬送醫。 5.持續關心幼兒健康狀況。 6.確定為法定傳染病，立即至「教育部校園安全暨災害防救通報處理中心資訊網」與「新北市學校疑似傳染病通報系統」進行通報。

表 9-15　幼兒緊急傷病施救注意事項（續）

項目	內容
施救步驟	7. 若為腸病毒，依據《新北市公私立學校及幼兒園腸病毒通報及停課作業規定》（民國114年2月8日修正發布）進行處理。若達停課標準，召開危機小組會議取得半數以上家長同意，停課一週。 8. 進行全園消毒工作並持續追蹤幼兒身體狀況。 （三）兒童少年保護與家庭暴力及性侵害事件 1. 立即至「教育部校園安全暨災害防救通報處理中心資訊網」進行校園安全事件通報。 2. 知悉事件24小時內依法進行責任通報（「社會安全網-關懷e起來」）。 3. 由校（園）長啟動校園危機處理機制： 　(1)通知家長／監護人（家內亂倫及家暴事件除外）。 　(2)危機介入（情緒支持與心理諮商）。 　(3)指定專人對外發言。 4. 個案心理支持與陪伴。 5. 醫院（驗傷、醫療照顧）。
緊急救護支援專線	
就醫地點	
護送方式	
緊急連絡人及父母	
監護人或親屬未到達前之處理措施	

註：引自新北市幼兒教育資源網（無日期b，頁37-38）。

第二項：事故傷害防制規定

　　幼兒園需依規定擬定「幼兒園事故傷害防制規定」（如表 9-16 所示），並公布周知。

表 9-16　幼兒園事故傷害防制規定

新北市○○幼兒園○○○學年度幼兒園事故傷害防制規定

一、幼兒呼吸道異物哽塞處理原則
1. 鼓勵幼兒用力咳嗽，將異物咳出，不要加以干擾。
2. 若異物未能咳出，教保服務人員立刻施以哈姆立克急救法進行腹部擠壓。
3. 異物吐出後，讓幼兒休息慢慢恢復。
4. 異物未能吐出造成幼兒昏迷時，教保服務人員將幼兒慢慢放下平躺，實施 CPR 並打電話 119 求援。

二、幼兒發生創傷出血時的急救原則
（一）輕微出血之處理
1. 教保服務人員先用清水及肥皂，徹底洗淨急救雙手，並戴上保護手套。
2. 用涼開水或生理食鹽水等，以傷口為中心，環型向四周勿來回沖洗，徹底洗淨傷口，以無菌棉籤或紗布將傷口擦拭乾淨。
3. 用消毒紗布塊或乾淨布塊覆蓋保護傷口，然後用繃帶包紮或膠布固定。
4. 傷口已有感染症狀時（局部症狀如腫脹、發紅、疼痛、化膿、發熱；全身的症狀如發燒、淋巴腺腫大等），應立即送醫。

（二）嚴重出血的處理
1. 立即以敷料覆蓋受傷幼兒的傷口，施加壓力設法止血。
2. 讓受傷幼兒靜臥，若無骨折，抬高傷處，傷口血液凝塊，不要除去。
3. 受傷幼兒清醒時，讓幼兒喝下開水，以供身體所需的液體。但有下列情況之一者，不可給予任何飲料，如嘔吐、頭部、胸部、腹部嚴重創傷者、需要手術者或昏迷者。
4. 傷口內刺入異物或有斷骨、腸子突出等，不可移動、取出或推回傷口內，應先用無菌的Y型敷料覆蓋傷口，以大小合適的環形墊置於傷口四周，便於止血與包紮。

表 9-16　幼兒園事故傷害防制規定（續）

> 5.若有斷肢，傷口應立即止血包紮，同時儘速找到斷肢，以無菌濕敷料包裹，置於塑膠袋內將袋口紮緊，放入裝冰塊的容器中（保持溫度攝氏 4 度），隨同受傷幼兒緊急送醫縫合。
> 6.教保服務人員須隨時觀察及記錄受傷幼兒的呼吸、脈搏、膚色、體溫、血壓、意識狀況，並報告醫師。
> 7.儘快將受傷幼兒送醫。
> 三、鼻出血的處理原則
> 1.讓幼兒安靜坐下，將頭部稍微往前傾（因走動、談話、發笑或擤鼻子都可能加劇或繼續流鼻血）。
> 2.以拇指、食指壓下鼻翼 5～10 分鐘。
> 3.鬆開衣領，令傷患張口呼吸。
> 4.於額頭、鼻部冷敷。
> 5.如短時間無法止血，應送醫。
> 6.若懷疑因高血壓或顱底骨折引起的鼻出血，應立即送醫。

註：引自新北市幼兒教育資源網（無日期 b，頁 39）。

第三項：傳染病通報作業流程

　　幼兒園需依規定擬定「傳染病通報作業流程」（本流程適用各類傳染病）（如圖 9-22 所示），並公布周知。

圖 9-22　傳染病通報作業流程

新北市腸病毒通報及停課停托作業流程

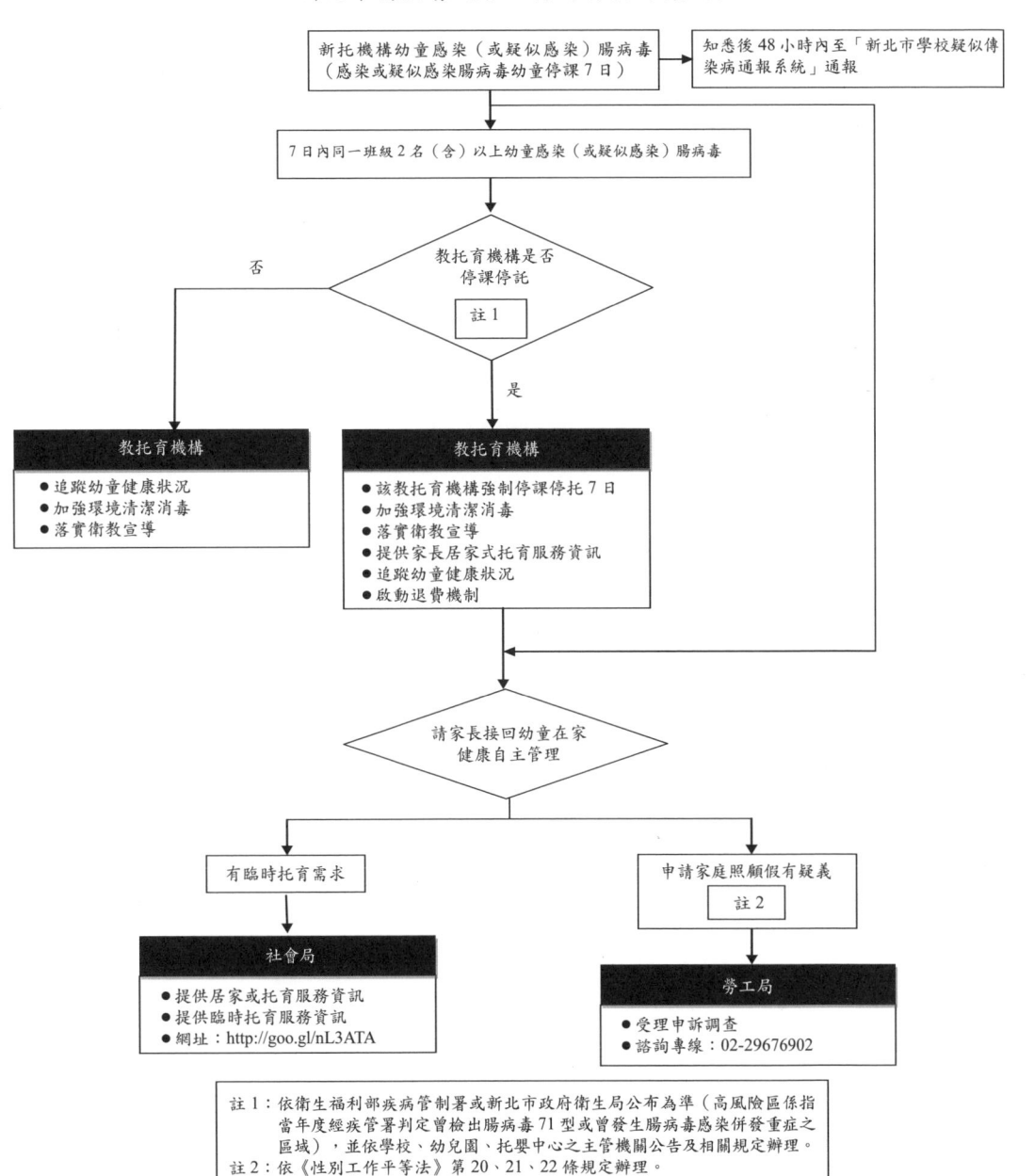

```
┌─────────────────────────────┐         ┌─────────────────────────────┐
│ 新托機構幼童感染（或疑似感染）│  知悉後48小時內至「新北市學校疑似傳  │
│ 腸病毒（感染或疑似感染腸病毒  │────────▶│ 染病通報系統」通報              │
│ 幼童停課7日）                │         └─────────────────────────────┘
└──────────────┬──────────────┘                           │
               ▼                                          │
┌─────────────────────────────────────────────┐           │
│ 7日內同一班級2名（含）以上幼童感染（或疑似感染）腸病毒 │           │
└──────────────┬──────────────────────────────┘           │
               ▼                                          │
         ┌──────────────┐                                 │
    否   │ 教托育機構是否│                                 │
  ◀──────│   停課停托    │                                 │
         │    註1        │                                 │
         └──────┬───────┘                                 │
               │ 是                                        │
   ┌───────────┴──────────────┐                           │
   ▼                          ▼                           │
┌─────────────┐   ┌──────────────────────────┐            │
│ 教托育機構   │   │ 教托育機構                │            │
│ ●追蹤幼童健康│   │ ●該教托育機構強制停課停托7日│           │
│   狀況       │   │ ●加強環境清潔消毒         │            │
│ ●加強環境清潔│   │ ●落實衛教宣導             │            │
│   消毒       │   │ ●提供家長居家式托育服務資訊│           │
│ ●落實衛教宣導│   │ ●追蹤幼童健康狀況         │            │
└─────────────┘   │ ●啟動退費機制             │            │
                  └───────────┬──────────────┘            │
                              ▼                           │
                  ┌──────────────────────┐                │
                  │ 請家長接回幼童在家     │◀───────────────┘
                  │ 健康自主管理          │
                  └──────────┬───────────┘
              ┌──────────────┴──────────────┐
              ▼                             ▼
      ┌──────────────┐              ┌──────────────────┐
      │ 有臨時托育需求│              │ 申請家庭照顧假有疑義│
      │              │              │       註2         │
      └──────┬───────┘              └─────────┬────────┘
             ▼                                ▼
      ┌──────────────────────────┐    ┌──────────────────────┐
      │        社會局             │    │       勞工局          │
      │ ●提供居家或托育服務資訊    │    │ ●受理申訴調查         │
      │ ●提供臨時托育服務資訊      │    │ ●諮詢專線：02-29676902│
      │ ●網址：http://goo.gl/nL3ATA│    └──────────────────────┘
      └──────────────────────────┘
```

註1：依衛生福利部疾病管制署或新北市政府衛生局公布為準（高風險區係指當年度經疾管署判定曾檢出腸病毒71型或曾發生腸病毒感染併發重症之區域），並依學校、幼兒園、托嬰中心之主管機關公告及相關規定辦理。

註2：依《性別工作平等法》第20、21、22條規定辦理。

註：引自新北市政府衛生局（2025）。

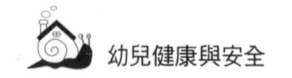

第四項：責任通報作業流程（如家暴、性侵害、身心虐待、體罰、霸凌、性騷擾、不當管教，或其他對幼兒之身心暴力或不當對待之行為等）

幼兒園需依規定擬定「責任通報作業流程」（如圖 9-23 所示），並公布周知。

圖 9-23　責任通報作業流程

○○幼兒園○○○學年度責任通報作業流程

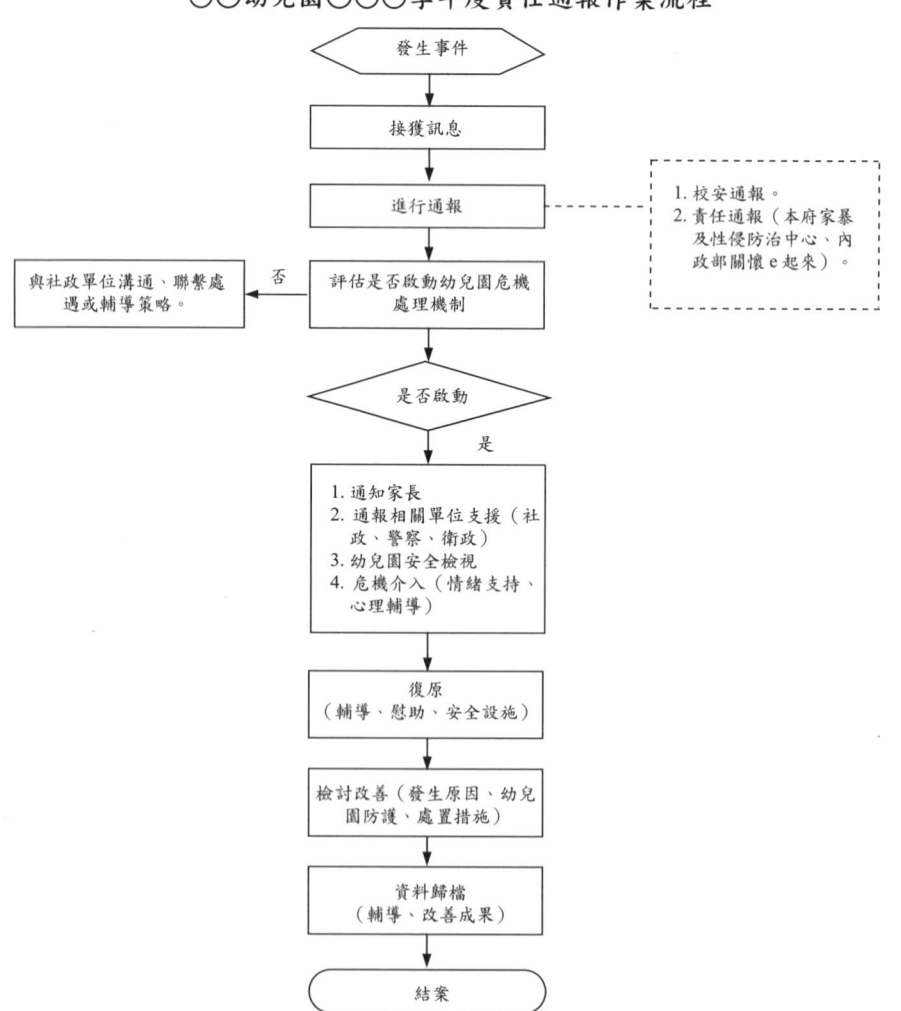

```
           發生事件
              ↓
           接獲訊息
              ↓
           進行通報 ----- 1. 校安通報。
              ↓          2. 責任通報（本府家暴
     評估是否啟動幼兒園危機       及性侵防治中心、內
         處理機制               政部關懷 e 起來）。
              ↓
    ← 否 ← 是否啟動
  與社政單位溝通、聯繫處      ↓ 是
  遇或輔導策略。
                    1. 通知家長
                    2. 通報相關單位支援（社
                       政、警察、衛政）
                    3. 幼兒園安全檢視
                    4. 危機介入（情緒支持、
                       心理輔導）
                         ↓
                       復原
                 （輔導、慰助、安全設施）
                         ↓
                 檢討改善（發生原因、幼兒
                    園防護、處置措施）
                         ↓
                     資料歸檔
                 （輔導、改善成果）
                         ↓
                       結案
```

註：引自新北市幼兒教育資源網（無日期 b，頁 40）。

參、通報系統網

　　緊急事件的處理是幼兒園必備之基本能力，幼兒園需熟悉清楚 24 小時通報的「教育部校園安全暨災害防救通報處理中心」與「社會安全網-關懷 e 起來」，分述如下。

一、「教育部校園安全暨災害防救通報處理中心」

　　登入「教育部校園安全暨災害防救通報處理中心」（https://csrc.edu.tw/），其校安通報事件時限如下：(1)依法規通報事件：不得逾 24 小時；(2)一般校安事件：不得逾 72 小時。

　　通報的類別有：(1)意外事件；(2)安全維護事件；(3)暴力與偏差行為事件；(4)管教衝突事件；(5)兒童及少年保護事件；(6)天然災害事件；(7)疾病事件；(8)其他事件等，此係依據《校園安全及災害事件通報作業要點》（民國 112 年 11 月 30 日修正發布）第 4 點附件一所設置，如附錄 9-25 所示。

二、「社會安全網-關懷 e 起來」

　　登入「社會安全網-關懷 e 起來」（https://ecare.mohw.gov.tw/）（如圖 9-24 所示）通報後，因應不同事件分成兩大系統：

1. 下列三項屬於衛生福利部**保護服務司**之職責，負責：(1)有遭受身體、性及精神暴力等不當對待情事；(2)有兒童、少年、老人、身心障礙者監護或照顧不周情事；(3)有兒童、少年、老人、身心障礙遭受其他不當對待。也就是屬於兒少保護案件、成人保護案件、性侵害案件，後續可轉各縣市家庭暴力與性侵害防治中心進行協助。
2. 下列五項屬於衛生福利部**社會及家庭署**之職責：(1)家庭經濟陷困需接受協助；(2)家庭支持系統變化需接受協助；(3)家庭關係衝突或疏離需接受協助；(4)兒少發展不利處境需接受協助；(5)家庭成員有不利處境需接受協助；(6)因個人生活適應困難需接受協助。也就是屬

於需要經濟福利與支持服務的個案，後續可轉各縣市社會局／處的社會福利服務中心進行協助。

因應不同事件分成兩大系統（「衛生福利部保護服務司」和「衛生福利部社會及家庭署」），填寫衛生福利部保護服務司（無日期）的「兒童少年保護及高風險家庭通報表」（請參閱附錄9-26），表中有兩個欄位：一是「兒少保護個案」；一是「兒童及少年高風險家庭」，只能擇一填寫（不能同時填寫兩個欄位），因為牽涉歸屬到兩大系統（「衛生福利部保護服務司」和「衛生福利部社會及家庭署」）中的其中之一處理。

幼兒園應將通報相關單位列表，包含登入帳號與密碼，以利幼兒園人員遇到狀況時能立即應變與通報，有效維護幼兒園的校園與幼兒安全。表9-17為簡略整理的「通報系統網」。

綜合以上，透過幼兒人身安全、幼兒遊戲／運動安全、幼兒安全教育的實施，以及緊急事件處理，建立幼兒的安全防護網，讓老師和家長一起守護幼兒健康安全地學習與成長，也確保幼兒園教職員工於工作上一切平安順利，營造安全幸福的幼兒園園地。

第九章　幼兒安全防護網

圖 9-24 「社會安全網-關懷 e 起來」

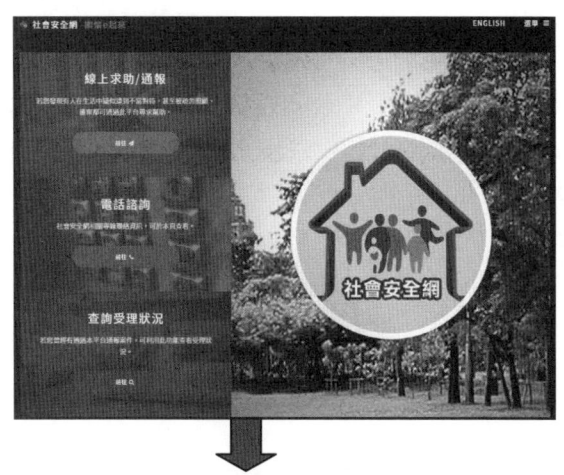

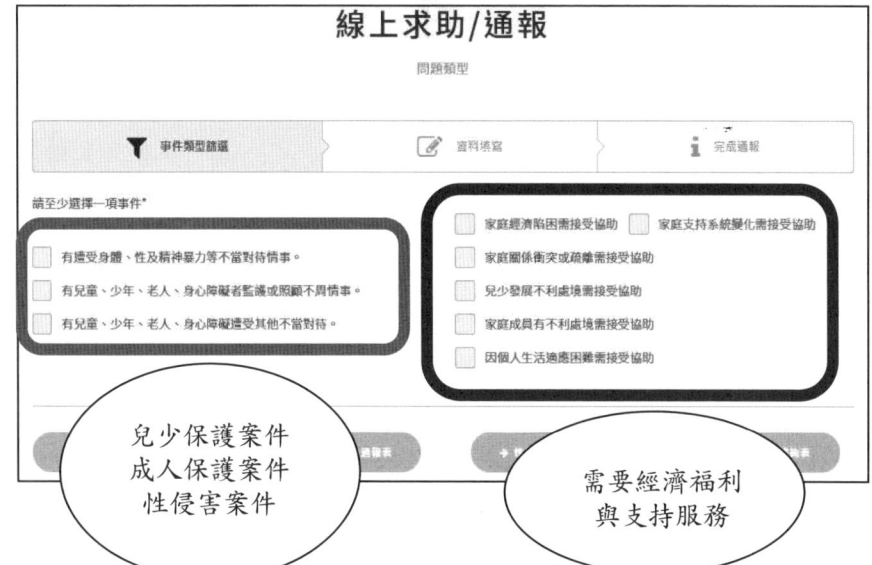

註：引自衛生福利部（無日期）。

表 9-17　通報系統網

通報系統／網址	項目	通報時限	法源
教育部校園安全暨災害防救通報處理中心 https://csrc.edu.tw/	校安通報事件區分： 1. 意外事件。 2. 安全維護事件。 3. 暴力與偏差行為事件。 4. 管教衝突事件。 5. 兒童及少年保護事件。 6. 天然災害事件。 7. 疾病事件。 8. 其他事件。	校安通報事件時限： 1. 依法規通報事件：不得逾 24 小時。 2. 一般校安事件：不得逾 72 小時。	• 《校園安全及災害事件通報作業要點》。
社會安全網-關懷 e 起來 https://ecare.mohw.gov.tw/	醫事人員、社會工作人員、教育人員、教保服務人員、保育人員、警察人員、移民業務人員及其他執行業務人員為責任通報人員，該人員於執行職務時知有疑似家庭暴力、性侵害犯罪及兒童少年保護情事者應立即通報。	24 小時內。	• 《家庭暴力防治法》（民國 112 年 12 月 6 日修正公布）第 50 條。 • 《性侵害犯罪防治法》（民國 112 年 2 月 15 日修正公布）第 8 條。 • 《兒童及少年福利與權益保障法》（民國 110 年 1 月 20 日修正公布）第 53 條及第 54 條規定。

表9-17　通報系統網（續）

通報系統／網址	項目	通報時限	法源
各縣市家庭暴力暨性侵害防治中心	醫事人員、社會工作人員、教育人員、教保服務人員、保育人員、警察人員、移民業務人員及其他執行家庭暴力防治人員，於執行職務時知有疑似家庭暴力情事，應立即通報當地直轄市、縣（市）主管機關。	1.通報「社會安全網-關懷e起來」後即會轉介至各縣市家庭暴力暨性侵害防治中心。 2.依收到個案後回報。 3.諮詢社工人員服務。	・《家庭暴力防治法》。
保護資訊系統就學輔導回覆平臺 https://dvpc.mohw.gov.tw/EDU/	目睹家庭暴力案，有學籍幼兒。	依收到個案後填報資料，以利於確認個案是否正常上學。	・《目睹家庭暴力兒童及少年輔導處遇原則》（民國110年5月27日修正）。
各縣市政府社會福利管理資訊系統	脆弱家庭之兒童及少年，指因遭遇經濟、教養、婚姻、醫療或其他不利處境，致兒童及少年有未獲適當照顧之虞的家庭。醫事人員、社會工作人員、教育人員、保育人員、教保服務人員、警察、司法人員、移民業務人員、戶政人員、村	1.依收到個案後填報資料。 2.此系統整合相關單位連線，以利於知道社會局／處、教育局／處、警察局等單位的處理進度流程。	・《脆弱家庭之兒童及少年通報協助與資訊蒐集處理利用辦法》（民國109年1月21日修正發布）。

表 9-17　通報系統網（續）

通報系統／網址	項目	通報時限	法源
	（里）長、公寓大廈管理服務人員及其他執行兒童及少年福利業務人員，於執行業務時知悉有該兒童及少年有未獲適當照顧之虞時，應以網際網路、電信傳真或其他科技設備等傳送方式通報直轄市、縣（市）主管機關。		
新北市學校疑似傳染病通報系統 http://infection.ntpc.gov.tw/	新北市政府所屬公私立學校、幼兒園於發現學童或幼生有任一疑似腸病毒感染之案例時通報；常見疑似傳染病，例如：腸病毒、頭蝨、疥瘡、水痘、流感、急性出血性結膜炎（紅眼症）、腹瀉、結核病、其他等。	48小時內。	• 《新北市公私立學校及幼兒園腸病毒通報及停課作業規定》。 • 《傳染病防治法》（民國112年6月28日增訂公布）第37條第1項第6款、第70條。

═══════ **動腦思考題** ═══════

1. 當你覺察班上有名幼兒有被家暴的情形，你該如何應變處理呢？
2. 引導幼兒進行遊戲／運動時，「事前」應注意哪些事項？
3. 地震防災演練有哪些項目？平時如何實施地震防災教育？
4. 請問緊急事件發生的哪些事項須於 24 小時內通報？請列舉二至三項，並請說明通報系統單位為何？

參考文獻

中文部分

王宗騰（2023）。愛運動的孩子更聰明。信誼基金出版社。

林月琴（2023）。幼兒園交通安全教育教材（第二版）。財團法人靖娟兒童安全文教基金會。

洪福財（2010）。幼兒園災防教育實施現況之調查研究。載於臺灣物業管理學會（主編），物業管理學會論文集（頁 637-661）。

教育部（2020a）。**2020 年防災教育花路米電子報 2 月號**。防災教育資訊網。https://disaster.moe.edu.tw/MOE_FILE/daolpU/ePaper/pdf/1090201/2020 年防災教育花路米電子報 2 月號%20A4.pdf

教育部（2020b）。校園防災地圖繪製作業說明。https://disaster.moe.edu.tw/MOE_FILE/daolpU/teachingMaterial/2021/TM20210826041148825/校園防災地圖繪製作業說明(109).pdf

教育部（2023）。一百十二學年至一百十六學年幼兒園基礎評鑑指標。

教育部（無日期 a）。防災教育資訊網。https://disaster.moe.edu.tw/WebMoeInfo/NewInfo

教育部（無日期 b）。112 年校園災害防救計畫：撰寫說明。防災教育資訊網。https://disaster.moe.edu.tw/MOE_FILE/daolpU/news/video/1171/112 年校園災害防救計畫-撰寫說明.pdf

教育部（無日期 c）。各類災害情境模擬與演練腳本規劃。防災教育資訊網。https://disaster.moe.edu.tw/MOE_FILE/daolpU/news/video/1171/各類災害情境模擬與演練腳本規劃.pdf

新北市幼兒教育資源網（無日期a）。112 學年度「教育部國民及學前教育署補助各直轄市、縣（市）政府辦理議題融入教保活動課程計畫」案。https://kid-edu.ntpc.edu.tw/p/406-1000-11802,r9.php

新北市幼兒教育資源網（無日期 b）。【第 3 週期】幼兒園基礎評鑑資源手冊 **112-116 學年度-空白表件**。https://kidedu.ntpc.edu.tw/p/406-1000-11889,r109.php

新北市永續環境教育中心（2021）。幼兒園議題教育：安全教育（地震）篇。環

境教育電子報，166。https://sdec.ntpc.edu.tw/p/412-1000-223.php
新北市政府教育局（2023）。「有關教保相關人員違法對待幼兒事件相關事宜」公函。https://reurl.cc/W07ZQ7
新北市政府教育局（2024）。新北市校園緊急傷病處理手冊。
新北市政府衛生局（2025）。新北市腸病毒通報及停課停托作業流程。https://www.health.ntpc.gov.tw/basic/?mode=detail&node=906
葉郁菁、林秀娟、彭巧珍（2020）。幼兒園健康促進計畫推動模式。https://www.hpa.gov.tw/Pages/ashx/GetFile.ashx?lang=c&type=1&sid=9150f65088e44eb6bc52f62da79b8cd4
廖藪芬（2021）。幼兒園防災校園基礎建置之機制探討：以新北市立鶯歌幼兒園為〔未出版之碩士論文〕。銘傳大學。
臺北市政府（無日期 a）。教保相關人員違法事件處理流程（依人員身分別）。https://reurl.cc/9Dajqx
臺北市政府（無日期 b）。教保相關人員疑似有教保條例第 33 條第 1 項、幼照法第 30 條第 1 項行為之處理流程。https://reurl.cc/9Dajqx
臺北市政府（無日期 c）。教保相關人員涉及非屬教保條例第 33 條第 1 項、幼照法第 30 條第 1 項行為事件之處理流程。https://reurl.cc/9Dajqx
劉文章（2021）。新北市幼兒園安全教育：A 地震災害實務演練。新北市防災教育輔導團。
劉玉燕（無日期）。如何規劃幼兒園之教保環境（三）：戶外遊戲環境的安全規劃。https://www.ece.moe.edu.tw/ch/preschool/.galleries/preschool-files/preschool_facility_1010807-3.pdf
衛生福利部（無日期）。社會安全網-關懷 e 起來。https://ecare.mohw.gov.tw/
衛生福利部保護服務司（無日期）。兒童少年保護及高風險家庭通報表。https://www.mohw.gov.tw/dl-2391-a0d40c5c-1054-4d92-ae96-cd09665c38a5.html
環境部（無日期）。空氣品質指標。空氣品質監測網。https://airtw.moenv.gov.tw/CHT/Information/Standard/AirQualityIndicatorNew.aspx

法規部分

中央災害應變中心作業要點（中華民國 114 年 3 月 4 日修正）。
天然災害停止上班及上課作業辦法（中華民國 112 年 3 月 15 日修正發布）。
幼兒教育及照顧法（中華民國 111 年 6 月 29 日修正公布）。
幼兒園與其分班設立變更及管理辦法（中華民國 112 年 2 月 27 日修正發布）。

目睹家庭暴力兒童及少年輔導處遇原則（中華民國 110 年 5 月 27 日修正）。
兒童及少年福利與權益保障法（中華民國 110 年 1 月 20 日修正公布）。
性侵害犯罪防治法（中華民國 112 年 2 月 15 日修正公布）。
家庭暴力防治法（中華民國 112 年 12 月 6 日修正公布）。
校園安全及災害事件通報作業要點（中華民國 112 年 11 月 30 日修正發布）。
脆弱家庭之兒童及少年通報協助與資訊蒐集處理利用辦法（中華民國 109 年 1 月 21 日修正發布）。
教育部主管各級學校及所屬機構災害防救要點（中華民國 109 年 7 月 22 日修正發布）。
教保服務人員條例（中華民國 111 年 6 月 29 日修正公布）。
教保服務人員輔導與管教幼兒注意事項（中華民國 112 年 10 月 5 日訂定）。
教保服務機構不適任人員認定通報資訊蒐集查詢處理利用及違法事件通報辦法（中華民國 112 年 2 月 27 日修正發布）。
傳染病防治法（中華民國 112 年 6 月 28 日增訂公布）。
新北市公私立學校及幼兒園腸病毒通報及停課作業規定（中華民國 114 年 2 月 8 日修正發布）。
道路交通管理處罰條例（中華民國 114 年 5 月 28 日修正公布）。

第十章
幼兒園環境維護與健康安全管理

廖藪芬

「幼兒園的環境如何維護與管理？」
「幼兒園的健康與衛生如何管理？」
「幼兒園安全管理為何？」

　　本章旨在探討幼兒園的環境維護與健康安全管理。首先，說明幼兒園環境的清潔維護與管理要項；接續，敘述幼兒園的健康與衛生管理；最後，列舉幼兒園安全管理的相關事項。期待讀者在閱讀完本章之後，能對幼兒園的環境維護與健康安全管理有基本認識。

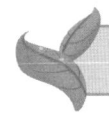

第一節　幼兒園環境的維護與管理

　　幼兒園環境的維護與管理是全體教職員工生的責任，也會影響幼兒的健康與安全。當教職員工盡力維護環境與建立管理機制，並透過課程培養幼兒一起維護與清潔時，大家即能視幼兒園如同自己的家一樣維護與管理，儘管園內空間有限，只要維護管理的井然有序，依然能保有美觀舒適的環境。以下分為「環境維護」及「清潔消毒與病媒防疫」兩方面加以敘述。

壹、環境維護

有關環境維護方面，以下從幼兒園的大門、班級活動室、盥洗室（包括廁所）、儲藏室／教具室、健康中心、辦公室、廚房、水塔、飲用水、抽水肥、垃圾與資源回收、空氣汙染等方面進行說明。

一、大門

大門是幼兒園的象徵，能傳遞該園的教育訊息給家長與社區，如同一個人的外表形象若整齊乾淨會給他人良好印象一樣，也會感染社區教育文化的氣息。因此，大門與周邊環境每天都需打掃乾淨，將玻璃擦拭明亮、定期清理蜘蛛絲，如此一來，任何人看到此處有著清新氣象，一定會覺得孩子就讀此園，也會受到優質教育與保育照顧，無形中即成為招生行銷策略之一，舉例如下。

實例

幼兒園的大門若老舊生鏽或貼滿過時海報，甚至玻璃大門貼上霧面遮光膜，外人無法直接透視看到園內現況，感覺上有隱私安全感。相對地，園內也無法看到外面的狀況，外面發生任何事，園內也無法應變，大門宛若牆壁般阻隔家長與幼兒園之間的交流。

換言之，調整改善玻璃門留適當透光處，下方依幼兒視線張貼班級課程發展圖、幼兒作品或節慶活動宣傳等（如圖 10-1 所示），家長看到園內豐富的課程、幼兒作品，以及感受節慶氛圍，自然而然喜歡幼兒園而與更多人分享，達到行銷招生之效。

二、班級活動室

班級活動室是師生最常活動的空間，需注意通風，並維持室內良好的空氣循環。平時應盡量打開窗戶、開啟風扇或抽氣扇，冷氣也需定期保養、更換過濾網並常常清洗，保持清潔。窗戶若常常緊閉不通風，幼兒咳

圖 10-1　幼兒園大門調整透光處與節慶桌布置

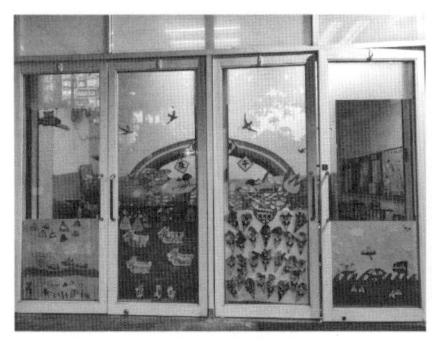

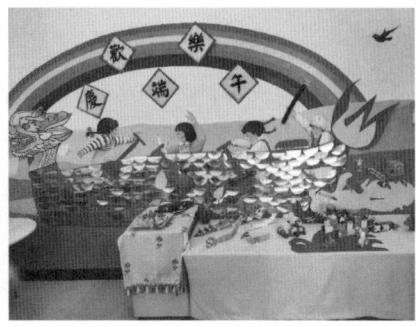

註：新北市立新店幼兒園提供。

嗽會相互傳染，還有尿騷味、汗臭味等雜味，人在這樣的環境空間裡也會不舒服，影響身體健康。

另外要注意的是，有的老師會將喝完或吃完的飲品或食物容器放置在辦公桌、電腦桌、櫃架上，下班也沒有處理，就很容易出現一大群螞蟻前來覓食。甚至，有的老師會以餅乾、糖果作為獎勵品，隨意放置卻沒有密封儲存，或是放太久而引來螞蟻、蟑螂或老鼠等。

老師個人物品的歸納收拾整理也很重要，若將重要文件資料或是辦公物品隨意放，則常會找不到，也會影響班級學習情境的規劃。因為老師的生活習慣會反映在空間美觀、教具櫃素材擺放，以及舒適清潔度上。唯有營造衛生美觀的學習環境，減色、減雜、減亂，並運用美感特色性、互動共構性、多元變化性、日常經驗性、個別合宜性、連結延伸性等六大原則，並重視幼兒的需求與探索創造的潛能、接收性的感受經驗與產出性的表現經驗，展現「美感從幼起，美力終身學」（林玫君，2021）。

依據《幼兒園及其分班基本設施設備標準》（民國 108 年 7 月 10 日修正發布）第 21 條：

「室內活動室之設備，應符合下列規定：……

三、平均照度至少五百勒克斯（lux），並避免太陽與燈具之眩光，及桌面、黑（白）板面之反光。

四、均能音量（leq）大於六十分貝（dB）之室外噪音嚴重地

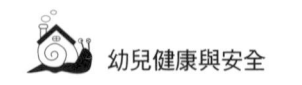

區，應設置隔音設施。樓板振動噪音、電扇、冷氣機、麥克風等擴音設備及其他機械之噪音，應予有效控制。……

九、幼兒每人應有獨立區隔及通風透氣之棉被收納空間。……

　　招收二歲以上未滿三歲幼兒之室內活動室，應設置符合教保服務人員使用高度之食物準備區，並得設置尿片更換區；其尿片更換區，應設置簡易更換尿片之設備、尿片收納櫃及可存放髒汙物之有蓋容器。」

而在光線及照度上也需符合「幼兒園基礎評鑑」指標之規定：3.3.1「室內活動室平均照度至少五百勒克斯（lux）以上，並不得高於七百五十勒克斯（lux）」，以及 3.3.2「每名幼兒均有獨立區隔及通風透氣之棉被收納空間或每二週應清洗一次幼兒使用之棉被，並留有紀錄」（教育部，2023）。幼兒園可建立「班級活動室衛生檢核表」，如表 10-1 所示。

三、盥洗室（包括廁所）

盥洗室（包括廁所）的空間小，若清潔用品堆放在盥洗室內（如圖 10-2 所示），會影響急需盥洗的幼兒使用。因此，盥洗室需要保持淨空並整齊乾淨，可善用櫃子防潮高架（如圖 10-3 所示），將清潔用品置放入內，避免幼兒誤用。依據《幼兒園及其分班基本設施設備標準》第 13 條：

「盥洗室（包括廁所）應符合下列規定：……

四、設置清潔用具之清洗及儲藏空間。

五、注意通風、採光及防蟲，且地面應使用防滑材質，避免積水或排水不良。……」

同時，也須符合「幼兒園基礎評鑑」指標之規定：5.2.1「盥洗室（包括廁所）應保持通風良好，且未有積水之情形」（教育部，2023）。幼兒園可建立「盥洗室（包括廁所）衛生檢核表」，如附錄 10-1 所示。

表 10-1　班級活動室衛生檢核表

○○幼兒園○○○學年度班級活動室衛生檢核表

日期：　　　　　班級：

項目	完成	待改善
1.老師辦公桌面乾淨整齊。		
2.可移動的櫃子底下無積灰塵。		
3.學習區櫃子底下無積灰塵／黏膩。		
4.地板無灰塵／黏膩。		
5.教具櫃子上無灰塵／黏膩。		
6.幼兒桌面及桌邊框乾淨。		
7.棉被櫃上無灰塵／黏膩。		
8.書包櫃上無灰塵／黏膩。		
9.茶杯櫃無汙漬／積水。		
10.組合建構區清潔消毒。		
11.美勞區清潔消毒。		
12.語文區清潔消毒。		
13.積木區清潔消毒。		
14.扮演區清潔消毒。		
15.其他學習區清潔消毒。		

檢核者：　　　　　組長／主任：　　　　　園長：

註：作者整理。

實例

盥洗室原本堆滿清潔用品、雜物、塑膠袋等物品，透過整理清潔（如圖 10-2 所示）與設置儲藏櫃（如圖 10-3 所示），讓盥洗室空間能完整被使用，避免虛設或影響急需盥洗的幼兒需求。

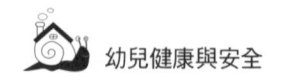

圖 10-2　盥洗室的整理前後

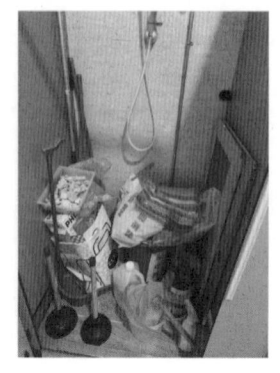

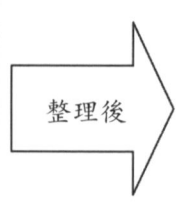

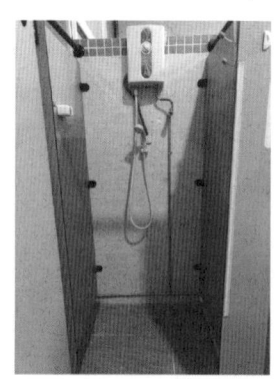

整理後

註：新北市立新店幼兒園提供。

圖 10-3　盥洗室（包括廁所）之儲藏櫃設置

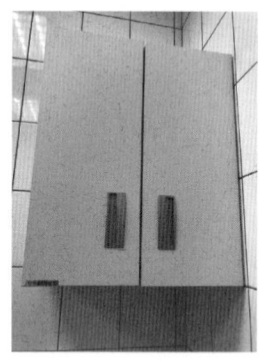

註：新北市立新店幼兒園提供。

四、儲藏室／教具室

　　幼兒園的辦公事務用品、課程教學的教材教具與圖畫書，以及節慶活動的布置物品非常多，常放置於儲藏室／教具室中，若是一直堆放缺乏整理，不僅容易滋生病媒蟲害（如老鼠、蟑螂等），要找尋物品時也不容易找到。因此，在平時維護清潔之外，也需定期整理與盤點，例如：透過大家同心協力整理教具室的空間環境（如圖 10-4 所示），將有些老舊毀損的教材教具淘汰掉，盤點整理、充實教具／玩具／圖畫書／材料資源，並建立檔案管理，教具室也就恢復整齊清潔的環境了。

圖 10-4　儲藏室／教具室的整理前後

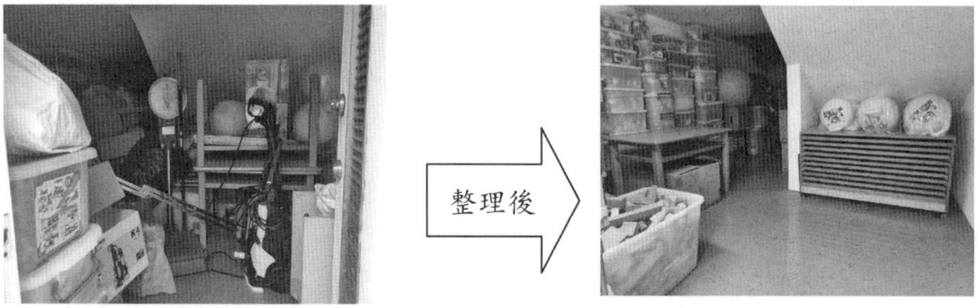

註：新北市立新店幼兒園提供。

五、健康中心

依據《幼兒園及其分班基本設施設備標準》第 25 條：

「健康中心之設置，應符合下列規定：
一、招收幼兒人數達二百零一人之幼兒園：獨立設置。
二、前款以外之幼兒園或分班：得設置於辦公室內。但應區隔出獨立空間，並注意通風、採光。」（第 14 條）

「健康中心之設備，應符合下列規定：
一、幼兒園招收人數在一百人以下者，至少設置一張床位，一百零一人以上者，至少設置二張獨立床位。
二、設置清洗設備，方便處理幼兒嘔吐及清潔之用。
三、存放醫療設施設備、用品及藥品之櫥櫃，其高度或開啟方式應避免幼兒拿取。」

幼兒園常因空間不足，便將幼兒床位變成物品囤放處，不僅影響衛生，也影響迫切需求的幼兒照護。因此，平時應時常保持乾淨整齊，讓身體不適的幼兒有舒適衛生的床位可使用，如圖 10-5 所示。

圖 10-5　幼兒床位的整理前後

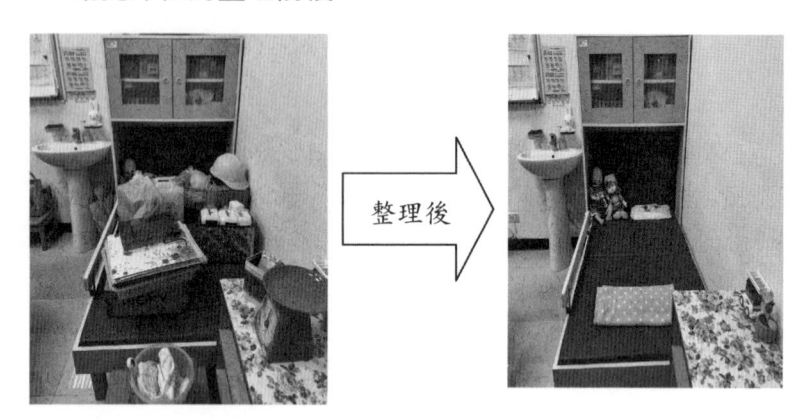

註：新北市立新店幼兒園提供。

六、辦公室

　　辦公室的工作環境清潔與否會影響工作效能，對於長期久坐辦公的職員來說，更需要整齊舒適的空間環境處理檔案，避免資料囤積在桌上或放置於桌底下的紙箱，影響辦公時的手操作和腳行動之不便。儘管職員的工作業務繁忙，下班前也需將辦公桌面收拾整齊，避免喝過的飲品留置桌面孳生病媒蚊。尤其，若設置幼兒床位於辦公室內，更需要區隔出獨立空間，注意通風、採光，才有助於幼兒身體的照護與康復。辦公室的工作環境整齊乾淨，職員的身心愉悅，做事更能得心應手，園務運作推動就會更加順暢。

七、廚房

　　依據《幼兒園及其分班基本設施設備標準》第 27 條：

「廚房應符合下列規定：
一、維持環境衛生。
二、確保衛生、安全且順暢之配膳路線。
三、避免產生噪音及異味。」（第 16 條）
「廚房之設備，應符合下列規定：

一、出入口設置紗門、自動門、空氣簾、塑膠簾或其他設備。

二、設置食物存放架或棧板，作為臨時擺放進貨食物用。

三、設置足夠容量之冷凍、冷藏設備，並在該設備明顯處置溫度顯示器或指示器，且區隔熟食用、生鮮原料用，並分別清楚標明。

四、設置數量足夠之食物處理檯，並以不銹鋼材質製成。

五、爐灶上裝設排除油煙設備。

六、設置具洗滌、沖洗、殺菌功能之餐具清洗設施。

七、設置足夠容納所有餐具之餐具存放櫃。

八、製備之餐飲，應有防塵、防蟲等貯放食品之衛生設備。

九、餐具洗滌及殘餘物回收作業，應採用有蓋分類垃圾桶及廚餘桶。

十、設置完善之給水、淨水系統，依飲用水管理條例等相關規定辦理。

十一、注意排水、通風及地板防滑。」

　　同時，也須符合「幼兒園基礎評鑑」指標之規定：5.1.3「幼兒使用之餐具不得為塑膠或美耐皿材質」以及 5.1.4「廚房之出入口應設置病媒防治設施，且無損壞」（教育部，2023）。

　　幼兒園的廚房環境規劃應結合衛生、安全和功能性原則，除符合國家衛生標準的規定，包含食品儲存、清洗消毒、烹飪流程的規劃，更需考量人體工學的操作臺高度及方便取放餐具的儲存設計。於實際操作中，建議優先選擇易清潔、耐腐蝕的材料，並制定完善的衛生管理制度，有效預防交叉汙染。

　　在廚房環境、設施衛生安全管理上，董氏基金會食品營養中心（無日期）提供幾點參考，如附錄 10-2 所示。

　　另外，廚房每天均需清潔乾淨，每週五的截油槽與櫥櫃整理清潔是相當重要的事項，如圖 10-6 所示。

圖 10-6　截油槽設置與清潔乾淨

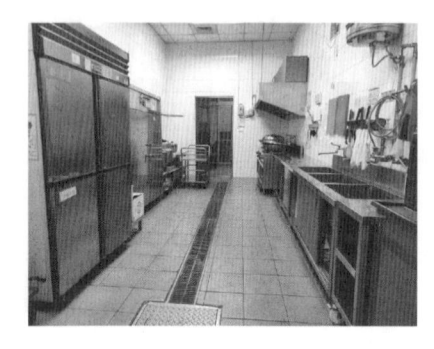

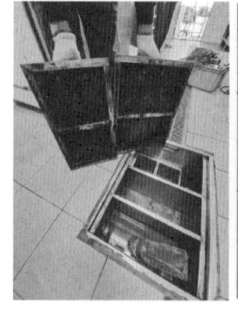

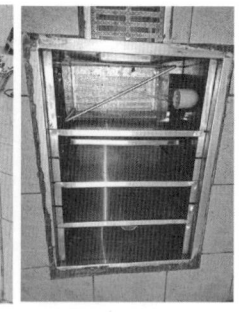

截油槽的設置　　　　　　截油槽的維護與清潔乾淨

註：新北市立新店幼兒園提供。

八、水塔

水塔之清洗為幼兒園用水設備很重要的維護工作，至少應「每半年」清洗 1 次（得視水質情況彈性調整）。清洗時應徹底清除水池、水塔之沉澱物與雜質，且同時檢修各項有關設備。幼兒園可建立「水塔檢查與檢驗紀錄表」（範例請參閱附錄 10-3）。

九、飲用水

幼兒園的飲用水與飲水機的使用注意事項，分述如下。

（一）幼兒園的飲用水

一般幼兒園提供幼兒的飲用水通常有下列兩種方式。

1. 由廚房煮沸冷卻倒入班級茶桶

廚房通常是用自來水加以煮沸，建議將水煮沸至 100°C（212°F），約需 10～15 分鐘，並保持滾沸約 1～3 分鐘，即足以殺死大多數常見的病原體，包括細菌、病毒和寄生蟲，從而減少水源可能存在的健康風險。另外，定期清洗班級茶桶是維持水質的重要一環，應使用溫和的清潔劑和刷子，徹底清洗茶桶內外表面，注意茶桶的密封性，避免茶桶內殘留水分，

滋生細菌。煮沸過後的自來水放置於茶桶內不得超過 24 小時，以確保水的品質和安全性，避免長時間保存使用。

2. 從飲水機盛裝倒入班級茶桶

飲水機的一般供水水源分為：(1)直接連接水管的飲水機；(2)桶裝水飲水機（預先包裝的桶裝水產品）。直接連接水管的飲水機分別有噴射式或盛水式，皆須符合「幼兒園基礎評鑑」指標之規定：5.1.5「飲用水連續供水固定設備每個月至少維護一次，並留有紀錄」（教育部，2023）。

另外，《飲用水連續供水固定設備使用及維護管理辦法》（民國 95 年 7 月 7 日修正發布）第 6 條第 2 項規定，飲用水設備管理單位應自行或委託專業機構辦理維護（如更換濾心、清洗、擦拭機臺或消毒），每月至少 1 次，並將每次維護內容詳細記載於「飲用水連續供水固定設備維護紀錄表」（請參閱附錄 10-4），常放置於飲水機側面（如圖 10-7 所示），以利於記錄使用。

圖 10-7　飲用水連續供水固定設備維護紀錄表的放置處

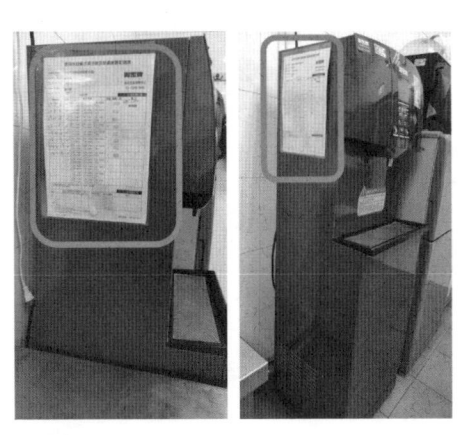

註：新北市立新店幼兒園提供。

另外，依據《飲用水連續供水固定設備使用及維護管理辦法》第 7 條規定，接用自來水者，經飲用水設備處理後水質，應每隔 3 個月檢測大腸桿菌群，以符合「幼兒園基礎評鑑」指標之規定：5.1.6「經飲用水連續供水固

定設備處理後之水質，每三個月至少檢測一次大腸桿菌群，水質符合標準並留有紀錄」（教育部，2023）（如圖 10-8 所示）。

實務上，有的幼兒園是請家長協助幼兒準備水壺，確認幼兒一天喝水的量，通常是上下午各喝一壺。以大部分幼兒的體重 10～20 公斤來計算：基本量為 1,000 毫升，體重每超過 1 公斤，水量要再加 50 毫升，例如：15 公斤的孩子，喝水量為 1,000 毫升（基本量）＋5 公斤×50 毫升＝1,250 毫升。老師可以參考此標準，多留意幼兒喝水量的充足與否。

圖 10-8　飲用水連續供水大腸桿菌群檢查（每 3 個月）

台灣檢驗科技股份有限公司
環境部許可證字號：環境部署環檢證字第035號
飲用水樣品檢測報告

委託單位：新北市立　幼兒園
業　　別：水
樣品特性：水樣
樣品編號：NPD25204655001~002
採樣單位：台灣檢驗科技股份有限公司（許可證字號：環境部署環檢證字第035號）
採樣方法：NIEA W101.57A
採樣地點：新北市　號
檢測目的：定期檢測
採樣時間：年02月18日09時05分
至：年02月18日09時07分
收樣時間：年02月18日16時58分
報告日期：年02月24日
報告編號：NPD25204655001
聯絡人：陳

樣品編號及位置	大腸桿菌群 檢驗值(單位) NIEA E215.53C	備註
飲用水水質標準	6 (MPN/100 mL)	
NPD25204655001 (1F廚房)	<1 (MPN/100 mL)	
NPD25204655002 (2F茶水間)	<1 (MPN/100 mL)	
以下空白		

報告專用章
台灣檢驗科技股份有限公司
環境實驗室-台北

公司名稱：台灣檢驗科技股份有限公司

頁次(1/1)

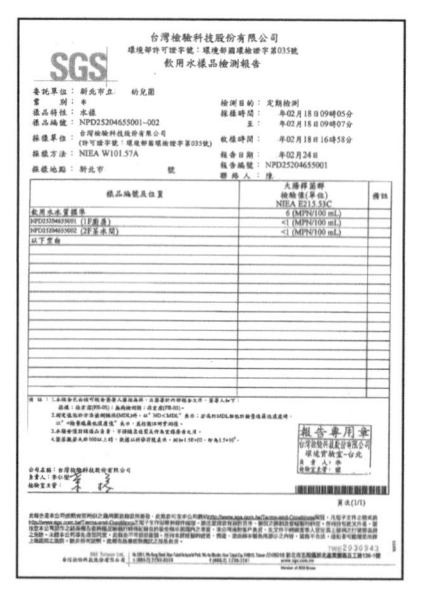

註：新北市立新店幼兒園提供。

（二）飲水機的使用注意事項

1. 飲水機安裝放置地點：飲水機應放置於衛生和空氣流通的環境，不應放置在容易受汙染的地方（如廁所裡、垃圾桶附近、冷氣排氣口下方，或其他動物容易接近的地方）。
2. 以下是使用飲水機應注意的衛生措施，係參考香港衛生署衛生防護中心（無日期）：

(1)避免飲水機的出水口被呼吸道分泌物或手部病菌汙染；使用時不應讓身體部位或接用水時接觸出水口。
(2)使用時，患有呼吸道感染者，應避免直接於噴射式飲水機飲用，宜使用容器（如水杯）盛水飲用。
(3)不可於飲水機洗手／清潔個人物品。

十、抽水肥

　　一般來說，幼兒園應安排每年抽 1 次水肥，若累積的水肥量極多時，建議每半年就應抽 1 次（但若已有衛生下水道納管，則不需要抽水肥）。定期抽水肥可以有效減輕化糞池負擔，提升整體運作效率，避免發生馬桶阻塞；無人上廁所，馬桶卻飄出惡臭異味；化糞池滿溢，水肥從馬桶倒灌；產生過多沼氣，造成氣爆危機；造成環境汙染、蚊蟲孳生等，影響公共衛生及健康。

十一、垃圾與資源回收

　　幼兒園在處理垃圾時，宜先分出一般垃圾與可回收物，如下說明。

（一）一般垃圾

1. 垃圾桶必須要有蓋。
2. 垃圾要包好並放入有蓋垃圾桶內。
3. 每天最少要清理垃圾桶 1 次。
4. 處理垃圾後要徹底洗手。

（二）可回收物

　　幼兒園宜將可回收物進行分類，並再利用或循環再造。園內亦可利用回收的環保素材做美勞，也可進行資源回收教學，因為資源回收的重要性，包含：降低垃圾量、節省處理垃圾的成本、增加焚化爐和掩埋場的壽命、節省能源、減少消耗地球資源等。

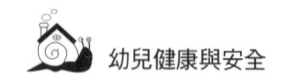

資源垃圾分類表有下列幾類：廢紙類、廢鐵類、廢鋁類、廢塑膠容器、玻璃類、紙包盒、鋁箔包、舊衣服、廢輪胎、大型廢家電、廢小家電、免洗餐具、廢乾電池、廢鉛蓄電池、環境衛生用藥容器、農藥容器、廢日光燈管等。

十二、空氣汙染

　　幼兒園室內場所的特性，與其所處地理位置、季節、建築物型式、招生人數，以及教學方式等因素而有所差異。行政院環境保護署於民國100年（2011年）11月23日制定公布《室內空氣品質管理法》，並於民國101年（2012年）11月23日訂定發布《室內空氣品質標準》。附錄10-5係摘取自行政院環境保護署「幼兒園室內空氣品質推廣須知」中有關室內空氣汙染物來源示意圖。

　　根據空氣品質指標（AQI）的定義，係整合過去的空氣汙染指標（pollutant standards index [PSI]）及細懸浮微粒（PM 2.5）指標，讓大家更清楚了解空氣品質狀況，以及對健康之影響程度，並由空氣品質監測站之空氣汙染物濃度監測結果換算而得到 AQI 值。該值所代表的意義以及活動建議如第九章表 9-6 所示，幼兒園可針對空氣品質狀況懸掛空氣品質旗幟（如圖10-9 所示），告知師生當天是否適合戶外活動。

圖 10-9　空氣品質旗幟

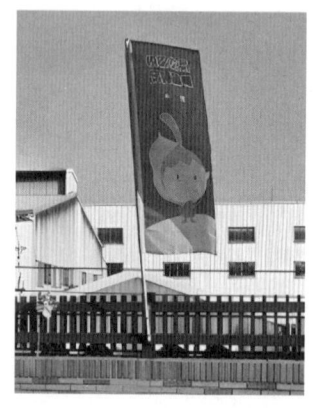

註：新北市立鶯歌幼兒園提供。

除了空氣汙染的問題，也要關注《菸害防制法》（民國112年2月15日修正公布）第五章「吸菸場所之限制」第18條第1項第1款所列「各級學校、幼兒園、托嬰中心、居家式托育服務場所及其他供兒童及少年教育或活動為主要目的之場所」為禁菸場所。因此，幼兒園室內、四周及人行道都是禁菸範圍，需要依法留意與建立管理機制，舉例如下：

1. 環境設備：安裝「禁菸標示牌」（不鏽鋼製）2個。
2. 社區宣導：
   (1)里長張貼「禁菸告示宣導單」。
   (2)里長於里民大會宣導禁菸規定。
   (3)幼兒園張貼《菸害防制法》相關規定。
   (4)幼兒園融入健康教育：菸害防制宣導。
   (5)衛生局或衛生所提供禁菸貼紙張貼。
3. 巡檢表：幼兒園可建立「菸害防制定期巡檢表」（請參閱附錄10-6），再依巡檢表滾動式調整改善方向。
4. 警民合作：若遇違規吸菸者不聽勸或不理性的民眾，可協請轄內員警處理（○○○派出所）。
5. 播放功能廣播器——禁菸標語（融入課程或不定時）：衛生局菸害防制承辦人表示，因地緣考量，可利用有重複播放功能的廣播器，替代「裝設無菸語音勸導裝置」時播放禁菸標語，融入課程或不定時播放讓里民提高警覺，避免觸法。

貳、清潔消毒與病媒防疫

一、定期清潔消毒

病毒、細菌、害蟲等都在我們的生活環境中，牠們傳播和繁殖迅速，也影響健康。因此，注意消毒、改善環境衛生是很重要的事項。一般幼兒園的清潔消毒有幾種不同方式，說明如下。

（一）將園內按區域分配，由同仁定期消毒清潔

幼兒園所有空間，不論是辦公室、盥洗室（包括廁所）、健康中心、廚房、教保準備室、室內活動室、室外活動空間、儲藏室、教具室、走廊等，都需有負責清潔消毒的人員，並留有紀錄。

（二）由環境保護局清潔隊定期進行消毒

有些幼兒園會請環境保護局清潔隊定期進行消毒病媒之工作，防止病媒孳生。在清潔隊進行消毒之後，園內同仁一定要用清水洗乾淨，避免造成幼兒皮膚接觸的不良反應。

（三）專業環境消毒公司

消毒公司具備專業知識和經驗，能夠針對幼兒園的不同環境和場所提供最適合之解決方案。此外，消毒公司還擁有更強效且安全的消毒產品，可以更有效地殺死病毒和細菌，並能夠針對特定需求進行客製化的服務。

專業環境消毒公司進行清潔消毒的部分，分別為消毒滅菌（用漂白水、酒精、過氧化氫等消毒劑，以噴霧形式均勻噴灑到環境的表面，以殺滅病原體，如細菌、病毒和真菌。這種方法可以快速覆蓋大面積，並且有效地殺滅各種微生物，達到立刻降低環境中病毒存在的數量），以及病媒防疫消毒（將病媒生物進行定點消滅，如水池邊的滅蚊工作、陰暗處的滅蟑、滅鼠工作等）等。幼兒園可依據需求，請專業環境消毒公司入園評估與估價，並將消毒日期編入幼兒園行事曆。

全園環境消毒皆須符合「幼兒園基礎評鑑」指標之規定：2.2.1「每學期應至少實施一次全園環境消毒，並留有紀錄」（教育部，2023）。

二、病媒防疫

病媒主要包括鼠類、蟑螂、蒼蠅、蚊蟲等傳播傳染病，以及紅火蟻、白蟻的入侵，皆會影響人們的正常生活與健康安全，說明如下。

（一）防治鼠疫

若園舍位於菜市場或商圈一帶，需要注意防範鼠疫為患，除了配合定期清潔消毒，平時也要注意幼兒園周圍的出入口門縫（或紗門破洞），並避免堆積雜物垃圾，隨時保持園內清潔，特別是垃圾集中處、樓梯邊間等，更要避免。平時宜妥善儲存食物於有蓋容器內，避免食物裸露擱置過夜，成為鼠類的食物；垃圾和食物的殘渣宜存放於妥善蓋好的垃圾桶內，垃圾桶必須每天至少清理1次。

（二）防治蟑螂

防治蟑螂的首要重點是環境清潔，以下參考環境部化學物質管理署（2016）對於防治蟑螂的三大治本撇步——「三不」原則：

1. 不給來：除了門、窗、管線不留縫隙外，若有破損處應立即修補，以免蟑螂趁機潛入，廚房的排水口須經常刷洗，夜間不用時須加蓋。
2. 不給住：園內的儲藏室／教具室避免堆積紙箱、舊報紙或毀損圖畫書等雜物，以減少蟑螂藏匿場所，讓牠沒有棲息的住所。
3. 不給吃喝：食物妥為收藏蓋好，垃圾、廚餘妥善處理，垃圾桶、廚餘桶要加蓋，讓蟑螂沒有吃的機會，廚房流理臺要保持乾淨、避免積水，保持室內的乾燥，以減少蟑螂生存繁殖的條件。

（三）防治蒼蠅

蒼蠅具趨光性，喜歡腐臭、發酵的食物，其幼蟲容易孳生於垃圾、腐敗物、潮濕處（如排水溝），因此食物、廢棄物、垃圾或寵物排泄物應隨時處理與定期清除。以下參考環境部化學物質管理署（2019）有關蒼蠅生態與防治資料，簡略整理如下：

1. 食物或廢棄物垃圾之處理：餐點食妥宜打包丟棄、垃圾桶需加蓋、廚餘處理不放過夜。若無法每天清除，則應設置特定冷藏庫暫存，待垃圾車之後載運，避免暴露而招引蠅類。

2. 寵物排泄物之處理：由於寵物（狗、貓、雞等）排泄物常存在許多病原體，成為蠅類媒介而對衛生造成威脅，因此對寵物糞便應定期清除，或在沙坑做適當之加蓋，避免引來其他動物排泄。
3. 汙水排水孔避免積水：應保持排水孔暢通，避免汙水累積，作好排水系統，以免汙水滲流於窪地及浸滲土壤中孳生蠅類。每天使用白醋＋沙拉脫＋水，倒進流理臺與地板排水孔，可有效預防蛆蟲滋生；園舍前方若有排水溝，可以定期傾倒消毒水消毒。
4. 腐植物之清除：園內的樹木、草坪修剪後之枝葉，若堆放過久易腐敗而招引蠅類。而且，蒼蠅會害怕漂白水的味道，在清潔地板、桌面時加入一點漂白水不僅可防蒼蠅，也可以加強消毒。

（四）防治蚊子──登革熱

環境中的積水容器常讓登革熱病媒蚊有產卵繁殖的機會，衛生福利部疾病管制署（無日期）提到，登革熱（dengue fever）是一種由登革病毒所引起的急性傳染病，這種病毒會經由蚊子傳播給人類，且分為 I、II、III、IV 四種血清型別，而每一型都具有能感染致病的能力。患者感染到某一型的登革病毒，就會對那一型的病毒終生免疫，但對其他型別的登革病毒僅具有短暫的免疫力，因此還是有可能再感染其他血清型別病毒。臨床上，重複感染不同型登革病毒，可引起宿主不同程度的反應，從輕微或不明顯的症狀，到發燒、出疹的典型登革熱症狀，或出現嗜睡、躁動不安、肝臟腫大等警示徵象，甚至可能導致嚴重出血或嚴重器官損傷的登革熱重症。不讓蚊子孳生及有機會叮咬是預防感染登革熱最重要的方法。以下分別說明消滅病媒蚊、遠離登革熱，以及登革出血熱的威脅，以確保你我的健康。

1. 不讓蚊子孳生
(1)應定期巡查陽臺及地下室，並排除積水。
(2)花瓶、花盆、水盤等積水容器，每週需換水 1 次，並刷洗內壁。
(3)廢輪胎、空瓶、空罐等廢棄容器，應予清除、打洞、倒置或用泥沙填滿。

2. 不讓蚊子進入屋內

幼兒園宜設置紗窗、紗門,並經常檢查補修。

3. 不讓蚊子叮咬

(1) 早上 9:00 至 10:00 時及下午 4:00 至 5:00 時為斑蚊叮咬的兩個高峰期,宜避免讓幼兒到戶外樹蔭、草叢等陰暗處所逗留。

(2) 幼兒出門時請穿著淡色的長袖衣褲,並於皮膚裸露處塗抹防蚊液(膏)。

各縣市政府教育局在登革熱流行期間,會發文給幼兒園說明疫情,當地衛生局也會加強宣導預防措施(如附錄 10-7 所示)。當幼兒園面臨登革熱發生時,因應處理如實例所示。

實例

> ○○幼兒園位居的○○里發生登革熱事件,里長召開里防疫登革熱會議。園方主動積極參與會議,掌握登革熱疫情現況,以及消毒日期與範圍,並加強幼兒園宣導與防範。

處理流程

1. 調整幼兒的作息活動:平時的大肌肉活動或課程教學戶外踏查,因應調整學習方式與場域,避免影響健康,安定家長的心。若有必要一定要外出,可選擇合宜的防蚊液上於身上噴灑,增加保護力與健康安全。

2. 登革熱防治宣導:參加與配合里防疫登革熱會議,隨時將最新消息告知家長(如圖 10-10、圖 10-11 所示)。

3. 加強防範措施與檢核:幼兒園可建立「登革熱病媒蚊孳生源自我檢查表」(範例如附錄 10-8 所示),針對廢棄容器、種花、種菜與水生植物、其他等防範與檢核。

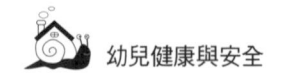

圖 10-10　登革熱防治公布　　圖 10-11　登革熱防治貼單

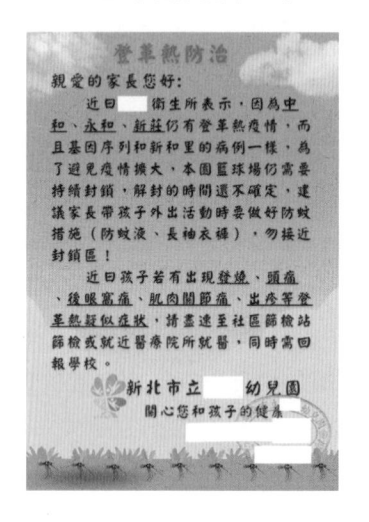

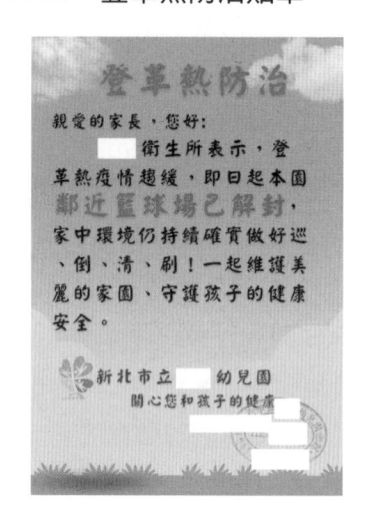

註：圖 10-10、圖 10-11 由新北市立新店幼兒園提供。

4.疫區消毒

(1)幼兒園配合里辦公室實施登革熱消毒工作。

(2)教職員工若居住於登革熱疫區，會收到該縣市衛生所「民眾配合○○政府實施登革熱緊急防治工作」請假證明書（範例如附錄 10-9 所示），園方可核予其公假，回住處配合登革熱消毒工作。

（五）紅火蟻

「紅火蟻」（Solenopsis invicta）是一種體型約 3～6 毫米的螞蟻，外觀與一般螞蟻類似，身體呈紅褐色，腹部顏色略深，身體是由頭、胸、腹三個部分組成，擁有三對腳和一對觸角。紅火蟻的工蟻和兵蟻都是雌性，且缺乏生殖能力，而螞蟻女王則專責產卵和孵化。

如於幼兒園內發現「紅火蟻蟻丘」（通常呈圓錐形，直徑約 30～50 公分，高度可達 20～30 公分），千萬不可靠近。若紅火蟻被驚擾，隨即會有大量紅火蟻湧出且猛烈攻擊人類，其毒液可以導致人類出現過敏甚至是死亡，對生態及農業皆造成影響。幼兒園的因應與處理舉例如下。

實例

　　○○幼兒園戶外塗鴉牆的草坪下發現螞蟻蟻丘，經詢問螞蟻專家，得知是「紅火蟻蟻丘」，隨即進行警戒線標示，禁止幼兒靠近。圖 10-12 為專家場勘螞蟻蟻丘。

圖 10-12　專家場勘螞蟻蟻丘

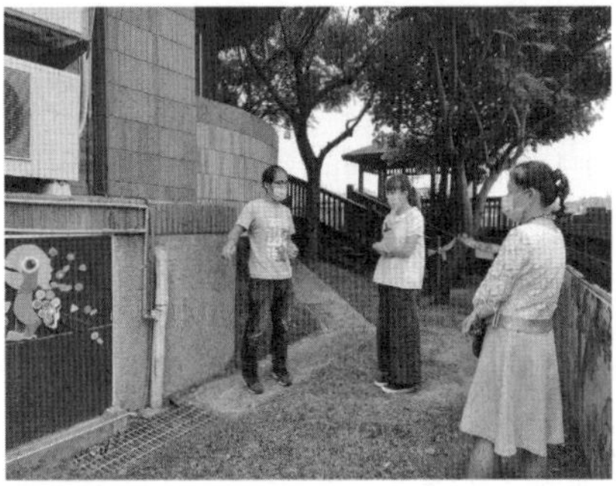

註：新北市立鶯歌幼兒園提供。

處理流程

1. 向教育部校園安全暨災害防救通報處理中心（https://csrc.edu.tw/）通報，並成立處理應變小組。
2. 向教職員工生宣導紅火蟻危害，並告知勿靠近與擾動蟻丘。
3. 教育部校園入侵物種與生態環境管理輔導團入園協助指導施藥與應變處理方法，並提供「教育部外來入侵種及動植物疫病防治輔導團計畫——紅火蟻現場勘查輔導單」紀錄（範例如附錄 10-10 所示）。
4. 每三個月按期程施藥（如圖 10-13 所示），並選擇天氣良好時作業，施藥後回傳防治回報單（如附錄 10-11 所示）。
5. 施藥時注意應將「生長調節劑」於全園綠地均勻撒播，毒殺型藥劑則施用於蟻丘周圍。此兩種藥劑皆勿使用於蟻丘上。
6. 若之後未見蟻丘及紅火蟻活動，可先以洋芋片誘餌誘集法進行為期

圖 10-13　按期程施藥

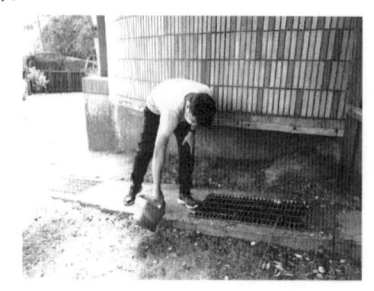

註：新北市立鶯歌幼兒園提供。

6 個月的監測，並記錄監測結果與製作監測報告，將報告函送所屬主管機關後，由該主管機關向國家紅火蟻防治中心申請解除列管。附錄 10-12 為各級學校防治入侵紅火蟻標準作業程序表。

（六）白蟻

白蟻（Isoptera）俗稱大水蟻，下雨時常會出現，入屋內在空中交配，然後降落到地面，失去翅膀，開始尋找合適的地點挖掘巢穴，並建立新的白蟻群體。白蟻生活史包括卵、若蟲、成蟲，有不具生殖能力的工蟻和兵蟻，以及具有生殖能力的蟻王、蟻后。大部分白蟻取食含有纖維素的木材、落葉、土壤或動物糞便。白蟻的群體大小因物種而異，個體數量少至百隻內，多至數百萬。

實例

○○幼兒園的戶外遊具因以天然木屑鋪面，會散發木材香味（如圖 10-14 所示），成為孩子最喜歡遊玩的戶外遊戲空間。經過兩年左右，園方周邊的欒樹樹葉常常枯黃掉落，掀開木屑鋪面後發現聚集白蟻群體（如圖 10-15 所示），鄰近活動室的地板凹陷也出現白蟻（如圖 10-16 所示）。

處理流程

1. 將戶外遊具鋪面全部更換為小石子鋪面（如圖 10-17 所示）。
2. 將活動室地板更新為海島型木地板（如圖 10-18 所示）。

第十章　幼兒園環境維護與健康安全管理

圖 10-14　天然木屑鋪面

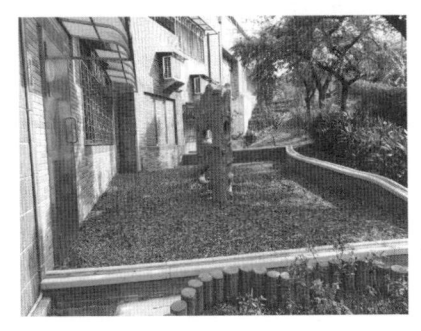

圖 10-15　白蟻群體

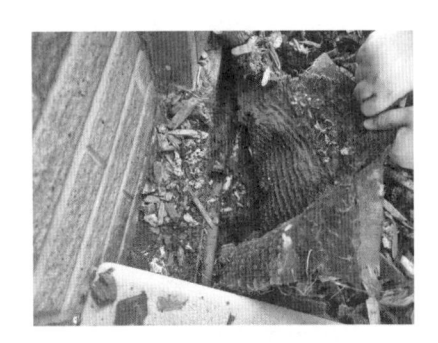

註：圖 10-14、圖 10-15 由新北市立鶯歌幼兒園提供。

圖 10-16　活動室的地板凹陷出現白蟻

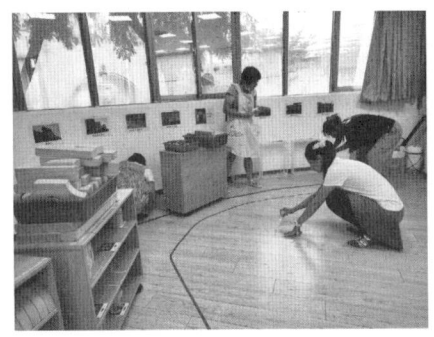

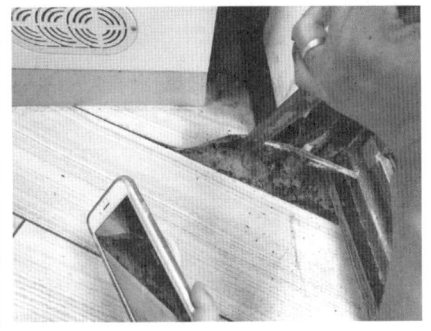

註：新北市立鶯歌幼兒園提供。

圖 10-17　戶外遊具鋪面更換小石子

圖 10-18　海島型木地板

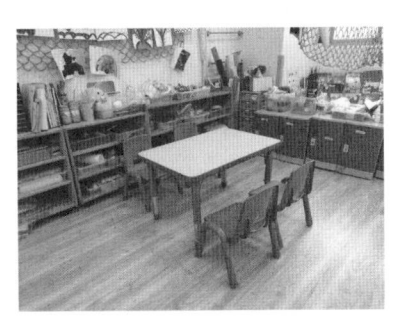

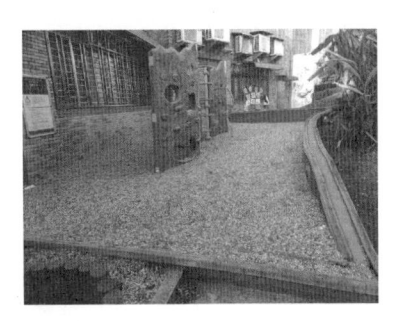

註：圖 10-17、圖 10-18 由新北市立鶯歌幼兒園提供。

303

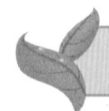

第二節　幼兒園的健康與衛生管理

幼兒園首重幼兒健康的成長，以及教職員工的身體健康檢查。除了需營造清潔的環境之外，更需要注意衛生的管理。以下分別從幼兒園健康管理、醫療用品、衛生管理等三方面進行說明。

壹、幼兒園健康管理

從幼兒一入園，園方會開始蒐集其生理和心理狀況的基本資料，例如：請家長提供《兒童健康手冊》影本，並請家長填寫「幼兒綜合資料紀錄表」。以下分別針對幼兒入園的基本資料、學齡前兒童健康檢查服務、塗氟、新冠併發重症（COVID-19）及流感疫苗、健康飲食，以及教職員工健康檢查等進行說明。

一、幼兒入園的基本資料

（一）《兒童健康手冊》

1. 對象：新生入園幼兒。
2. 處理流程：蒐集家長所提供的《兒童健康手冊》影本（幼兒接受預防接種與健康檢查之重要紀錄），並繳回健康中心，以利護理師填寫「學齡前幼兒預防接種調查結果統計表」（請參閱附錄10-13）。

（二）「幼兒綜合資料紀錄表」

1. 對象：新生入園幼兒。
2. 處理流程：請家長填寫「幼兒綜合資料紀錄表」（如表 10-2 所示），以便讓老師對於幼兒的生活狀況（如飲食、如廁、興趣等）、健康狀況、身分類別（一般、原住民）等有基本認識，在保

育照顧幼兒方面，也會留意幼兒的飲食是否有特殊性，以及和家長在照護方面之溝通有基本共識。

對於舊生，園方也可彈性調整修改「幼兒綜合資料紀錄表」，因為幼兒會不斷生長與學習，或是家庭生活狀況有變化，其健康狀況與生活習慣也會有所改變。

表 10-2　「幼兒綜合資料紀錄表」

○○幼兒園○○學年度【幼生綜合資料紀錄表】

幼兒姓名：＿＿＿＿　男/女　出生年月日：＿＿/＿＿/＿＿　胎次：第＿＿胎
身份證字號：＿＿＿＿　班級：＿＿＿＿
通訊地址：＿＿＿＿＿＿＿＿＿＿＿＿

家庭親屬	親屬	年齡	教育程度	服務機關	緊急聯絡人	姓名	稱謂	電話
	父/姓名							
	母/姓名							
	兄　人　姐　人　弟　人　妹　人

生活狀況	生活主要照顧者		小便：□不會說 □會說 □會穿脫褲子 大便：□不會說 □會說 □會擦屁股	
	特殊的飲食習慣		獨處時常做的事	
	特殊的睡眠問題		經常一起玩的玩伴	
	喜歡的室內活動		日常較親密的手足或成人	
	喜歡的戶外活動		特別害怕的人事物	
	愛看的電視節目		教養方面有什麼困擾	
	常玩的玩具		特殊的行為問題	
	晚上有包尿布嗎？		與誰說話最多？	
	以前曾讀過幼兒園 □有 □無	幼兒園名稱：	什麼問題會讓你與幼兒發生衝突	
	請告訴我們幼兒有什麼需要特別注意的地方？

健康狀況	醫生曾診斷患有下列病症者，請打✓： □心臟病 □糖尿病 □腎臟病 □血友病 □蠶豆症 □肝炎 □肺結核 □氣喘 □疝氣 □腦炎 □癲癇 □過敏物質：＿＿＿＿ □重大手術 □其它病症：＿＿＿＿
	緊急事件處理順序（請依需要在□內填1、2、3順序） □希望園方先聯絡父母，再由父母處理。 □由園方自行處理，必要時送往就近醫院。 □父母希望園方送往指定醫院。院名：＿＿＿＿（必填） □其它：

身份屬性	□一般生 □低收入戶 □中低收入戶 □特殊境遇 □身障生 □父或母身障 □原住民(平地/高山)族別：＿＿＿ □外籍(含大陸)：父/母/祖籍 □其它：附件（相關文件如：醫院綜合報告書、醫院診斷證明書）	入學時間： 　年　月　日

◎本表填寫者：＿＿＿＿　日期：＿＿＿＿

註：新北市立新店幼兒園提供。

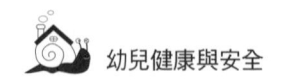

二、學齡前兒童健康檢查服務

1. 對象：中班幼兒。
2. 檢查項目：身體檢查、視力篩檢、聽力篩檢、兒童發展評估、口腔檢查（含塗氟）等。
3. 執行單位：各區衛生所或其委託醫療團隊。
4. 處理流程：各區衛生所每年會針對中班幼兒進行健康檢查，各縣市教育局通常會在每學年的第二學期（3月份）函文相關工作計畫（請參閱附錄10-14），由園方與衛生所協調安排檢查時間，再發家長通知單暨同意書（如附錄 10-15 所示）並造冊（如表 10-3 所示），接下來就是等醫療院所入園協助幼兒進行健康檢查。

表 10-3　學齡前兒童健康檢查服務清冊

編號	幼兒園名稱	姓名	身分證字號	生日 民國7碼（不要斜線或點點）	身高	體重	腰圍(公分)
1							
2							
3							
4							
5							
6							
7							
8							
9							
10							
11							
12							

00學年度新北市學齡前兒童免費健康檢查服務檢查清冊(對象:107/9/2-108/9/1)

註：新北市立新店幼兒園提供。

為把握黃金治療期，若在視力篩檢（如斜視、弱視、近視及不等視）後，發現疑似有視力異常狀況，請幼兒園通知家長分別辦理下列事宜：

1. 請家長優先持「健康檢查／複檢報告單第二、三聯」攜帶兒童至醫療院所複檢（需付掛號費）。
2. 對於疑似視力異常之中、大班學童，家長可持「○○市學童護眼方案（學齡前兒童）疑似視力異常轉介單暨家長通知及同意書」，帶兒童至護眼方案合約院所，提供當年度免費 1 次視力檢查（免掛號費），合約院所當診次不得因疾病因素申請健保給付。
3. 上述兩項不可於護眼方案合約院所同診次執行。

三、塗氟

1. 對象：未滿 6 歲之學齡前兒童，每半年補助 1 次；未滿 12 歲之低收入戶、身心障礙、設籍原住民族地區、偏遠及離島地區兒童，每三個月補助 1 次。
2. 處理流程：幼兒園每半年至少辦理幼兒塗氟 1 次。首先，提供家長牙科入園同意書（如圖 10-19 所示），並發放家長同意書（如附錄 10-16 所示）、造冊，進行口腔衛教、檢查及塗氟服務，開立回覆三聯單，之後再統計塗氟人數，繳交塗氟完成報表給衛生所。

圖 10-19　牙科入園同意書（邀請函）

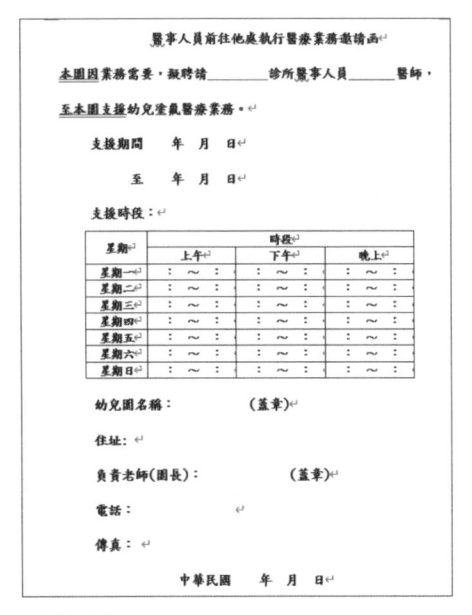

註：新北市立新店幼兒園提供。

四、新冠併發重症（COVID-19）及流感疫苗

1. 對象：全園教職員工生（宣傳單如附錄 10-17 所示）。
2. 執行人員：各區衛生所。

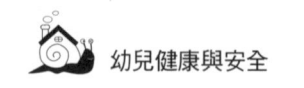

3. 處理流程：首先發放通知單給家長，進行施打 COVID-19 及流感疫苗的意願調查，接著造冊「流感疫苗接種人數統計表」和「COVID-19 疫苗接種人數統計表」，等待衛生所入園協助施打流感疫苗及 COVID-19 疫苗。

五、健康飲食

幼兒園提供幼兒健康飲食，養成良好的飲食行為（低糖、低油、低鹽）是很重要的事項。若園方常以餅乾或糖果作為幼兒的獎勵品、於慶生會時吃過甜的蛋糕、幫忙發送家長送的餅乾或糖果給其他幼兒，或是萬聖節舉辦「不給糖就搗蛋」活動，卻讓幼兒吃了太多糖果等，這些都不是合宜的健康飲食。

實例

> ○○幼兒園的某個家長質疑老師，為何將其他家長所提供的零食分給自己的小孩，因為自己小孩的身體狀況無法吃冰涼及含有糖分之零食，嚴重恐會導致休克，就學前已告知過老師，且認為政府應有幼兒園應控管糖分攝取的相關規定，請幼兒園針對上述狀況進行回覆與說明。

處理流程

1. 回覆說明：該班老師為本學期新進老師，家長先前已有告知該幼兒因氣喘問題不能吃甜食，所以沒有在班級裡提供給該幼兒。○月○日，有位家長因自己兒子生日，特地選購「○○牌草莓棒」與班級幼兒分享。該班老師看到是有品牌的餅乾，其包裝標示的「成分、保存期限、產地與營養標示」均符合規定，心想家長為孩子慶生，只是要分享生日的喜悅，都是好意。即依家長請託分享給班上幼兒，並請孩子們放入書包帶回家中，由家長決定要不要讓自己的孩子吃。未來，該班老師會配合幼兒園一起向家長宣導：不要提供零食類的食物到幼兒園，可以其他方式取代慶生的甜食。

2.與家長的親師溝通如下：
  (1)親師宣導與提醒：提供幼兒健康飲食通知單（如圖 10-20 所示）。
  (2)加強親師溝通——家長座談會：老師於座談會中清楚說明「幼兒健康飲食」的重要性，有助於各班家長的配合。
  (3)強化新進老師的職前訓練：透過園內對新進老師的職前訓練，增進與落實「幼兒健康飲食」的概念與行動，有助於親師間良善的溝通與交流。

圖 10-23　幼兒健康飲食通知單

> **幼兒健康飲食通知單**
>
> 　「幼兒健康飲食」是你我最關心的事情，幼兒園平時皆不以「零食、糖果、高熱量食物」作為獎勵孩子的方式！而園內慶生會則於每個月固定請幼兒吃蛋糕慶祝，有的家長在孩子生日時，會準備糖果或餅乾送給全班的孩子，分享生日的喜悅，這是一件非常美好的事情。
>
> 　日後，希望我們一起改變祝賀的形式，可以「唱歌」、「卡片」或「送文具」等方式，或是家長自製的手工養生餅乾／低糖杯子蛋糕等分享，讓我們親師生共同朝向「身心健康」的分享與祝福。未來，園內老師、護理師（具有營養師證照）會再確認家長給的祝賀食品是否含有影響孩子健康的成分，若有不適當的食物，則會婉拒家長的好意。謝謝您的諒解與配合！
>
> 　　　　　　　　　　　　　　　　　　（園戳章）
>
> 　　　　　　　　　　　　　　　　　　○○幼兒園　敬上
> 　　　　　　　　　　　　　　　　　　○○○.○○.○○

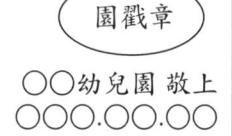

六、教職員工健康檢查

　幼兒園重視幼兒的健康檢查，也要關注教職員工的健康檢查，營造全園健康的生態環境。有關健康檢查補助部分，以新北市為例，公立幼兒園教職員工的規定如下（新北市政府人事處，2025）：

1.年滿 50 歲以上者：每年補助 1 次，每次 4,000 元為限，或每兩年補助 1 次，每次 8,000 元為限。

2. 年滿 40 歲以上未滿 50 歲者：每兩年補助 1 次，每次 4,500 元為限。

另外，廚工每年也必須進行健康檢查，注意事項如下（臺北市政府衛生局，2024）：

1. 除一般體檢外，應包括胸部 X 光及 A 型肝炎抗體檢驗，手部皮膚病、出疹、膿瘡、外傷、肺結核、傷寒或其他可能造成食品汙染之疾病。其中，傷寒項目應採用糞便檢驗作為診斷，另 A 型肝炎之檢查，建議檢驗 IgM 及 IgG 二項，或至少檢驗一項，倘 IgM 測定結果為陰性者，表示未處發病期間；IgG 測定結果為陽性者，代表已具有抗體，廚工可從事食品接觸之工作。
2. 若廚工擇一項檢驗 IgG，測定結果為陰性者，代表不具 A 型肝炎免疫力，應再檢驗 IgM，以確認是否可從事與食品接觸的工作。

教職員工的健康檢查需經衛生福利部評鑑合格之醫院或教學醫院、經財團法人醫院評鑑暨品質策進會健康檢查品質認證之診所，或經勞動部認可辦理勞工一般體格與健康檢查之醫療機構進行，並依醫療機構排定之檢查時間，覈實給予公假 1 天（新北市政府人事處，2025）。

貳、醫療用品

對於醫療用品部分，以下針對班級醫療用品、健康中心醫療用品、防疫物資用品等三方面進行說明。

一、班級醫療用品

幼兒園應每學期盤點與統計班級醫療用品，協助班級老師對醫藥箱藥品的了解與擦藥的知能，有助於幫助幼兒擦藥包敷。請參考圖 10-21。

二、健康中心醫療用品

以下說明健康中心的硬體設備、保健與傷病處理耗材、緊急傷病設備，以及簡易急救箱的內容物。

圖 10-21 班級醫藥箱清單與用品

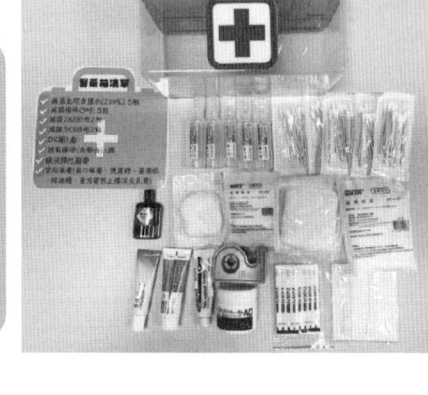

註：新北市立新店幼兒園提供。

（一）硬體設備

圍簾	幼兒床位（觀察床）	棉被、枕頭、枕套
洗手臺	三層工作車	

（二）保健與傷病處理耗材

曼秀雷敦止癢消炎乳膏	綠油精	萬金油
蘆薈膠	口內膏	小黑蚊防蚊液
利膚軟膏（傷口藥膏）	酸痛凝膠	凡士林
生理食鹽水	棉花棒	透氣防水 OK 繃
無菌純紗布（5×5）	無菌純紗布（3×3）	無菌純紗布（2×2）
無菌棉棒（6吋）	無菌棉棒（3吋）	石蠟紗布
耳溫槍	筆燈	75%酒精棉片
壓舌板	彈性繃帶	網狀繃帶

311

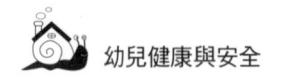

（三）緊急傷病設備

攜帶式氧氣組	拋棄式甦醒球（兒童組）	扣式止血帶
頸圈（學童）	血氧機	血糖機
血壓器	三角巾	金銀雙色保暖墊
頭部固定組	長背板	氧氣鼻管
聽診器	耳溫槍	自動體外心臟電擊去顫器（AED）

（四）簡易急救箱的內容物（如圖 10-22 所示）

急救袋	生理食鹽水	無菌棉棒
紗布	氧氣隨身瓶	傷口藥膏
膠帶	軟式護木	口內膏
OK繃	防蚊液	喜療痠
血糖機	燙傷藥膏	壓舌板
血氧機	三角巾	聽診器
耳溫槍	止血帶	金銀雙色保暖墊

圖 10-22 健康中心簡易急救箱醫療用品

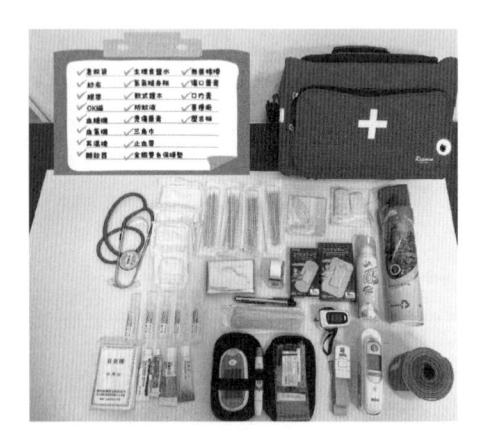

註：新北市立新店幼兒園提供。

三、防疫物資用品

因應新冠併發重症（COVID-19），政府單位會調查與提供防疫物資，包括快篩試劑、酒精、口罩（幼兒與大人）等，幼兒園宜建立「全園防疫物資庫存明細表」（如附錄 10-18 所示）。其中，快篩試劑係提供教職員工或幼兒檢測「SARS-CoV-2 快速抗原檢驗測試」或「PCR 核酸檢驗」之用，若為「陽性」反應，即是確診。

參、衛生管理

對幼兒園而言，衛生管理有基本的定期檢查與檢核，當遇到傳染病發生時，也需要有應變處理機制。以下從「衛生保健基本安全檢核表」、「廚房食品衛生自主管理檢核表」、傳染病處理等三項進行說明。

一、「衛生保健基本安全檢核表」

幼兒園應定期針對保健設備管理、環境清潔衛生管理、託藥制度管理、工作人員健康管理、衛生保健教育宣導等進行基本的安全檢核（請參閱附錄 10-19 所示）。

二、「廚房食品衛生自主管理檢核表」

有關「廚房食品衛生自主管理檢核表」，以下參考新北市政府衛生局（2024）及臺北市政府教育局（2019）等相關資料，簡略分為調理用膳場所衛生、工作人員衛生、倉庫（或儲藏室）衛生、其他方面衛生等四大項目，如表 10-4 所示。

表 10-4 「廚房食品衛生自主管理檢核表」

○○幼兒園○○○學年度廚房食品衛生自主管理檢核表

日期：　　　　　　　　　　　　　　　檢核者：

（一）調理用膳場所衛生

內容	檢查結果（優良○、符合√、不良×）					備註
	月/日	月/日	月/日	月/日	月/日	
1.牆壁、支柱、天花板、屋頂、燈飾、紗門窗應保持清潔。						
2.排水系統完整暢通，地面無積水。						
3.調理場所採光足夠且通風排氣良好。						
4.食物調理之工作檯面，應以不銹鋼材質製成。						
5.食物應在工作檯面上調理，不得直接放置於地面。						
6.調理用之器具、容器及餐具應保持清潔，並妥為存放，防止再汙染。						
7.刀具和砧板必須有兩套以上（生食、熟食分開處理），確實洗淨且不得有裂縫。						
8.冷凍、冷藏設施，溫度需保持冷藏 7°C 以下、冷凍 -18°C 以下，且生食、熟食需分開儲存，避免相互汙染。						
9.加熱保溫食品之儲存不得低於 60°C。						
10.有缺口或裂縫之餐具，不得再盛放食物供人食用。						
11.洗滌餐具應使用食品用洗潔劑，不得使用洗衣粉洗滌。						
12.餐具洗滌後不得再以抹布擦拭。						

表 10-4 「廚房食品衛生自主管理檢核表」（續）

內容	檢查結果（優良○、符合√、不良×）					備註
	月/日	月/日	月/日	月/日	月/日	
13.抹布應洗淨殺菌並確實執行。						
14.剩餘之菜餚廚餘及其他廢棄物，應使用加蓋垃圾桶或廚餘桶適當處理。						
15.工作場所及餐廳內，不得住宿及飼養寵物。						
16.當發現有病媒出沒之痕跡，立即實施病媒防治措施。						
17.配管外表應保持清潔，並應定期清掃或清潔。						

（二）工作人員衛生

內容	檢查結果（優良○、符合√、不良×）					備註
	月/日	月/日	月/日	月/日	月/日	
1.工作時必須穿戴整潔的工作衣、帽，必要時應戴口罩。						
2.工作中不得有吸菸、嚼食檳榔及口香糖、飲食等可能汙染食品等行為。						
3.應保持雙手乾淨，經常洗手，不得蓄留指甲、塗指甲油及配戴飾物等。						
4.手指不可觸及餐具內面及食物本體；作業人員若以雙手直接調理不經加熱即可食用之食品時，應穿戴清潔不透水手套，或將手部徹底洗淨。						

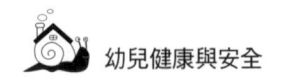

表 10-4 「廚房食品衛生自主管理檢核表」（續）

（三）倉庫（或儲藏室）衛生

內容	檢查結果（優良○、符合√、不良×）					備註
	月／日	月／日	月／日	月／日	月／日	
1. 倉庫內的物品應分類放置於貨架或棧板上，不可直接置於地面，並掌握先進先出原則，保持良好通風及溫濕度控制。						
2. 不得有病媒出沒之痕跡，並實施病媒防治措施。						
3. 清潔劑、消毒劑、病媒防治劑及其他有毒化學物品，應符合相關主管機關之規定方得使用，並應明確標示（有毒化學物質應標明其毒性、使用方法及緊急處理辦法），存放於固定場所（在食品作業場所內，除維護衛生所必須使用之藥劑外，不得存放使用），不得汙染食品或食品接觸面，應請指定專人負責保管。						
4. 凡有直接危害人體及食品安全衛生之虞的化學藥品、放射性物質、有害微生物、腐敗物等廢棄物，應設專用貯存設施。						

表 10-4 「廚房食品衛生自主管理檢核表」（續）

（四）其他方面衛生

內容	檢查結果（優良○、符合√、不良×）					備註
	月/日	月/日	月/日	月/日	月/日	
1.凡與食品或食品器具、容器直接接觸、清洗之用水及冰塊，應符合「飲用水水質標準」。						
2.應提供足夠的水量及供水設施。						
3.使用地下水源者，其水源與化糞池、廢棄物堆積場所等汙染源，至少保持15公尺以上之距離。						
4.廁所應與調理食品之場所隔離，不得正面開向食品作業場所，並於明顯處標示「如廁後應洗手」字樣，且需備有清潔劑、乾手器或擦手紙。						
5.食品製造場所應限制非相關工作人員進出。						
6.工作人員之休息室應有專人負責清潔打掃。						
7.食品從業人員應定期經衛生醫療機構檢查合格後，始得繼續工作。						
8.食品從業人員於從業期間，應接受衛生主管機關或其認可之相關機構所舉辦之衛生講習或訓練。						

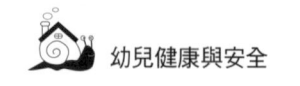

三、傳染病處理

幼兒園一般常見的傳染病有流感、腸病毒、頭蝨、疥瘡、水痘、急性出血性結膜炎（紅眼症）、腹瀉等七項，以下針對幼兒園最普遍發生的腸病毒進行說明。

依據新北市政府教育局制定的《新北市公私立學校及幼兒園腸病毒通報及停課作業規定》（民國 114 年 2 月 8 日修正發布），以下分為「停課標準」和「通報及處理機制」加以說明。

（一）停課標準

幼兒園於一星期內同一班級或無法區分班級之同一收托單位有二名以上幼生經醫師臨床診斷為手足口症、疱疹性咽峽炎或腸病毒（含疑似），該班級或無法區分班級之同一收托單位，依下列規定實施停課措施：

1. 衛生福利部疾病管制署公布當年度全國發生腸病毒 71 型流行疫情時，停課一星期。
2. 幼兒園位於新北市政府衛生局當年度公告之腸病毒高風險區者，停課一星期。
3. 幼兒園內發生腸病毒 D68 型感染併發重症確定個案，停課一星期。
4. 經幼兒園會同家長會或召集相關教職員、家長代表、衛生專業人員所組成之危機處理小組（請參閱附錄10-20），取得該班級或該無法區分班級之同一收托單位之半數以上家長同意，始得採取停課措施，並應報新北市政府教育局核備（請參閱附錄10-21）。

（二）通報及處理機制

幼兒園於發現幼兒有任一疑似腸病毒感染的案例時，通報及處理機制分為行政端和班級端辦理如下。

1. 行政端

(1) 立即通知當事兒童家長送醫療院所就診,且為防範兒童群聚傳染擴大流行,經診斷為腸病毒(含疑似),應嚴格要求生病兒童立即請假一星期。

(2) 應於 24 小時內至教育部校園安全暨災害防救通報處理中心完成通報(請參閱附錄 10-22)。

(3) 應於 48 小時內至新北市學校疑似傳染病通報系統完成通報(請參閱附錄 10-23)。

(4) 應進行全面環境清潔及消毒工作,加強兒童個人衛生教育,並分發衛教單張,以利提醒家長。

(5) 加強腸病毒感染案例之追蹤管理。

(6) 幼兒園一星期內同一班級或無法區分班級之同一收托單位有二名以上幼生感染腸病毒(含疑似),將由衛生所派員至幼兒園督導園方落實腸病毒防治措施,至於感染腸病毒(含疑似)之幼生,由家長自行帶至醫療院所辦理檢查與診斷。

2. 班級端

(1) 幼兒園危機處理小組研擬應變措施,經由半數以上家長同意(同意調查表請參閱附錄 10-24)後,才能確認停課。

(2) 幼兒的睡袋、棉被、室內鞋、備用衣服等請家長帶回家清洗消毒,並請家長詳閱腸病毒停課通知單/衛教宣傳消毒貼單(如附錄 10-25 所示)。

(3) 將環境(活動室)清潔消毒紀錄表(請參閱附錄 10-26)放入平時教學活動紀錄表中。

(4) 持續關懷手足口症、疱疹性咽峽炎或腸病毒(含疑似)的個案狀況。

(5) 關懷全班幼兒身心狀況(關懷紀錄表請參閱附錄 10-27)。

(6) 溫馨提醒家長復課應攜帶之物品。

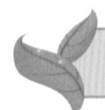

第三節　幼兒園的安全管理

　　幼兒園的安全管理應配合《建築物公共安全檢查簽證及申報辦法》（民國 111 年 12 月 28 日修正發布）及《消防安全設備檢修及申報辦法》（民國 112 年 3 月 1 日修正發布）等法規，並考量公共意外責任保險之保障以及飲食安全措施，建立全園人員的安全知識概念與應變能力，連結幼兒園場域安全與政府通報系統網絡系統管理，落實校外教學活動安全管理之規定。本節分為安全檢查與管理、學校公共意外責任保險、食品安全、校園安全及災害通報，以及校外教學活動安全管理等五方面，茲分述如下。

壹、安全檢查與管理

　　為落實幼兒園安全檢查與管理，教育部提供「幼兒園安全管理實施概況檢核表」（請參閱附錄 10-28）供參考。以下分別依建築物公共安全檢查、消防安全設備檢修及申報、消防防護安全計畫、自衛消防編組訓練、防火管理人、水電安全檢查、設施設備安全檢核表、班級（活動室）安全檢查、廚房安全設備等九項進行說明。

一、建築物公共安全檢查

　　幼兒園的環境維護與管理首要的是建築物安全，依據《建築物公共安全檢查簽證及申報辦法》第 3 條，建築物公共安全檢查申報範圍包含：(1)防火避難設施及設備安全標準檢查；(2)耐震能力評估檢查。申報「通過」後，檢查單位會提供「建築物防火避難設施與設備安全檢查申報結果通知書」（如圖 10-23 所示）。

　　關於幼兒園的建築物公共安全檢查，因幼兒園是教育單位，屬於類別 D 類的「休閒、文教類」，依據不同的組別（D-1、D-2、D-3、D-4、D-5），於每年 7 月 1 日起的檢查及申報期間皆有不同的頻率和期間。以下針對申報

防火避難設施及設備安全標準檢查、耐震能力評估檢查進行說明：

1.防火避難設施及設備安全標準檢查：

(1)申報期間：每一年 1 次至每一年 4 次不等（詳見附錄 10-29）。

(2)檢查簽證項目：防火避難設施類、設備安全類（詳見附錄 10-30）。

2.耐震能力評估檢查：申報期間依幼兒園樓地板面積之大小而不同，從每年 7 月 1 日至 12 月 31 日止（詳見附錄 10-31）。

圖 10-23　「建築物防火避難設施與設備安全檢查申報結果通知書」

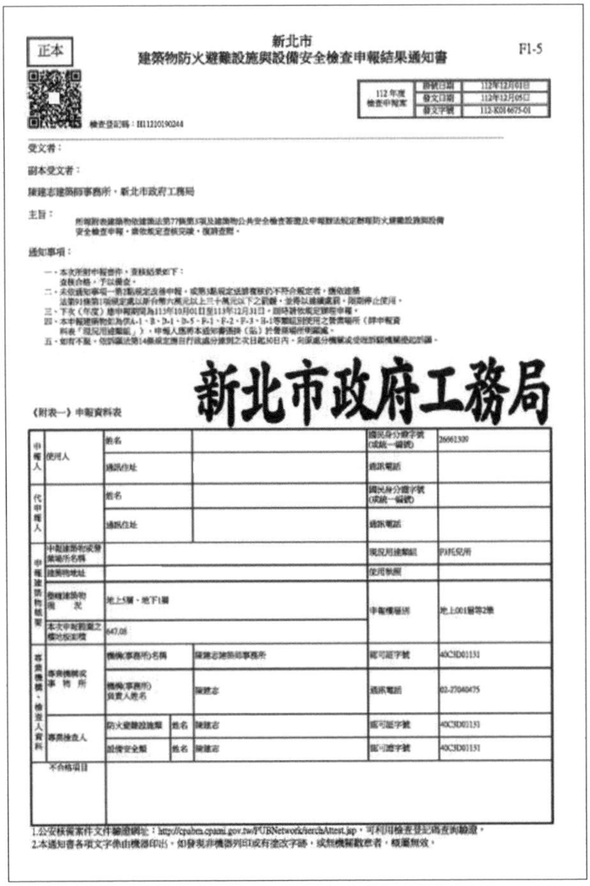

正本

新北市
建築物防火避難設施與設備安全檢查申報結果通知書

F1-5

112 年度檢查申報案	掛號日期	112年12月01日
	發文日期	112年12月05日
	發文字號	112-K014675-01

檢查登記碼：H11210190244

受文者：

副本受文者：

陳建志建築師事務所，新北市政府工務局

主旨：所報附表建築物依建築法第77條第3項及建築物公共安全檢查簽證及申報辦法規定辦理防火避難設施與設備安全檢查申報，業依規定查核完竣，復請查照。

通知事項：

一、本次所附申報書件，查核結果如下：
查核合格，予以備查。
二、未依通知事項一第2點規定改善申報，或第3點規定送請複核仍不符合規定者，應依建築法第91條第1項規定處以新台幣六萬元以上三十萬元以下之罰鍰，並得以連續處罰，限期停止使用。
三、下次（年度）應申報期間為113年10月01日至113年12月31日，屆時請依規定辦理申報。
四、本申報建築物如為供A-1、B、D-1、D-5、F-1、F-2、F-3、H-1等類組別使用之營業場所（詳申報資料表「現況用途類組」），申報人應將本通知書張貼（貼）於營業場所明顯處。
五、如有不服，依訴願法第14條規定應自行政處分達到之次日起30日內，向原處分機關或受理訴願機關提起訴願。

新北市政府工務局

《附表一》申報資料表

申報人	使用人	姓名		國民身分證字號(或統一編號)	26661309
		通訊住址		通訊電話	
代申報人		姓名		國民身分證字號(或統一編號)	
		通訊住址		通訊電話	
申報建築物概要	申報建築物或營業場所名稱			現況用途類組	F3托兒所
	建築物地址			使用執照	
	整幢建築物概況	地上5層，地下1層		申報樓層別	地上001層等2層
	本次申報範圍之樓地板面積	647.08			
專業機構、檢查人資料	專業機構或事務所	機構(事務所)名稱	陳建志建築師事務所	認可證字號	40C3D01131
		機構(事務所)負責人姓名	陳建志	通訊電話	02-27040475
	專業檢查人	防火避難設施類　姓名	陳建志	認可證字號	40C3D01131
		設備安全類　姓名	陳建志	認可證字號	40C3D01131
不合格項目					

1.公安核備案件文件驗證網址：http://cpabm.cpami.gov.tw/PUBNetwork/serchAttest.jsp，可利用檢查登記碼查詢驗證。
2.本通知書各項文字係由機器印出，如發現非機器列印或有塗改字跡，或無機關戳章者，概屬無效。

註：新北市立新店幼兒園提供。

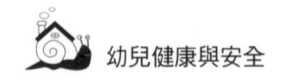

二、消防安全設備檢修及申報

　　幼兒園的消防安全維護關乎生命之重要性，教育部提供「消防安全維護檢核表」（詳見附錄 10-32）供參考。再者，依據《消防安全設備檢修及申報辦法》第 2 條，消防安全設備之檢修項目包含：滅火設備、警報設備、避難逃生設備、消防搶救上之必要設備，以及其他經中央主管機關認定之消防安全設備或必要檢修項目。

　　當消防安全設備檢修及申報「通過」後，檢查單位會提供「消防安全設備檢修申報書」（如圖 10-24 所示）；若沒有通過，檢查單位會開立限改單（如圖 10-25 所示）。

圖 10-24　消防安全設備檢修申報書　　圖 10-25　消防安全設備檢修限改單

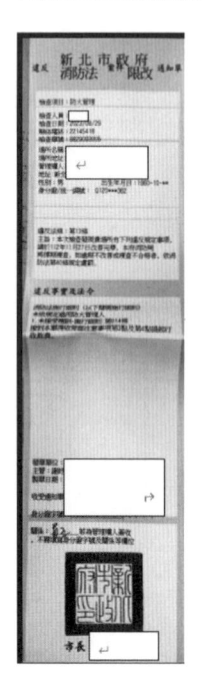

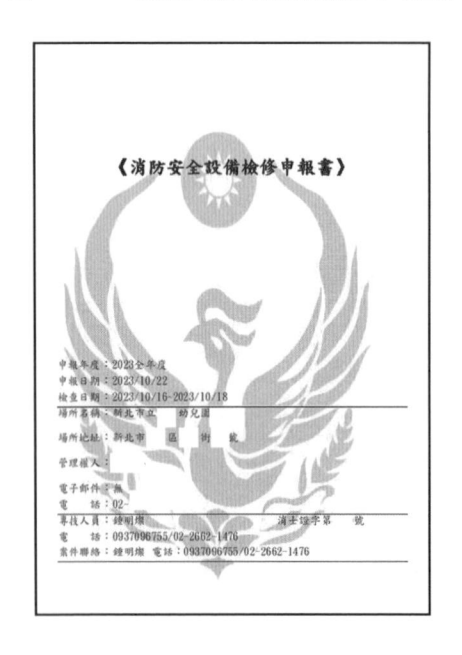

註：圖 10-24、圖 10-25 由新北市立新店幼兒園提供。

三、消防防護安全計畫

幼兒園的消防防護計畫需依據《消防法》（民國 113 年 11 月 29 日修正公布）第 13 條第 1 項所定「一定規模以上之建築物」，即指《消防法第十三條第一項一定規模以上之建築物》（民國 113 年 3 月 7 日公告發布）所規範的「收容人數在三十人以上（含員工）之幼兒園（含改制前之幼稚園、托兒所）、兒童及少年福利機構（限托嬰中心、早期療育機構、有收容未滿二歲兒童之安置及教養機構）」之建築物，「應由管理權人（負責人或園長）遴用防火管理人，責其訂定消防防護計畫」，報請當地消防機關備查，茲分述如下。

（一）消防防護計畫書

消防防護計畫書分為大型（50 人以上）、中型（11～49 人）、小型（6～10 人），以及 5 人以下共四種版本：大型消防防護計畫（詳見附錄 10-33）、中型消防防護計畫（詳見附錄 10-34）、小型消防防護計畫（詳見附錄 10-35）、5 人以下小規模場所消防防護計畫（詳見附錄 10-36）。對於施工中消防防護計畫（詳見附錄 10-37），指的是「一定規模以上之建築物，遇有增建、改建、修建、變更使用或室內裝修施工致影響原有系統式消防安全設備功能時，其管理權人應責由防火管理人另定施工中消防防護計畫」。

（二）消防防護計畫之備查

消防防護計畫要訂定提報一式二份報當地消防機關備查，凡管理權人、防火管理人異動或自衛消防編組人員有一半以上異動等情況，均需重新訂定提報。另外，「施工中消防防護計畫」管理權人應於開工前三天，將該計畫報請當地消防機關備查。

（三）消防防護計畫書之執行

幼兒園須執行「日常火源自行檢查表」、「防火避難設施自行檢查紀錄表」、「消防安全設備自行檢查表」等，簡略說明如下。

1.「日常火源自行檢查表」

由幼兒園的承辦人員於「每日」下班時檢查填寫「日常火源自行檢查表」後，由防火管理人確認處置情形並簽章。表 10-5 為簡略表，完整版請見附錄 10-38。

表 10-5　日常火源自行檢查表（簡版）

日常火源自行檢查表（每日）

實施人員			負責區域			檢查月份		
					實施項目			
日期	星期	用火設備使用情形	電器設備配線	菸蒂處理	下班時火源管理	其他〔共有設備（施）之可燃物管理〕		附記
1	一							
2	二							
3	三							
4	四							
5	五							

註：引自宜蘭縣政府消防局（2025a）。

2.「防火避難設施自行檢查紀錄表」

由幼兒園的承辦人員於「每月2次」填寫「防火避難設施自行檢查紀錄表」（如表 10-6 所示）後，由防火管理人和管理權人確認處置情形並簽章。

表 10-6 「防火避難設施自行檢查紀錄表」

防火避難設施自行檢查紀錄表（每月 2 次）

實施人員			負責區域	
實施日時				
檢查重點	檢查結果		檢查結果	
1.安全門（防火門）之自動關閉器動作正常。	□符合	□不符合	□符合	□不符合
2.防火鐵捲門下之空間無障礙物。	□符合	□不符合	□符合	□不符合
3.樓梯未使用易燃材料裝修。	□符合	□不符合	□符合	□不符合
4.安全門、樓梯、走廊、通道無堆積妨礙避難逃生之物品。	□符合	□不符合	□符合	□不符合
5.安全門無障礙物並保持關閉。	□符合	□不符合	□符合	□不符合
6.安全門保持關閉不上鎖。	□符合	□不符合	□符合	□不符合
7.樓梯間未堆積雜物。	□符合	□不符合	□符合	□不符合
8.避難通道有確保必要之寬度。	□符合	□不符合	□符合	□不符合
9.避難逃生路線圖依規定設置在明顯處所。	□符合	□不符合	□符合	□不符合
10.其他：	□符合	□不符合	□符合	□不符合
狀況回報				
防火管理人處置情形暨簽章			管理權人處置情形暨簽章	

備考：如有異常現象，應立即報告防火管理人。

註：引自宜蘭縣政府消防局（2025b）。

3.「消防安全設備自行檢查表」

由幼兒園的承辦人員於「每月1次」填寫「消防安全設備自行檢查表」後，由防火管理人和管理權人確認處置情形並簽章，檢查重點如表 10-7 所示。

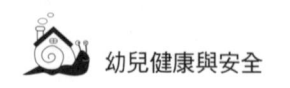

表 10-7 「消防安全設備自行檢查表」

消防安全設備自行檢查表（每月 1 次）

實施人員			
設備內容	實施內容	檢查結果	日期
滅火器	1.放置於固定且便於取用之明顯場所。	□符合 □不符合	
	2.安全插梢無脫落或損傷等影響使用之情形。	□符合 □不符合	
	3.噴嘴無變形、損傷、老化等影響使用之情形。	□符合 □不符合	
	4.壓力指示計之壓力指示值在有效範圍內。	□符合 □不符合	
	5.無其他影響使用之情形（如放置雜物）。	□符合 □不符合	
室內消防栓	1.消防栓箱門確實關閉，水帶及瞄子之數量正確。	□符合 □不符合	
	2.消防栓箱內的水帶及瞄子等無變形、損傷等無法使用之情形。	□符合 □不符合	
	3.紅色幫浦表示燈保持明亮。	□符合 □不符合	
	4.無其他明顯影響使用之情形（如放置雜物）。	□符合 □不符合	
自動撒水設備	1.無新設隔間、棚架致未在撒水範圍內之情形。	□符合 □不符合	
	2.撒水頭無變形及漏水之情形。	□符合 □不符合	
	3.送水口無變形及妨礙操作之情形。	□符合 □不符合	
	4.制水閥保持開啟，附近並有「制水閥」字樣之標識。	□符合 □不符合	
	5.無其他明顯影響使用之情形（如放置雜物）。	□符合 □不符合	
火警自動警報設備	1.受信總機電壓表在所定之範圍內或電源表示燈保持明亮。	□符合 □不符合	
	2.火警探測器無變形、損壞等無法使用之情形。	□符合 □不符合	

表 10-7 「消防安全設備自行檢查表」（續）

設備內容	實施內容	檢查結果	日期
火警發信機	1.按鈕前之保護板，無破損、變形及損壞等影響使用之情形。 2.無其他明顯影響使用之情形（如放置雜物）。	□符合 □不符合 □符合 □不符合	
緊急廣播設備	實際進行廣播播放測試，確保設備能正常播放。	□符合 □不符合	
避難器具	1.避難器具之標識，無脫落、汙損等影響辨識之情形。 2.避難器具及其零件，無明顯變形、脫落等影響使用之情形。 3.避難器具周遭無放置雜物影響其使用之情形。 4.下降空間暢通無妨礙下降之情形（如設置遮雨棚）。	□符合 □不符合 □符合 □不符合 □符合 □不符合 □符合 □不符合	
標示設備	1.無內部裝修，致影響辨識之情形。 2.無標識脫落、變形、損傷或周圍放置雜物等影響辨別之情形。 3.燈具之光源有保持明亮，無閃爍等影響辨識之情形。	□符合 □不符合 □符合 □不符合 □符合 □不符合	
狀況回報			
防火管理人處置情形暨簽章		管理權人處置情形暨簽章	

備考：如有異常現象，應立即報告防火管理人。

註：引自宜蘭縣政府消防局（2025c）。

四、自衛消防編組訓練

當真實的火災發生時，透過平時所學的教育訓練進行初期控制，避免擴大延燒、減低人員傷亡、財產損失，也就是在火災發生時，幼兒園的教職員工在消防隊到達現場之前，均應從事滅火、防止延燒及人命救助，以

真正符合自衛消防編組訓練之目的。

依據《消防法施行細則》（民國113年1月22日修正發布）第5條，消防防護計畫中的自衛消防編組：「員工在十人以上者，至少編組滅火班、通報班及避難引導班；員工在五十人以上者，應增編安全防護班及救護班」，「滅火、通報及避難訓練之實施；每半年至少應舉辦一次，每次不得少於四小時，並應事先通報當地直轄市、縣（市）主管機關」。

實例

幼兒園在進行自衛消防編組的滅火、通報及避難引導之訓練，可在每年6月30日前及12月31日前向當地的消防機關提報。

步驟流程

1. 每次訓練前10日，需於防護計畫書內填寫「自衛消防編組訓練計畫提報表」（如表10-8所示），並將該表送至當地消防機關，例如：送件日期為6月1日，預定演練日期應在6月11日之後。
2. 每次演練成果申報，需先至當地政府消防局網站檢視並下載最新申報表格與範例，填寫後再行申報。

五、防火管理人

幼兒園的教職員工需經過初訓和複訓通過，才能真正成為防火管理人之資格，說明如下。

（一）防火管理人初訓

依據《防火管理人訓練與專業機構登錄及管理辦法》（民國113年2月2日訂定發布），初訓訓練時數不得少於12小時，其訓練項目包括：(1)消防知識及火災預防；(2)消防安全設備及防火避難設施；(3)員工教育及自衛消防編組訓練；(4)消防防護計畫；(5)測驗。「未參與前項第五款測驗或缺課時數達二小時以上者，應予退訓」（第4條），「經初訓領有合格證書者，取得防火管理人資格」（第3條）。

表 10-8 「自衛消防編組訓練計畫提報表」

受文者	市政府消防局第　救災救護大隊安康分隊		
主　旨	提報自衛消防編組訓練計畫（如附件）。		
提報人	管理權人：廖◯◯（簽章）/行動電話：0928◯◯◯◯◯◯		
實施者	防火管理人：郭◯◯（簽章）/行動電話：0933◯◯◯◯◯◯		
場所	名　稱	幼兒園	電話
	地　址	9號	
訓練	預定日期	◯◯年 04 月 24 日 10 時 00 分~14 時 00 分（總計 4 小時）	
	內　容	☐滅火訓練 ☐通報訓練 ☐避難引導訓練 ■綜合演練	
	種　類	☐白天人員之訓練 ☐夜間人員之訓練 ■全體人員之訓練	
	參加人數	16 人（如簽到表）	前次訓練日期 民國◯◯年 10 月 29 日
	派員指導	☐要 ■不需要　消防車支援 ☐需要　　　輛 ■不需要	
	其　他	本場所所有員工計數 16 人。(幼兒園（幼教業）學童總收容人數 87 人)	
綜合意見（消防機關填寫）	☐准予備查，請依貴場所自衛消防編組人員數相對較少及避難逃生最不易之情境進行演練。另訓練結束翌日起 14 日內，將相關成果表件提報當地消防機關備查。 ☐不予備查，原因：			
	職名章：　　　　　　　分隊章：			
	受理時間：			
	主　管：			

1. 依消防法施行細則第五條第一項第五款規定辦理，並應於實際訓練日期十日前，提報消防機關，消防機關於該場所實際進行訓練時，得派員前往查察，以確認報請消防機關核備之消防項目次，是否依規劃日期進行。
2. 為落實滅火、通報及避難訓練之實施，應結合自衛消防編組實行，故應製定自衛消防編組訓練計畫。
3. 每次演練成果申報，請先至本局網站檢視並下載最新申報格式及與例，填寫後再行申報（本局網站：下載專區/自衛消防編組演練，網址：https://www.fire.ntpc.gov.tw）。

註：新北市立新店幼兒園提供。

（二）防火管理人複訓

依據《防火管理人訓練與專業機構登錄及管理辦法》，「取得防火管理人資格者，應自初訓結束之日起，每三年至少接受複訓一次」（第 3 條），複訓訓練時數不得少於 6 小時，其訓練項目包括：(1)防火管理對策；(2)自衛消防編組實施要領；(3)測驗。「未參與前項第三款測驗或缺課時數達一小時以上者，應予退訓」（第 5 條），「初訓或複訓，其生效日自訓練結束之日起算，有效期間為三年」（第 9 條）。

六、水電安全檢查

為確保幼兒園環境的建築物安全，其用電設施設備的檢查尤其重要。一般幼兒園都有機電配置圖，對於園舍建築基本的電工符號（如電話總機、燈用分電盤、電風扇、消防水管、偵煙型火警感應器、火警受信總機等）要有基本概念，此可參考《室內設計本位訓練教材：水電配線圖的繪製》（詳見附錄10-39）。亦有幼兒園會委請專業公司進行「每月用電檢查」，其項目包含接點螺絲巡檢、接點螺絲溫度巡檢、線路絕緣測試等。尤其，老舊園舍的電線更需要定期檢查，落實平時的水電設備基本安全檢核（請參閱附錄10-40）。

七、設施設備安全檢核表

（一）全園室內、外設施設備安全檢核與檢修

配合「幼兒園基礎評鑑」指標之規定：2.2.2「每學期應至少自我檢核一次全園室內、外設施設備之安全性；對於不符安全，待修繕或汰換者，應留有處理情形之紀錄……」（教育部，2023）。全園室內、外設施設備安全檢核與檢修表，如表10-19所示。

（二）兒童遊戲場設施檢查

配合「幼兒園基礎評鑑」指標之規定：6.2.2「固定式遊戲設施應經兒童遊戲場主管機關備查。經備查後，每三年並應委託專業檢驗機構進行檢驗工作」（教育部，2023）。有關兒童遊戲場設施自主檢查表，請參閱附錄10-41。

表 10-19　「全園室內、外設施設備安全檢核與檢修表」

○○○幼兒園○○學年第○學期全園室內、外設施設備
安全檢核與維修紀錄表

依檢查項目勾選，正常（✓）、異常（✗）

檢查項目		檢核結果	檢查項目		檢核結果
活動室	門鎖無損壞，操作使用正常		廚房	燈具等電器設備無損壞，操作使用正常	
	窗戶玻璃無破損，操作使用正常		一般性及遊戲設施周邊環境	遊戲場地面無突出龜裂、無障礙物	
	課桌椅無損壞，操作使用正常			遊戲場有標示使用者年齡與遊戲規則	
	燈具等電器設備無損壞，操作使用正常			光線明亮、通風、無視覺死角	
	電源插座及管線，操作使用安全			地面無積水	
	冷氣機無損壞，操作使用正常			器材結合處之螺絲釘、焊接點、環扣或金屬尖銳物不外露，且無鏽蝕	
	冷氣機實施定期清洗，保持清淨			遊樂器材每座器材保持安全距離；在擺置器材的擺置空間有警告標誌	
廁所	光線明亮、通風、無異味				
	地板乾燥			器材或場地損壞不適用時，有加明顯「停止使用」標示	
	牆角無視覺死角				
	隔間設計無損壞			幼兒所使用之手握或足踏器材表面無潤，有防滑處理	
	大、小便器暢通、無阻塞鬆動；按壓器無損壞				
	燈具等電器設備無損壞，操作使用正常			器材放置位置明顯、安全，裝置穩固未鬆脫	
廚房	冰箱冷藏室或冷凍庫運作正常		滅火器	放置明顯位置、安全穩固未鬆脫	
	瓦斯、熱水器安全穩固			藥劑有效期限未逾期	
	滅菌處理（高溫消毒櫃）運作正常			壓力指示針顯示在有效範圍	
處理情形					
檢查日期		檢查人員（簽章）		園長/主任（簽章）	

註：引自新北市政府教育局（2023）。

八、班級（活動室）安全檢查

依據《幼兒園及其分班基本設施設備標準》第 21 條：

「室內活動室之設備，應符合下列規定：……

七、考量教學器材及各學習區單獨使用之需要，適當配置開關及安全插座。

八、使用耐燃三級以上之內部裝修材料及附有防焰標示之窗簾、地毯及布幕。……

十、供教保服務人員使用之物品或其他相關物品，應放置於一百二十公分高度以上之空間或教保準備室內。……」

實例

○○幼兒園將使用過的物品或雜物放置在櫃子上方,甚至堆疊過高,或是堆放學習區物品在出入口,行走不便。此不僅影響環境美觀,當地震來時,也容易掉落砸到人,影響人身安全(如圖10-26所示)。

圖 10-26　雜物堆疊不當,影響人身安全

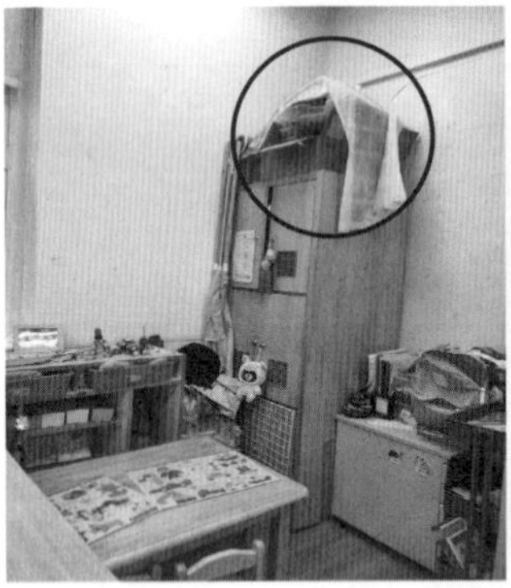

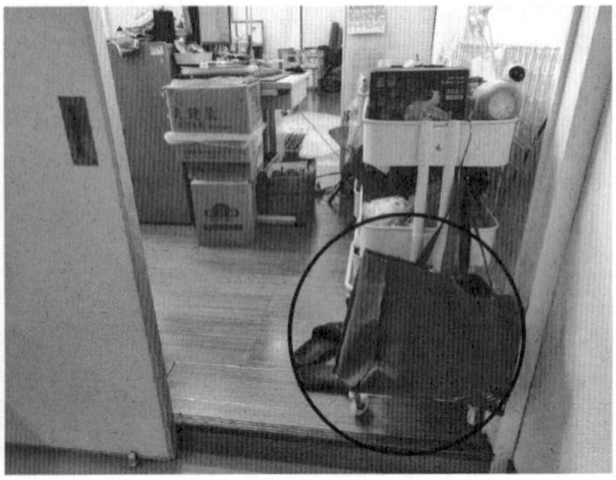

註:某園希望匿名。

除了班級(活動室)的安全維護管理之外,也要留意以下幾個事項:
1. 一個插座是否有插上過多的插頭?
2. 電風扇或烹煮烤箱等「電線」是否老舊或毀損?避免電線走火。
3. 天花板的電燈燈具是否堅固?避免掉落。
4. 桌椅櫃子的邊角是否尖銳?或是木頭材質的木屑是否會刺傷人?
5. 若地板凹陷毀損,是否會影響行走的安全?
6. 冷氣是否有定期保養?冷氣濾網是否常定期清洗?
7. 購買延長線時,應選擇有「安全標章」之商品,並應標示額定電壓125V、電流15A及容量1650W。在使用延長線時,應選擇具保險絲安全裝置或過負荷保護裝置的產品,以防止因過載而導致電線發熱短路起火,使用應注意事項如附錄10-42所示。

另外,教育部提供「教保活動基本安全檢核表」(詳見附錄10-43)、「教保服務人員安全意識檢核表」(詳見附錄10-44)供幼兒園參考使用。

九、廚房安全設備

廚房是餐點烹煮的地方，也是用電、用火最頻繁的場所，環境危險性相當地高，更是最容易發生火災的地方。以下簡述基本的廚房安全設備。

（一）定溫式警報器

住宅用火災警報器常被簡稱為「住警器」，主要是給「未裝設火警自動警報設備」的住宅使用之警報器，可早期偵測及通報火災之發生，為人們爭取逃生的時間。住宅用火災警報器因為不需要配線，只要裝電池就能使用，所以又稱為獨立式火警探測器。但幼兒園務必「裝設火警自動警報設備」，可分為以下兩種：
1. 偵煙式：當煙的濃度變化達一定值時，會發出警報。適用於活動室、走廊等。
2. 定溫式：當溫度上升達到 80°C 左右時，於一定時間內會發出警報。適用於常有煙霧的「廚房」，以免誤報。

（二）滅火器

廚房需備有滅火器，以利於初期滅火。以下分為「滅火器成分類型」及「滅火器的操作使用與注意事項」進行說明。

1. 滅火器成分類型

廚房需備有強化液或乾粉滅火器；若電氣火災時，不可用水滅火，應使用乾粉滅火器。依據一般火災類別，可分為 A 類普通火災、B 類油類火災、C 類電器火災、D 類金屬火災。滅火器可滅火類如附錄 10-45 所示。

2. 滅火器的操作方式與注意事項

(1) 操作口訣

拉（插梢）→瞄（火源）→壓（握把）→掃（向火源左右噴灑），如附錄 10-46 所示。

(2)注意事項

- 平時檢查：壓力是否正常、鋼瓶有無鏽蝕、滅火藥劑性能檢查期限（如圖 10-27 所示）。
- 滅火器應保持隨時立即可以使用的狀態（如圖 10-28 所示），避免套塑膠袋防塵或插梢被綑綁，危急時無法立刻拔出插梢。
- 操作不當：滅火器在功能正常之下，若乾粉無法噴出，可能是因為滅火器的插梢沒有拔出來，或是握把沒有壓到底等原因。

圖 10-27　滅火器的平時檢查　　圖 10-28　滅火器應保持可立即使用狀態

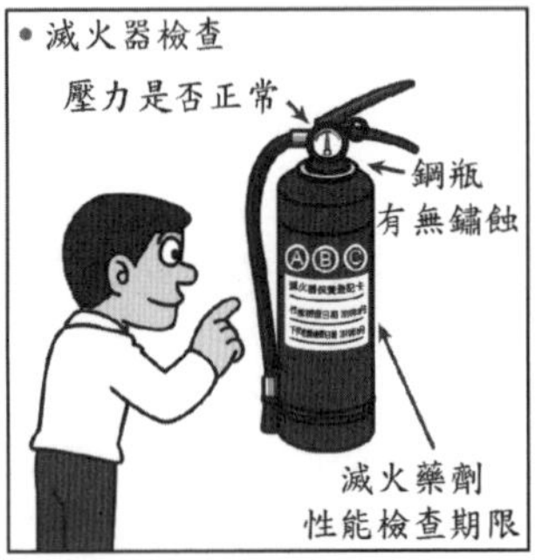

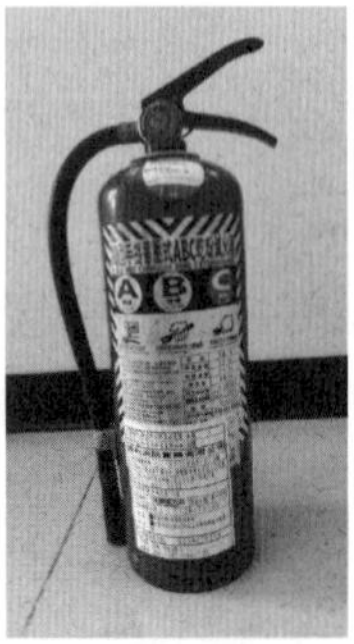

註：引自中華民國內政部消防署全球資訊網（2017）。　註：新北市立新店幼兒園提供。

（三）桶裝液化石油氣的安全裝置

依據《公共危險物品及可燃性高壓氣體製造儲存處理場所設置標準暨安全管理辦法》（民國 113 年 7 月 16 日修正發布）第 70 條至第 73 條，桶裝液化石油氣（俗稱瓦斯桶）的安全裝置摘要說明如下：

1. 設置氣體漏氣自動警報設備。
2. 設置自動緊急遮斷裝置。
3. 容器放置於屋外者，應設有柵欄、容器櫃或圍牆等措施，其上方應以輕質金屬板或其他輕質不燃材料覆蓋（如圖10-29所示），並距離地面 2.5 公尺以上。

4. 場所應保持攝氏 40°C 以下之溫度；容器並應防止日光之直射。
5. 應設置標示板標示緊急聯絡人姓名及電話。

圖 10-29　桶裝液化石油氣放置屋外時，需設有容器櫃

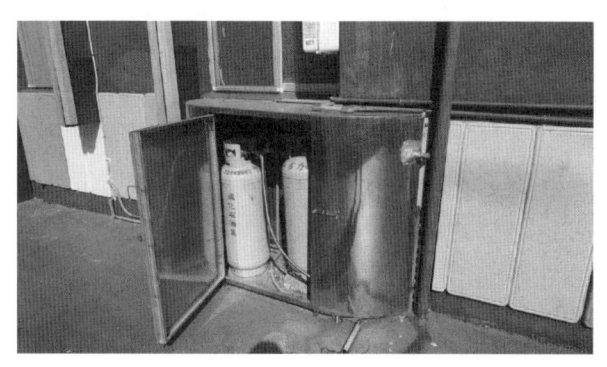

註：新北市立新店幼兒園提供。

　　有關氣體漏氣自動警報設備，市面上有「瓦斯洩漏偵測器」（GHD100A）用於偵測瓦斯洩漏，以避免瓦斯爆炸及窒息等不幸的意外事故發生。而「瓦斯洩漏偵測器」（GHD100A）和「瓦斯偵測控制器」（GVC1000）之間，可驅動「瓦斯關斷閥」自動關斷瓦斯。

　　有關自動緊急遮斷裝置，市面上有「有線瓦斯遮斷器」、「超壓安全關斷閥」、「瓦斯遮斷緊急遮斷閥」、「瓦斯切斷器」等名稱，主要功能都是在自動關閉瓦斯開關閥，防止瓦斯爆炸或瓦斯燃燒不完全所引起的一氧化碳中毒，以及地震時自動關閉瓦斯，避免造成二次傷害。近幾年，常見到桶裝液化石油氣發生氣爆事件，建議其安全裝置應依照 ISO14245 安全措施，裝設 CNS1324 標準桶裝瓦斯自閉保護裝置，防止桶裝液化石油氣的漏溢而造成傷亡。尤其，在瓦斯洩漏的情況下，切勿打開任何電源，應立即打開門窗通風、關閉桶裝液化石油氣的閥門。

貳、學校公共意外責任保險

　　教育部為落實《幼兒教育及照顧法》（民國111年6月29日修正公布）第34條第3項、《國民教育法》（民國112年6月21日修正公布）第43條第3項、《高級中等教育法》（民國110年5月26日修正公布）第59條第3項等法規所規定，自民國99年（2010年）2月1日起每年編列預算，以公開招標方式甄選保險公司，為全國公私立高級中等以下學校及教保服務機構全面投保「公共意外責任保險」，讓學生、家長、學校志工、進入校園的社區居民，若在校園中發生學校依法應負賠償責任的意外事故時，能獲得保險理賠，同時減輕學校的負擔，讓學校能持續提供優質的教育服務與品質。

參、食品安全

　　食品安全攸關生命與健康，以下從教育部校園食材登錄平臺2.0、食安智慧監控2.0起鍋溫度量測、萊克多巴胺（ractopamine）、調味品、過敏原食物等五項進行說明。

一、教育部校園食材登錄平臺2.0

　　幼兒園應每日上傳當日菜單、食材內容、認證資訊、供貨來源，家長看到餐點內容會更加安心，並放心幼兒園提供幼兒均衡健康安全的飲食。教育部校園食材登錄平臺2.0（https://fatraceschool.k12ea.gov.tw/frontend/）（如圖10-30所示），其操作步驟如附錄10-47所示，並可結合手機APP之操作，檢視幼兒園的菜單與食材（如圖10-31所示），使用上非常便利。

圖 10-30　教育部校園食材登錄平臺 2.0

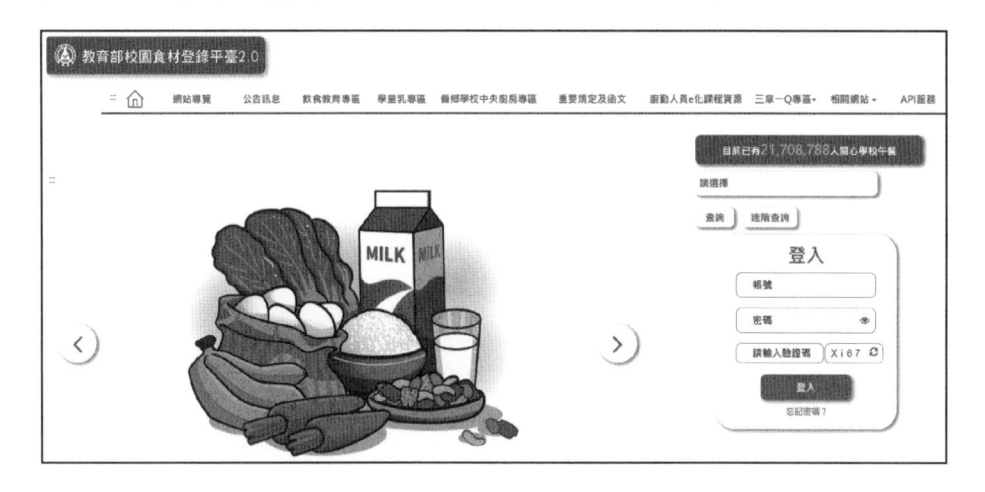

圖 10-31　結合手機 APP 之操作，檢視幼兒園的菜單與食材

註：新北市立新店幼兒園提供。

二、食安智慧監控 2.0 起鍋溫度量測

為了幫幼兒園的午餐品質把關，以新北市為例，該市啟動「食安智慧監控中心 2.0 計畫」，以提升幼兒園餐食安全為目標，針對新北市 90 人以上、150 家的大型公立幼兒園自設廚房的午餐起鍋溫度進行管控，分四年逐步完成。此系統的操作步驟首先需在教育部校園食材登錄平臺 2.0 完成菜單建檔，接續登錄新北市食安智慧監控系統（https://fsmc.ntpc.gov.tw/NTP_FoodMonitor/）（如圖 10-32 所示），其溫度監測登錄作業的操作步驟，如圖 10-33 所示，並可結合手機 APP 之操作，輸入菜色量測溫度（如圖 10-34 所示），使用上非常便利。

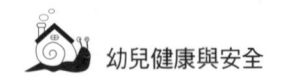

圖 10-32　新北市食安智慧監控系統

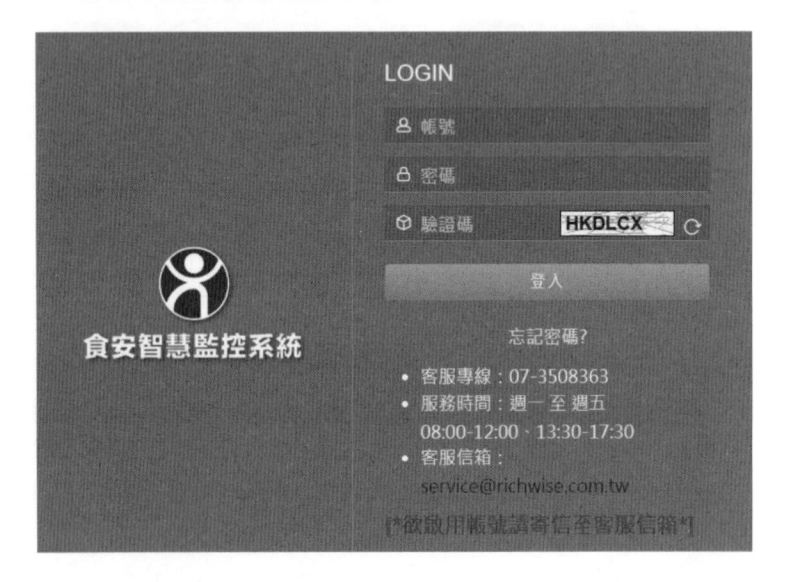

圖 10-33　溫度監測登錄作業

註：新北市立新店幼兒園提供。

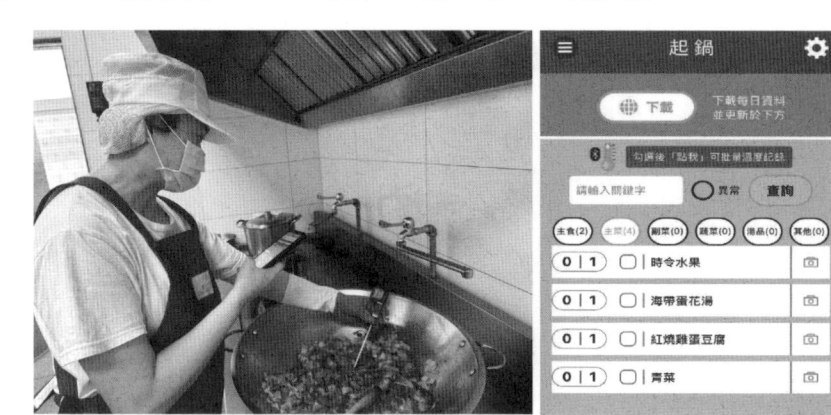

圖 10-34　結合手機 APP 之操作，輸入菜色量測溫度

註：新北市立新店幼兒園提供。

　　幼兒園午餐食材的烹調過程需掌握「溫度」與「時間」，這是兩大重要管控因子。起鍋溫度須達 85°C，確保食材徹底煮熟，如為提早烹調的食物，須於上午 9:00 再次確認溫度需維持在 60°C 以上，並將量測溫度上傳至新北市食安智慧監控系統。若食安智慧監控中心接收到系統異常溫度警示時，會立即通知並要求幼兒園持續加熱或重新復熱至標準溫度，確保午餐的品質及衛生安全。

三、萊克多巴胺

　　萊克多巴胺是一種β促效劑（β-agonist）藥物，用以助長豬、牛、火雞生出瘦肉，減少體脂肪，是瘦肉精中最常見的一種，其肉品殘留毒性遠低於具有相同功能的其他動物飼料添加物。目前的實驗數據無法確定其是否會對人體產生其他副作用，人體長期攝取殘留的萊克多巴胺是否會造成健康問題也尚不清楚，但其受試臨床表現較多為心跳過速，面頸、四肢肌肉顫抖，頭暈、頭疼、噁心、嘔吐，特別是高血壓、心臟病的病患，可能會加重病情導致意外。

　　因應民國 110 年（2021 年）起，臺灣開放含萊克多巴胺豬肉進入市場，像是新北市也開始實施豬肉萊克多巴胺「零檢出」紀錄（如圖 10-35 所

圖 10-35　萊克多巴胺快篩檢驗紀錄

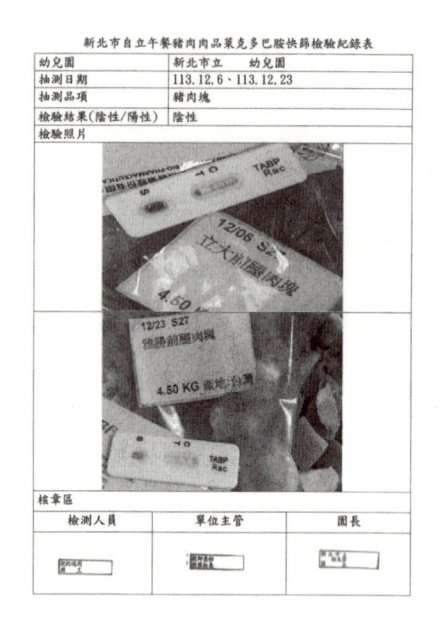

註：新北市立新店幼兒園提供。

示），並要求幼兒園於公告處、菜單及食材登錄平臺，載明餐點所使用的豬肉及豬肉可食部位原料之原產地標示，充分揭露豬肉食材來源，全力防守遏止萊豬進入校園。幼兒園可依照契約指定業者將肉品送驗，同時由衛生局擴大稽查，加強抽驗肉品來源追溯及原產地標示，若未依規定標示豬肉及其原料原產地，或產地標示不清者，將以違反《食品安全衛生管理法》（民國 108 年 6 月 12 日增訂公布）處理，以行動守護幼兒園的食安與健康。

四、調味品

因應衛生單位查獲咖哩粉檢出蘇丹紅色素，為確保幼兒園的餐點衛生安全及品質無虞，教育局立即啟動食安應變機制，以公文函請幼兒園禁止使用辣椒粉、咖哩粉（含咖哩塊）、薑黃粉等調味品，嚴格把關，防止問題食材流入幼兒園，以確保餐點的食品安全與幼兒飲食的安心。

五、過敏原食物

　　幼兒園的餐點表上若標示星（★）字記號的品項（如附錄 10-48 所示），是為了配合衛生福利部公告 11 種具有過敏原的食物（如甲殼類、芒果、花生、牛奶及羊奶、蛋、堅果類、芝麻、含麩質之穀物、大豆、魚類、使用亞硫酸鹽類），溫馨叮嚀與提醒家長，若自己孩子有過敏體質或潛在有過敏風險，宜主動告知老師「孩子過敏的食物」。因為「每一個孩子對過敏原的食物反應都不一樣」，應避免孩子吃到過敏食物而身體不適，讓我們一起守護孩子的飲食健康安全。

　　為把關食品安全，教育局以公文函請幼兒園配合（如附錄10-49所示）。

肆、校園安全及災害通報

　　幼兒園因應校園安全及災害通報，政府相關單位藉此提供相關的協助，以下從「常見的天然災害」、「天然災害通報與經費申請」等二項進行說明。

一、常見的天然災害

　　依據《教育部主管各級學校及所屬機構災害防救要點》（民國 109 年 7 月 22 日修正發布），災害係指下列災難所造成之損害：
　　1.天然災害：風災、水災、震災、土石流災害等。
　　2.人為災害：火災、毒性化學物質災害、傳染病、重大交通事故及其他人為所造成之傷（損）害等。

　　以下針對臺灣常見的天然災害「風災、水災、震災」進行說明，有關人為災害（傳染病、重大交通事故）可參考本章第二節和第九章的內容。因應災害管理的四個階段「減災、整備、應變、復原」，簡略擇其部分階段敘述如下。

（一）颱風

　　完成防颱準備才能將災害損失減至最低，例如：懸掛在幼兒園外的看板與招牌應取下或釘牢，以免被風吹落。尤其是樹木倒塌或枝幹掉落後，若打壞高壓設備，會危及人身安全。臺灣電力公司指出，正常來說，路樹和電桿電線應保持 1.5 公尺的距離，若太過接近就可能導致線路磨損，影響周邊供電，且電線掉落後恐出現感電危機。因此，該公司在接獲通報後，便會立即派員前往現勘，清除多餘枝葉，維護人身安全。

實例

　　○○幼兒園門口鄰近的樹木高聳，接近高壓用電設備，且樹根已滲入幼兒園的排水管內，影響建築物安全，也容易造成高壓用電設備損毀，有人身安全之虞。

處理方式

1. 幼兒園平時應建立防颱 SOP 緊急應變流程圖（如圖 10-36 所示）。
2. 門口鄰近的樹木高聳，接近高壓用電設備，在颱風即將登陸之際，應聯絡當地的臺電公司人員前來會勘確認現況與處理措施。
3. 事先公告及告知居民移動汽機車輛，避免鋸下之樹木掉落，傷及汽機車輛。
4. 請執行鋸樹廠商（與臺電公司合作的開口契約廠商）開始鋸樹（如圖 10-37 所示）。

第十章　幼兒園環境維護與健康安全管理

圖 10-36　防颱 SOP 緊急應變流程圖

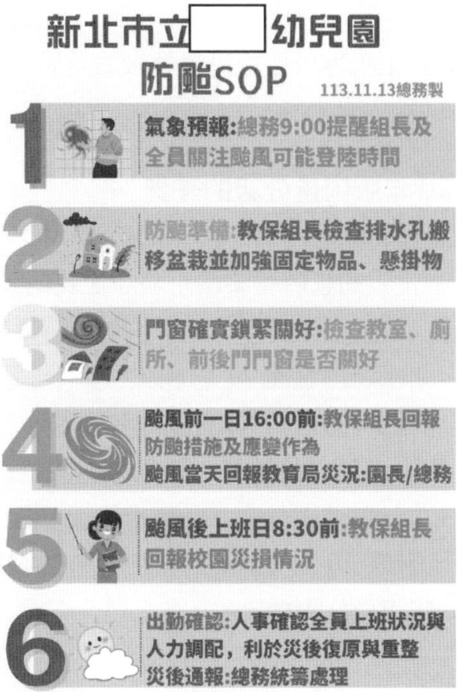

註：新北市立新店幼兒園提供。

圖 10-37　臺電公司合作的廠商執行鋸樹

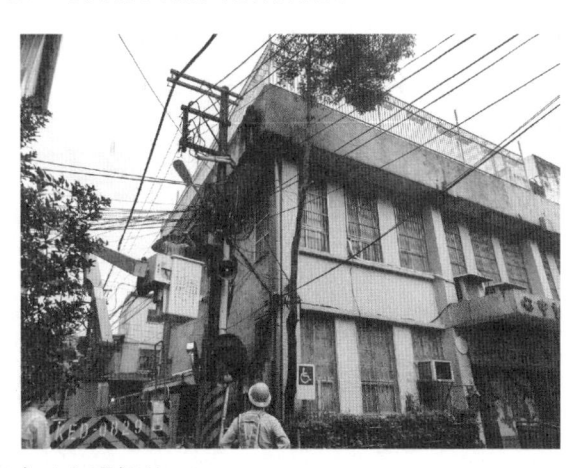

註：新北市立新店幼兒園提供。

343

（二）水災

以下說明 2015 年版與 2020 年版雨量分級的差異，以及幼兒園的應變機制。

1.2015 年版與 2020 年版雨量分級的差異

交通部中央氣象局的豪雨特報，自 2020 年 3 月 1 日起新增短延時大豪雨降雨量標準。為強化「**短延時強降雨**」現象之災防預警，先前已於 2015 年修訂豪（大）雨特報降雨量標準，除原本 24 小時累積雨量條件外，對大雨、豪雨分別增列「1 小時雨量達 40 毫米以上」、「3 小時累積雨量達 100 毫米以上」的短延時強降雨條件。為更進一步反映「**短延時強降雨**」之致災性，以提高各界對降雨災害的警覺，強化防救災應變處置效能，豪雨中之大豪雨再增列「3 小時累積雨量達 200 毫米以上」之雨量標準（交通部中央氣象署，2020）。附錄 10-50 為雨量與警戒事項之關聯，附錄 10-51 為 2015 年版與 2020 年版雨量分級之比較。

2.幼兒園的應變機制

> **實例**
>
> 某日午後短延時強降雨，○○幼兒園的側溝和排水孔因樹葉、垃圾和雜物阻塞產生積水而有淹水的現象（如圖 10-38 所示），造成幼兒園滲水災害（如圖 10-39 所示）。

處理方式

1. 平時即應疏通排水孔防止堵塞，切勿將雜物、盆栽放在溝孔上，阻礙清疏作業及排水，以維護雨天環境與安全。
2. 幼兒園區域位於低窪地帶，在得知暴雨預警後，應提前在門口放置沙袋、擋板等防水入侵。
3. 當積水侵入幼兒園內，應及時切斷電源、瓦斯氣源等。
4. 造成水災時，應往高處逃生避難，尋找安全堅固處所，等待救援，切莫涉水外出，避免水流衝擊身體，影響人身安全。

圖 10-38　樹葉、垃圾和雜物阻塞造成積水而淹水

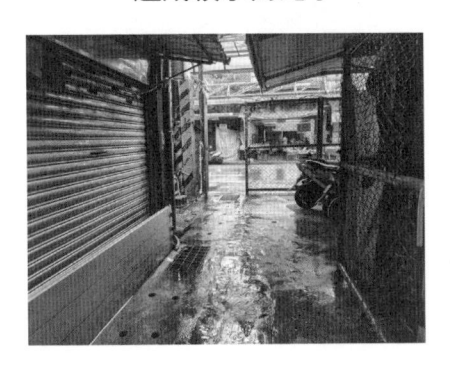

圖 10-39　幼兒園滲水災害

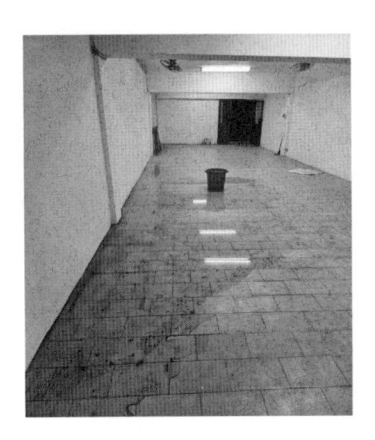

註：圖 10-38、圖 10-39 由新北市立新店幼兒園提供。

（三）地震

臺灣位於地震活躍的環太平洋火山帶之中，菲律賓海板塊和歐亞板塊交界上常有地震發生。全國各級學校及幼兒園於每年 9 月和 3 月應配合行政院「國家防災日」活動，實施地震避難掩護演練，熟稔「趴下、掩護、穩住」的抗震保命三步驟，強化師生之地震災害應變處理能力，有效減低災損，以維護校園及師生安全。

實例

> 2024 年的花蓮地震（又稱為 403 花東大地震），發生於當地時間 4 月 3 日上午 7 時 58 分 09 秒，震央位於臺灣東部海域（花蓮縣政府南南東方 25 公里），芮氏規模達 7.2。當時新北市震度為 5 弱，○○幼兒園緊急應變就地掩蔽、避難疏散後，由相關人員檢查園舍狀況（2 人一組相伴相照應），從外觀檢視無倒塌之虞，入內檢視後，發現災情：「活動室牆面剝落」（如圖 10-40 所示）及「廁所牆面磁磚龜裂」（如圖 10-41 所示）。在通報園長後，立即向教育部校園安全暨災害防救通報處理中心通報。

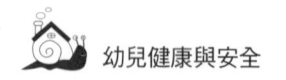

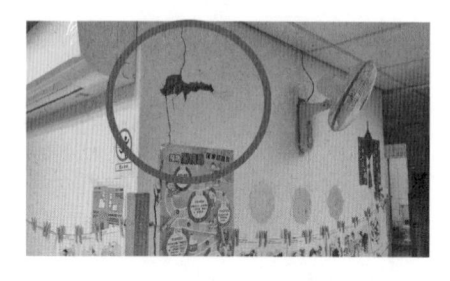

圖 10-40　活動室牆面剝落　　圖 10-41　廁所牆面磁磚龜裂

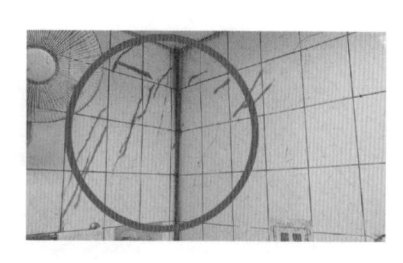

註：圖 10-40、圖 10-41 由新北市立新店幼兒園提供。

處理方式

1. 確認是否復課：諮詢請益○○科技公司專業技師，其回應「強震過後，部分牆壁損傷算是正常，結構安全影響很小，日後可找經費修補牆壁」，全園教職員工生可回園復課。
2. 復原：
   (1)災情處以封鎖線圍起來（如圖 10-42 所示），確保人身安全。
   (2)在牆面磁磚裂縫處貼上膠帶，防止摸到刮傷。
   (3)環境清潔整理。
   (4)通報教育部校園安全暨災害防救通報處理中心。
   (5)申請災後復建工程補助。
   (6)修繕工程完工（如圖 10-43 所示）。

圖 10-42　以封鎖線將活動室與廁所牆面圍起來

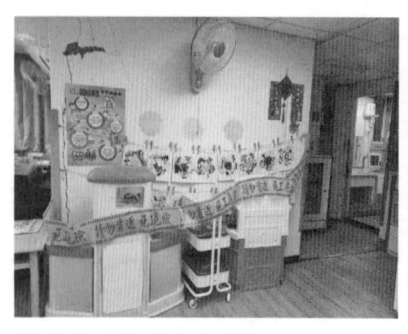

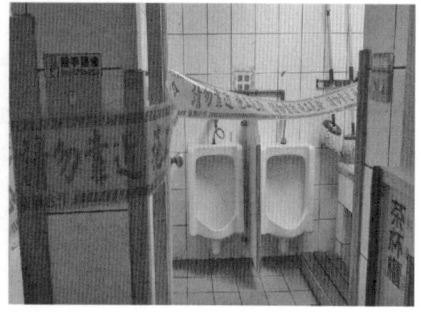

註：新北市立新店幼兒園提供。

圖 10-43　修繕工程復原狀況

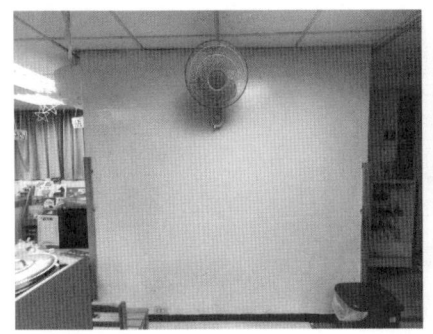

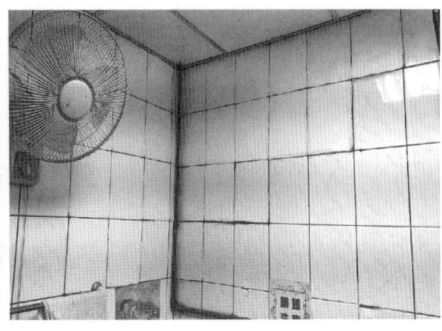

註：新北市立新店幼兒園提供。

> ♥溫馨小叮嚀♥
>
> 　　地震發生之後，建築物檢查後若出現下列幾種情況，例如：房屋外觀傾斜或沉陷、外牆有 X 裂縫、鋼筋外露、混凝土剝落、樑柱變形、位移等（可參見《震災後住家房屋自我檢查手冊》一書），需立刻請專業土木、結構技師或建築師現場勘查，進行建築物耐震能力的初步評估。

二、天然災害通報與經費申請

（一）教育部校園安全暨災害防救通報處理中心

　　依據《校園安全及災害事件通報作業要點》（民國 112 年 11 月 30 日修正發布）第 3 點，校安通報事件之類別區分如下：(1)意外事件；(2)安全維護事件；(3)暴力與偏差行為事件；(4)管教衝突事件；(5)兒童及少年保護事件；(6)天然災害事件；(7)疾病事件；(8)其他事件。

　　該要點第 6 點也指出，校安通報事件之通報時限如下：

1. 依法規通報事件：應於知悉後，於校安通報網通報，至遲不得逾 24 小時；法規有明定者，依各該法規定時限通報。
2. 一般校安事件：應於知悉後，於校安通報網通報，至遲不得逾 72 小

時。
3. 前項各類校安通報事件屬緊急事件者，應於知悉後，立即應變處理，即時以電話、電訊、傳真或其他科技設備通報各主管教育行政機關，至遲不得逾 2 小時。

（二）災後復建工程經費申請補助

災後復建工程經費的申請補助步驟如下：
1. 幼兒園填寫「天然災害公共設施搶救復建工程經費概估表」，該表包含復建工程名稱、災害發生日期／地點、初步查估結果、位置簡圖、災損照片、災損說明、立即危險性之評估，復建計畫係以實地勘查結果研擬復建方案，應包括復建工程內容、數量、單價、設計示意圖說及經費估算等（請參閱附錄 10-52）。
2. 核定補助災後復建工程經費申請案經費後，幼兒園需於文到 3 日內依核定金額掣據請款送主管單位（教育局／處）憑撥，並依《政府採購法》（民國 108 年 5 月 22 日修正公布）辦理。
3. 施工、驗收與核銷。

伍、校外教學活動安全管理

以下從校外教學活動、遊覽車、幼童專用車進行說明。

一、校外教學活動規定與注意事項

（一）幼兒園校外教學活動之規定

依據《新北市幼兒園辦理校外教學活動注意事項》（民國 113 年 8 月 2 日修正）第 3 點之規定：

「為保障幼兒權利，幼兒園辦理校外教學活動應依下列規定辦理：

(一) 幼兒園辦理校外教學活動，不得強制幼兒參加，且應於事前告知其法定代理人並取得參加者法定代理人之同意書。

(二) 幼生因故未能參加者，幼兒園應妥適安排其收托配套措施及替代性學習活動，不得拒絕幼兒到幼兒園。但教保服務契約另有約定者，從其約定。」

(二) 幼兒園校外教學活動之注意事項

依據《新北市幼兒園辦理校外教學活動注意事項》第 5 點之規定：

「幼兒園校外教學活動之注意事項如下：

(一) 幼兒園應考量幼兒體能、氣候、交通狀況、環境衛生、公共安全及教學資源等事項。

(二) 幼兒園或教保服務人員應擬訂校外教學活動計畫，並向學校或幼兒園提出申請。

(三) 幼兒園辦理校外教學活動應事前分工，勘察地點填具勘察紀錄，規劃休憩場所參觀路線，並事先查詢參觀地點周邊之醫療服務及備妥急救藥品與設備。

(四) 幼兒分組應事先安排，照顧者與三歲以上至入國民小學前之幼兒人數比例不得逾一比八；與二歲以上未滿三歲之幼兒人數比例不得逾一比三；有特殊需求之幼兒，得安排幼兒之法定代理人或志工一對一隨行照顧。照顧者得由幼兒園加派工作人員或徵求幼兒法定代理人擔任；校外教學地點單程距離超過五十公里每輛車應增加一名照顧者。

(五) 幼兒搭乘幼童專用車時，應依幼兒園幼童專用車輛與其駕駛人及隨車人員督導管理辦法辦理。幼兒園租用車輛載運，應選擇合法且信譽良好之運輸業者洽租營業遊覽車，租用車齡不得超過五年，且租車公司應辦

理使用車輛之第三人責任險及乘客險，並應以交通部訂頒之遊覽車租賃定型化契約範本為依據，並依活動細節商議訂定契約；出發前幼兒園應確認校外教學用車安全檢核表，並檢查各項安全事項。

（六）幼兒園辦理校外教學活動，應訂定校外教學活動作業及緊急事故處理流程。

（七）出發前及每次集合時應清點人數，並隨時留意幼兒健康及安全狀況。

（八）幼兒園辦理校外教學活動結束後，應召開檢討會議。」

有關校外教學活動的相關表格有「校外教學活動報名表及家長同意書」（詳見附錄10-53）、「幼兒園校外教學申請及工作分工表」（詳見附錄10-54）、「幼兒園校外教學地點勘察紀錄表」（詳見附錄10-55）、「幼兒園校外教學用車安全檢核表」（詳見附錄10-56所示）、「幼兒園校外教學租車合約範例」（詳見附錄10-57）、「幼兒園校外教學作業流程圖」（詳見附錄10-58）、「幼兒園校外教學緊急事故處理流程」（詳見附錄10-59所示）。

二、遊覽車

依據《學校辦理校外教學活動租用車輛應行注意事項》（民國112年10月16日修正）第3點和第8點之規定：學校辦理校外教學活動租用車輛之駕駛人一年內不得有重大違規及重大肇事紀錄，且不得任意更換駕駛人或車輛，如有突發狀況應依備援機制處置；出發前應檢查駕駛人駕駛執照，以確認駕駛人及車輛與契約相符。出發前，幼兒園全體師生應實施行前教育及安全宣導。車上實施逃生演練，應注意安全門之開啟、車窗開啟或擊破方式、逃生動線分配，以及車內滅火器配置、取得與相關操作等。

三、幼童專用車

　　幼童專用車之使用，係依據《道路交通安全規則》（民國113年9月30日修正發布）第2條：「幼童專用車：指專供載運二歲以上未滿七歲兒童之客車」、《幼兒園幼童專用車輛與其駕駛人及隨車人員督導管理辦法》（民國112年2月27日修正發布）第5條第1項：「幼兒園之幼童專用車，其車型、規格、安全設備（含滅火器）及其他設施設備，應符合道路交通安全規則之規定。」，以及《學生交通車管理辦法》（民國112年12月4日修正發布）之規定。以下針對幼童專用車的車種、車齡、檢驗、資格審查、車身顏色及標識、車體內部規格、安全設備、保養及維護、保險等事項，依據法規內容並參考陳淑姬等人（2019）的論述，進行說明。

（一）車種

　　原廠車種為限，不能使用改裝車。

（二）車齡

　　不得逾出廠10年。

（三）檢驗

　　出廠未滿5年，每年至少檢驗1次；出廠5年以上，則每半年1次。

（四）資格審查

1. 幼兒園購置幼童專用車，應經直轄市、縣（市）主管機關核准後，向公路監理機關申請幼童專用車牌照，並於領牌後15日內，報直轄市、縣（市）主管機關備查。
2. 幼童專用車有過戶、車種變更、停駛、復駛、報廢、繳銷或註銷牌照等異動情形，應依交通相關法規規定辦理，並於15日內，報直轄市、縣（市）主管機關備查。

（五）車身顏色及標識

幼童專用車之車身顏色及標識，應符合下列規定（如圖 10-44 所示），不得增加其他標識或廣告，並有審驗合格標識（如圖 10-45 所示）：

1. 車身顏色及標識：應依教育部公告之幼童專用車顏色及標識標準圖辦理。
2. 駕駛座兩邊外側：應標示幼兒園設立許可字號、幼童專用車車號、出廠年分及載運人數。

圖 10-44　幼童專用車「車身顏色及標識圖」

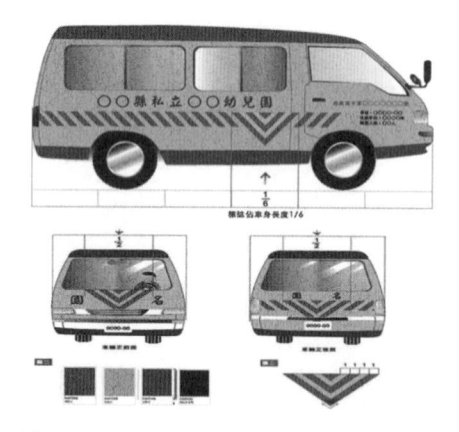

註：引自教育部（2013）。

圖 10-45　幼童專用車「審驗合格標識」

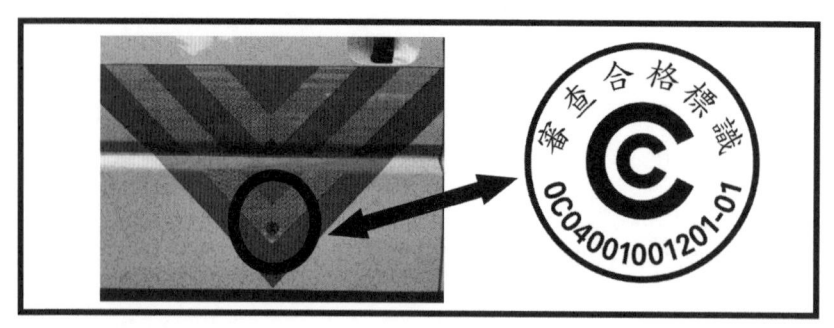

註：私立牧人幼兒園提供。

3. 車身顏色：以黃色為主。
4. 車身標誌：以深紅、深黃相間配色。
   - 倒三角形（v）黃色部分，應使用於規定的反光識別材料。
   - 車子前後標誌寬度占車身寬度之二分之一。
   - 車身兩側之標誌寬度占車身長度之六分之一；倒三角形標誌以置於車身中間為原則。
5. 名稱：
   - 車身前後「園名」，均由左到右方向書寫，園名顯示主要名稱即可。
   - 車身兩側「園名」，應與設立許可證所載名稱完全相符。
6. 駕駛座兩邊外側：標示幼兒園設立許可證字號、車號、出廠年分及載運人數。

（六）車體內部規格

包含幼兒上下車出入口、車內走道寬與內高、幼童座椅配置與尺度、安全門等皆有規定。

（七）安全設備

1. 幼童專用車內適當明顯處應設置合於規定之滅火器、行車影像紀錄器、緊急求救設施，以及其他符合規定之安全設備。
2. 行車影像紀錄器應具有對車輛內外之監視功能，其紀錄應保存 2 個月。

（八）保養及維護

至少每半年應至領有經主管機關核准登記公司行號之汽車保養廠，或領有工廠登記證之合法汽車修理業實施保養，並於行車執照及保養紀錄卡上載明，其檢查保養紀錄應留存二年，以備直轄市、縣（市）主管機關檢查。

（九）保險

　　幼兒園需依法投保「強制汽車責任保險」外，並得投保「汽車乘客責任險」及「汽車第三人責任險」。

　　幼兒園並需配合「幼兒園基礎評鑑」指標（教育部，2023）類別六「安全管理」有關幼童專用車之規定：

細項
6.1.1 幼童專用車應依交通管理相關法規所定期限接受定期檢驗，檢驗合格並留有紀錄。
6.1.2 幼童專用車至少每半年應實施保養，並留有紀錄。
6.1.3 幼童專用車之駕駛均應具備職業駕照且年齡為六十五歲以下，並應配有具教保服務人員資格或成年之隨車人員。
6.1.4 幼童專用車均應配置對內外行車影像紀錄器及合於規定之滅火器。
6.1.5 幼童專用車之駕駛應於每次發車前均確實檢查車況及安全門，並留有紀錄（如附錄 10-60 所示）。
6.1.6 幼兒上下車時，均應依乘坐幼兒名冊逐一清點，並留有紀錄（請參閱附錄 10-61）。
6.1.7 每半年應至少辦理一次幼童專用車逃生演練，並留有紀錄（請參閱附錄 10-62）。

　　綜合以上，從幼兒園環境的清潔維護與管理、幼兒園的健康與衛生管理，以及幼兒園的安全管理所做之說明，能提供幼兒園在環境清潔維護與健康安全管理上有明確方向，以「維護幼兒身心健康與安全」為實施教保服務的首要目標。全園教職員工生在健康安全的環境下，持續堅持專業信念與專業知能，推展優質的幼兒教育。

動腦思考題

1. 請針對幼兒園的環境維護，擇一至二項擬寫如何規劃管理與執行方式。
2. 有關幼兒園的清潔消毒與病媒防疫，請擇一至二項說明應注意事項為何，以及處理方式為何。
3. 在幼兒園的健康與衛生管理項目中，請擇一至二項設計「管理清單」或是「檢核表」。
4. 對於幼兒園安全管理，請擇一項說明計畫、紀錄表，或是注意事項為何。

參考文獻

中文部分

中華民國內政部消防署全球資訊網（2017）。在危急時刻 你知道怎麼使用滅火器嗎？https://www.nfa.gov.tw/cht/index.php?code=list&flag=detail&ids=21&article_id=684

正德防火工業股份有限公司（2022）。不同火災需要不同的滅火器，常見的 6 種滅火器種類到底可以滅哪種火呢？熊安心的生活。https://reurl.cc/Z4lZ03

交通部中央氣象署（2020）。公函。https://a002.ckgsh.tn.edu.tw/ezfiles/2/1002/attach/33/pta_4263_2915395_89190.pdf

交通部中央氣象署（無日期）。新雨量分級 Q&A 全書下載。https://www.cwa.gov.tw/V8/C/K/CommonFaq/rain_all.html

全國教保資訊網（無日期 a）。幼兒園安全管理實施概況檢核相關表件。https://www.ece.moe.edu.tw/ch/filelist/preschool/safe/

全國教保資訊網（無日期 b）。幼兒園安全管理實施概況檢核表。https://www.ece.moe.edu.tw/ch/filelist/.galleries/filelist-files/1.doc

行政院環境保護署（2021）。綠色校園 淨化空氣：中小學室內空氣品質自主管理手冊。https://iaq.moenv.gov.tw/indoorair/doc/55/附件二、校園室內空氣品質自主管理手冊.pdf

宜蘭縣政府消防局（2025a）。日常火源自行檢查表。https://fire.e-land.gov.tw/News_Content.aspx?n=7741&sms=12886&s=136333

宜蘭縣政府消防局（2025b）。防火避難設施自行檢查紀錄表。https://fire.e-land.gov.tw/News_Content.aspx?n=7741&sms=12886&s=136334

宜蘭縣政府消防局（2025c）。消防安全設備自行檢查表。 https://fire.e-land.gov.tw/News_Content.aspx?n=7741&s=136336

林玫君（2021）。幼兒園美感教育（第二版）。心理。

香港衛生署衛生防護中心（無日期）。使用飲水機的衛生建議。https://www.chp.gov.hk/files/pdf/guidelines_on_use_of_drink_fountain_public_chi.pdf

教育部（2013）。公告「幼兒園幼童專用車顏色及標識標準圖」。https://www.ece.moe.edu.tw/ch/law/.galleries/law-files/1-2.pdf

教育部（2023）。一百十二學年至一百十六學年幼兒園基礎評鑑指標。

教育部（無日期）。各級學校防治入侵紅火蟻標準作業程序。https://www.green-school.moe.edu.tw/gs2/upload/doc/063d8-no40stltppj_h-gw.pdf

陳淑姬、林廷華、賴佳菁、黃宜敏、李淑如、安奇、周麗婷、倪麗娟、張富萍、趙蕙鈴（2019）。幼兒健康與安全。華都文化。

新北市幼兒教育資源網（2024）。新北市幼兒園辦理校外教學注意事項。https://kidedu.ntpc.edu.tw/p/406-1000-8013,r9.php

新北市林口戶政事務所（2024）。為降低登革熱流行風險及孳生源清除，宣導登革熱相關防治工作。https://www.linkou.ris.ca.ntpc.gov.tw/Site/ActivitySidelightDetial/29656?wnd_id=175

新北市政府人事處（2025）。新北市政府及所屬機關學校員工健康檢查補助規定。https://www.personnel.ntpc.gov.tw/userfiles/1190500/files/新北市政府及所屬機關學校員工健康檢查補助規定(114_1_1實施).pdf

新北市政府教育局（2023）。幼兒園基礎評鑑資源手冊112～116學年度。

新北市政府教育局（無日期）。（天然災害）公共設施搶救復建工程經費概估表。https://general.ntpc.edu.tw/p/405-1003-288,c122.php

新北市政府衛生局（2024）。附件一、餐飲衛生營業自主檢查表（中文版）。https://www.health.ntpc.gov.tw/basic/?mode=detail&node=1236

董氏基金會食品營養中心（無日期）。廚房環境、設施衛生安全管理。https://foodeducation.jtf.org.tw/activity_view.php?id=11

彰化榮譽國民之家（2017）。滅火器使用口訣更改為「拉、瞄、壓、掃」。https://www.vac.gov.tw/vac_home/changhua/cp-524-15867-207.html

臺北市政府教育局（2019）。臺北市學校廚房衛生自主管理檢查表。https://reurl.cc/rEKENk

臺北市政府衛生局（2024）。餐飲從業人員健康檢查項目？有無指定醫院及費用？https://health.gov.taipei/News_Content.aspx?n=AC64F0F68D7CF40E&sms=87415A8B9CE81B16&s=836146E64404B6D7

臺北市結構技師公會、臺北市土木技師公會、臺北市建築師公會（2011）。震災後住家房屋自我檢查手冊。https://www.tpce.org.tw/data/data5/災後住家房屋自我檢查手冊.pdf

衛生福利部社會及家庭署（2025e）。兒童遊戲場設施自主檢查表。https://www.sfaa.gov.tw/SFAA/Pages/ashx/File.ashx?FilePath=～/File/Attach/2882/File_191247.docx

衛生福利部疾病管制署（2002）。落實防蚊「三不措施」，消滅病媒蚊，遠離登

革熱。https://www.cdc.gov.tw/Category/ListContent/Hh094B49-DRwe2RR4eFfrQ?uaId=QwaJMDjU KEAspRnhpjrcpA

衛生福利部疾病管制署（2024）。「左流右新 健康安心」**113**年流感及新冠疫苗施打資訊。https://she.ntust.edu.tw/p/16-1068-130246.php?Lang=zh-tw

衛生福利部疾病管制署（無日期）。登革熱。https://www.cdc.gov.tw/Disease/SubIndex/WYbKe3aE7LiY5gb-eA8PBw

環境部化學物質管理署（2016）。討厭的蟑螂到底要怎麼對付？「不給吃也不給住」！環境用藥安全使用宣導網。https://topic.moenv.gov.tw/evsu/cp-267-8426-04fcf-8.html

環境部化學物質管理署（2019）。蒼蠅生態與防治資料。環境用藥安全使用宣導網。https://topic.moenv.gov.tw/evsu/cp-272-7950-1f440-8.html

法規部分

公共危險物品及可燃性高壓氣體製造儲存處理場所設置標準暨安全管理辦法（中華民國113年7月16日修正發布）。

幼兒教育及照顧法（中華民國111年6月29日修正公布）。

幼兒園及其分班基本設施設備標準（中華民國108年7月10日修正發布）。

幼兒園幼童專用車輛與其駕駛人及隨車人員督導管理辦法（中華民國112年2月27日修正發布）。

防火管理人訓練與專業機構登錄及管理辦法（中華民國113年2月2日訂定發布）。

室內空氣品質管理法（中華民國100年11月23日制定公布）。

室內空氣品質標準（中華民國101年11月23日訂定發布）。

建築物公共安全檢查簽證及申報辦法（中華民國111年12月28日修正發布）。

政府採購法（中華民國108年5月22日修正公布）。

食品安全衛生管理法（中華民國108年6月12日增訂公布）。

校園安全及災害事件通報作業要點（中華民國112年11月30日修正發布）。

消防安全設備檢修及申報辦法（中華民國112年3月1日修正發布）。

消防法（中華民國113年11月29日修正公布）。

消防法施行細則（中華民國113年1月22日修正發布）。

消防法第十三條第一項一定規模以上之建築物（中華民國113年3月7日公告發布）。

高級中等教育法（中華民國110年5月26日修正公布）。

國民教育法（中華民國 112 年 6 月 21 日修正公布）。
教育部主管各級學校及所屬機構災害防救要點（中華民國 109 年 7 月 22 日修正發布）。
菸害防制法（中華民國 112 年 2 月 15 日修正公布）。
飲用水連續供水固定設備使用及維護管理辦法（中華民國 95 年 7 月 7 日修正發布）。
新北市公私立學校及幼兒園腸病毒通報及停課作業規定（中華民國 114 年 2 月 8 日修正發布）。
新北市幼兒園辦理校外教學活動注意事項（中華民國 113 年 8 月 2 日修正發布）。
道路交通安全規則（中華民國 113 年 9 月 30 日修正發布）。
學生交通車管理辦法（中華民國 112 年 12 月 4 日修正發布）。
學校辦理校外教學活動租用車輛應行注意事項（中華民國 112 年 10 月 16 日修正）。

國家圖書館出版品預行編目（CIP）資料

幼兒健康與安全／蔡春美, 吳君黎, 廖藪芬, 莊蕙嘉著. -- 初版. -- 新北市：心理出版社股份有限公司, 2025.09
　　面；　公分. -- （幼兒教育系列；51240）
　　ISBN 978-626-7787-05-2（平裝）

　　1.CST: 小兒科 2.CST: 幼兒健康 3.CST: 安全教育

417.5　　　　　　　　　　　　　　　114012671

幼兒教育系列 51240

幼兒健康與安全

審 閱 者：蔡春美
作　　者：蔡春美、吳君黎、廖藪芬、莊蕙嘉
總 編 輯：林敬堯
發 行 人：洪有義
出 版 者：心理出版社股份有限公司
地　　址：231026 新北市新店區光明街 288 號 7 樓
電　　話：(02) 29150566
傳　　真：(02) 29152928
郵撥帳號：19293172　心理出版社股份有限公司
網　　址：https://www.psy.com.tw
電子信箱：psychoco@ms15.hinet.net
排 版 者：辰皓國際出版製作有限公司
印 刷 者：辰皓國際出版製作有限公司
初版一刷：2025 年 9 月
Ｉ Ｓ Ｂ Ｎ：978-626-7787-05-2
定　　價：新台幣 400 元

■有著作權‧侵害必究■